血糖値をコントロールするおいしい食事

小田原 雅人 監修
食のスタジオ 編

成美堂出版

血糖値をコントロールする食事で笑顔あふれる食卓と、家族の健康を実現

国際糖尿病連合（ＩＤＦ）[＊1]は、２０２１年の世界の糖尿病人口が5億３７００万人に上っており、成人（20歳から79歳まで）の10人に１人が糖尿病に罹患していると発表しました。この数は２０３０年には6億４３００万人に増加すると推計されています。

日本においては約１０００万人の糖尿病患者がいるといわれ、糖尿病の可能性を否定できない予備軍を含めると約２０００万人。[＊2] つまり、日本人の成人の５人に１人が糖尿病患者ということになり、まさに「国民病」となっています。

糖尿病には、生活習慣に関係なく発症する1型糖尿病もありますが、日本人の糖尿病の9割以上は、生活習慣が大きく関わる2型糖尿病です。食べすぎや運動不足などの生活習慣がインスリンの分泌や効きを低下させ、血糖値を下げることができなくなり、やがて糖尿病を発症させます。糖尿病は代表的な生活習慣病なのです。

糖尿病が命にかかわる病気という認識は一般的にはあまりありませんが、実は、「糖尿病は血管にダメージを与える病気」です。高血糖の状態が長く続くと血管の老化（動脈硬化）が進み、脳梗塞や心筋梗塞など深刻な合併症が現れ、命を落とす危険性もあるのが糖尿病の怖さです。

健康診断で血糖値が高めといわれ、糖尿病予備軍の段階であっても、食事療法により血糖値をコ

＊１ IDF：International Diabetes Federation　＊２「平成28年国民健康・栄養調査」

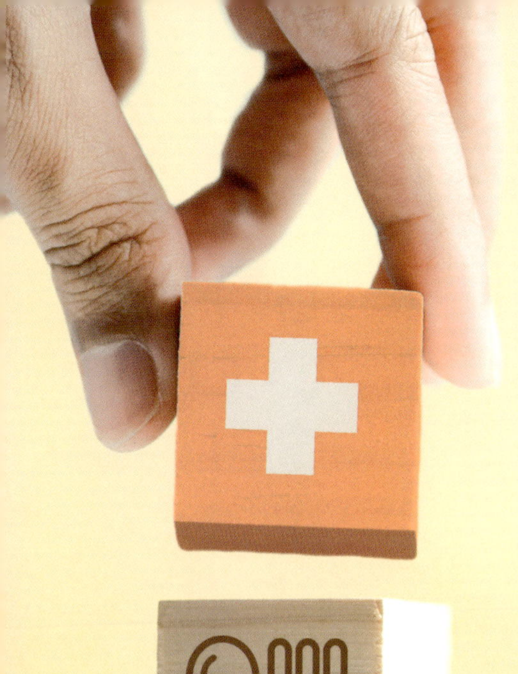

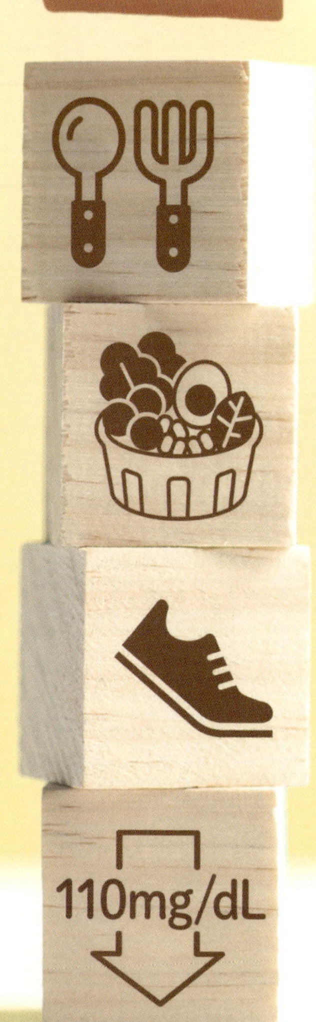

ントロールすることは可能です。ただし、極端に偏った食事療法は体重減少とリバウンドをくり返し、結果的に健康被害につながることもありますし、長続きしません。食事療法は、適切な栄養素とエネルギー量を摂取して健康を維持し、長期的に継続することが不可欠です。また糖尿病の人だけでなく、健康な人が生活習慣病や糖尿病を予防するためにも重要です。

本書は、血糖値や糖尿病に関する医学的な知識と、血糖値が高めな人を対象とした栄養バランスのよい簡単なレシピをたっぷり紹介しています。血糖値をコントロールするレシピは糖尿病や生活習慣病から家族を守り、いつまでも健康で長生きするための「健康食」の基本となります。ちょっとした工夫を加えた無理のない食事づくりで、糖尿病の方もご家族と同じ食事を楽しむことができます。ぜひご活用いただき、血糖値コントロールのお役に立てれば幸いです。

日本成人病（生活習慣病）学会 理事長
小田原 雅人

血糖値をコントロールするおいしい食事

Contents

はじめに

血糖値の基礎知識

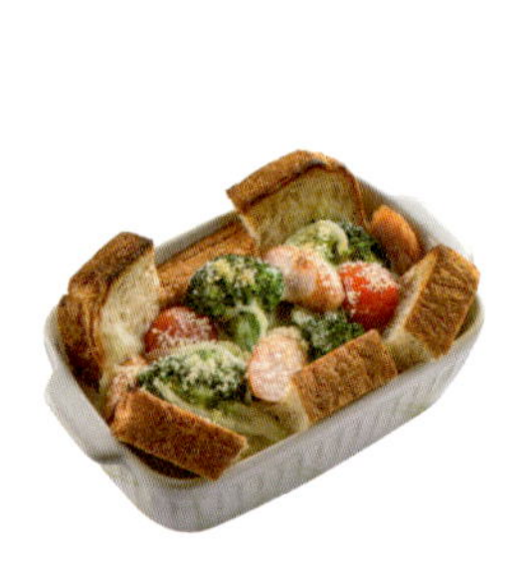

PART 1 30分以内でできる朝・昼・夕の5日間献立

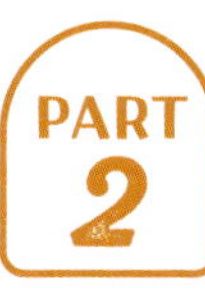

PART 2 食材別 毎日おいしい主菜

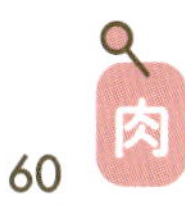

肉

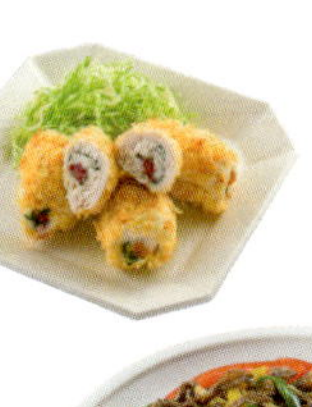

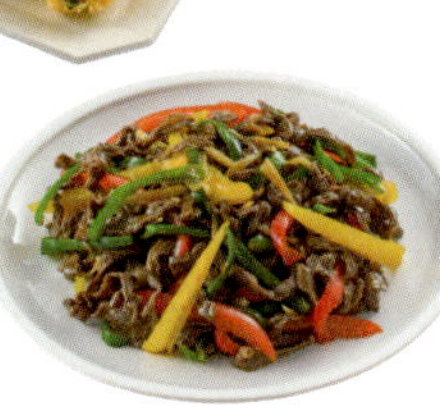

魚介

卵

大豆製品

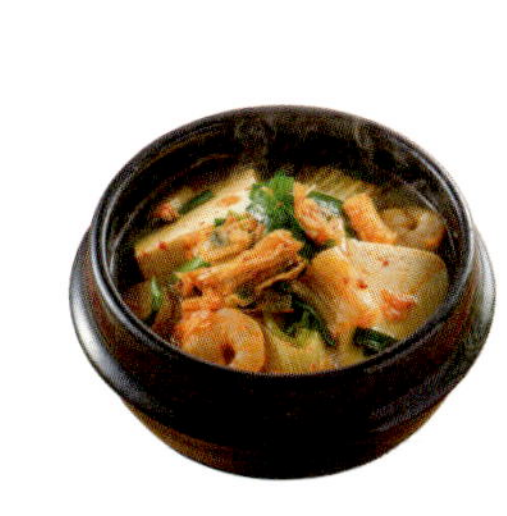

PART 3 食材別 毎日おいしい副菜

緑黄色野菜

淡色野菜

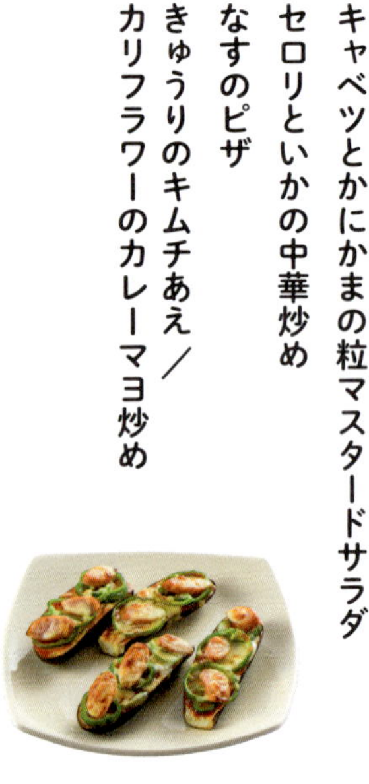

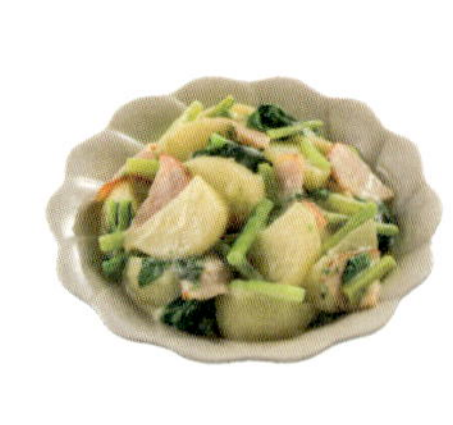

きのこ・海藻類

いも類

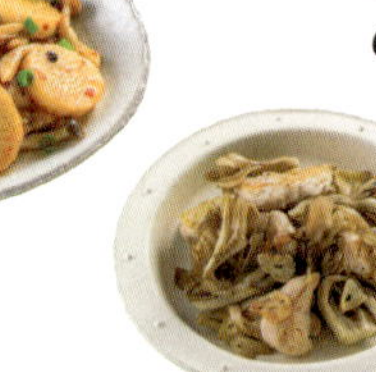

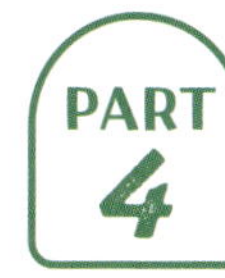

野菜もとれるボリューム弁当と弁当おかず

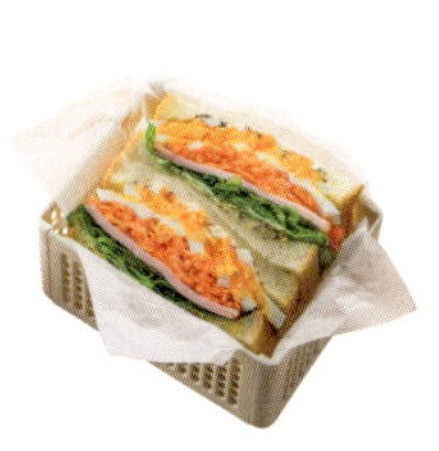

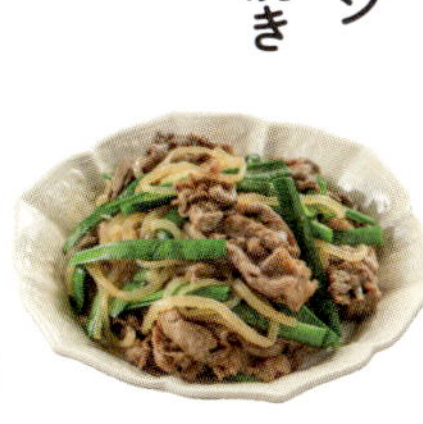

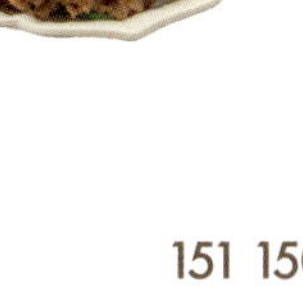

アレンジ自在！血糖値を下げる酢の作りおきレシピ

もっと知りたい！血糖値Q＆A

この本の使い方

本書は、巻頭で血糖値の基礎知識について解説し、PART1で朝・昼・夕の5日間献立を、PART2・3で主菜・副菜を、PART4で弁当の献立と主菜・副菜を紹介しています。また巻末で血糖値Q＆Aを掲載しています。

Ⓐ 献立例

PART 1では1食あたり500～600kcal、糖質60g未満の献立を朝・昼・夕の5日間分紹介しています。PART4では弁当の献立を紹介しています。

Ⓑ 栄養価

すべての献立、単品に【エネルギー、糖質、たんぱく質、脂質、食物繊維、塩分】の栄養価を表示。本書のレシピを組み合わせれば、自然とバランスのよい食事になります。

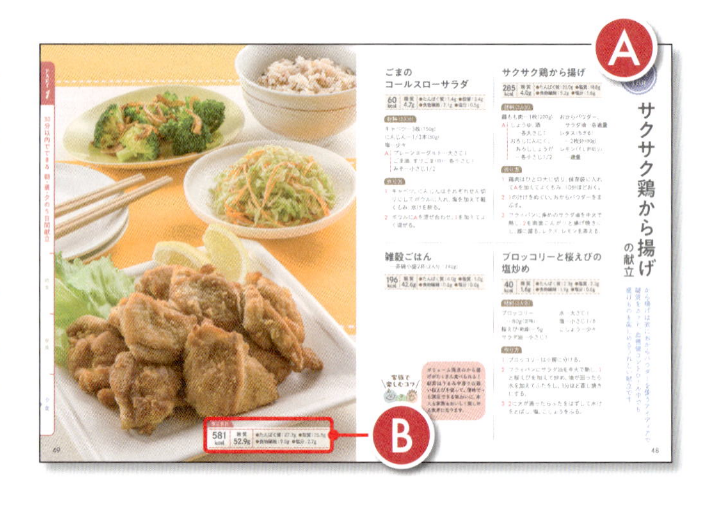

Ⓒ ミニコラム

◎ 家族で楽しむコツ

血糖値コントロール中の人とその家族全員が同じ料理を食べられるよう、味つけや調理の工夫を解説しています。

◎ ちょい足しアイディア

家族向けに、薄めの味つけにプラスする調味料や食材を提案しています。

Ⓓ 保存期間

PART4はほぼすべてのレシピが作りおきできます。冷蔵・冷凍の保存期間を表示しています。

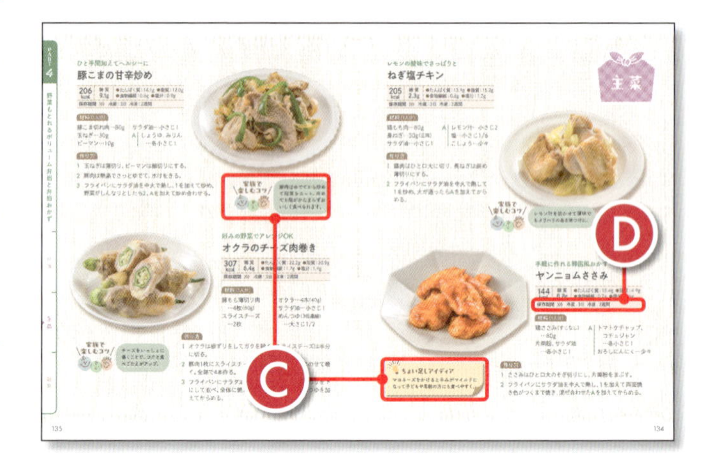

この本のきまり

- 本書の栄養価計算は、文部科学省『日本食品標準成分表2020年版（八訂）』をもとにレシピに記載の分量から、廃棄分（皮、骨、ヘタなど）を差し引いて算出しています。たんぱく質は「アミノ酸組成によるたんぱく質」、脂質は「脂肪酸のトリアシルグリセロール当量」の項目を反映しています。糖質は「利用可能炭水化物（質量計）」の項目を反映していますが、一部「差引き法による利用可能炭水化物」の項目を反映しています。また、一部の市販食品については「炭水化物」の項目を反映しています。
- 本書の食事のポイントで紹介している内容は、厚生労働省『日本人の食事摂取基準2025年版』を参考にしています。
- 材料で特に断りのないものについては、皮をむく、種やヘタ、すじを除く、石づきを落とすなどの下処理のプロセスは省いています。
- 1カップは200ml、大さじ1は15ml、小さじ1は5mlです。
- 特に記載がない場合、塩は精製塩、しょうゆは濃口しょうゆ、砂糖は上白糖、小麦粉は薄力粉、だし汁は合わせだしを使用しています。
- 電子レンジは600Wを使用しています。500Wの場合は加熱時間を1.2倍に、700Wの場合は0.8倍にしてください。
- オーブン、オーブントースター、電子レンジの時間はめやすです。メーカーや機種によって異なる場合があるので、様子を見ながら調整してください。
- 冷蔵・冷凍の保存期間はめやすです。食べる前に必ず状態を確認しましょう。
- 持病のある人や食事指導を受けている人は、医師と相談してください。

血糖値の基礎知識

ここでは血糖値の働きについてと、
血糖値を上手にコントロールする
食習慣や食べ方のポイント、おすすめの食材などを紹介します。
血糖値が高いままだとどうなるか、食生活をどう見直せばよいか、
気になる疑問を解説します。

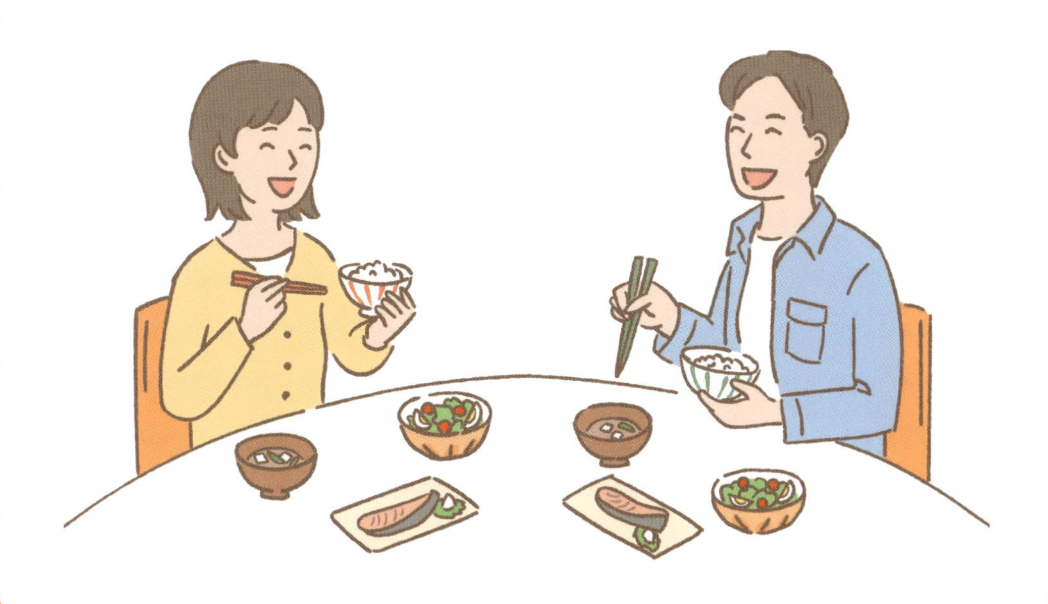

血糖とインスリンの関係

「血糖」とはどんな役割を果たしているのか？ 血糖値コントロールに欠かせない「インスリン」とは何か？ 血糖値の基本をおさらいしましょう。

全身のエネルギー源となるブドウ糖

「血糖」とは、血液中に含まれるブドウ糖のことです。

食事から摂取した炭水化物（糖質）は、口や胃、十二指腸を通過しながらさまざまな消化酵素によってブドウ糖などに分解され、小腸から吸収されます。吸収されたブドウ糖は、血液中に取り込まれて全身の細胞に運ばれてエネルギー源に。その一部はグリコーゲンとなり、肝臓や筋肉、脳に貯蔵され、必要になるとグリコーゲンをブドウ糖に分解してエネルギーとして使われます。使われず余ったブドウ糖は脂肪としても蓄えられます。

炭水化物の代謝

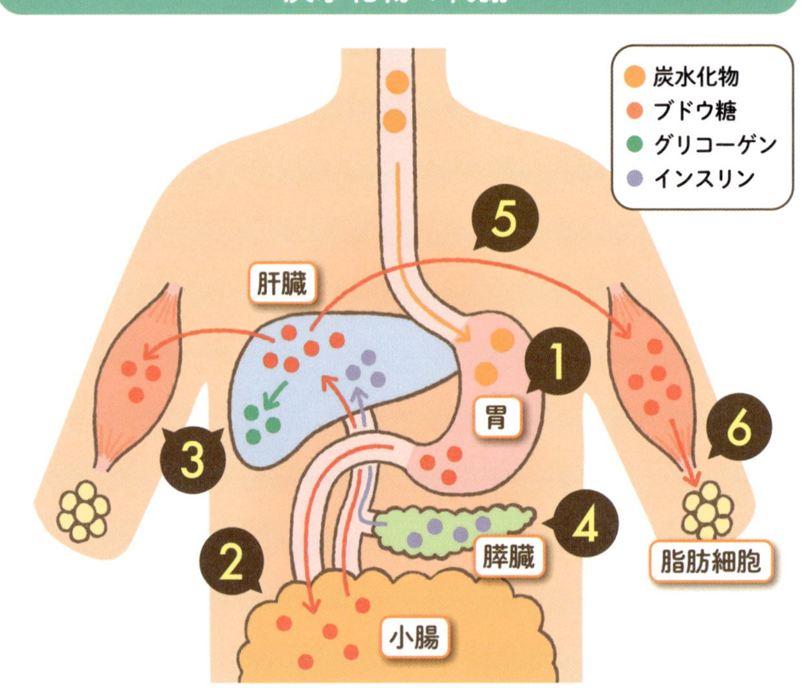

1 炭水化物は胃などで消化され、炭水化物は十二指腸でブドウ糖などに分解される。

2 ブドウ糖は小腸で吸収され、血液にのって肝臓へ。

3 膵臓から分泌されたインスリンの作用により、ブドウ糖は肝臓や筋肉で、グリコーゲンとして貯蔵されたり全身に送られてエネルギー源となり、血糖値を一定に保つ。

ブドウ糖の量が一定以上になると……

4 膵臓から分泌されるインスリン量が増える。

5 インスリンはブドウ糖を肝臓や筋肉に取り込んで、血糖値を下げる。

6 貯蔵しきれないブドウ糖は、脂肪となって蓄積される。

血糖値が上昇するとインスリンが分泌される

食後は血液中にブドウ糖が取り込まれるために、誰でもブドウ糖の濃度（血糖値）が上がります。健康であれば膵臓から分泌されるホルモン「インスリン」によって血液中のブドウ糖が全身の細胞に運ばれ、血糖値が下がります。しかし膵臓の機能が低下すると、インスリンの分泌量が減ったり、インスリンの効きが悪くなったりして、ブドウ糖が肝臓や筋肉にうまく取り込まれずに血液中にあふれることに。これが「高血糖」。この高血糖の状態が慢性的に続く状態が「糖尿病」です。

血糖値の正常範囲は、空腹時で110mg／dl未満かつブドウ糖負荷試験2時間値*が140mg／dl未満です。空腹時で126mg／dl以上、またはブドウ糖負荷試験2時間値が200mg／dl以上だと「糖尿病型」と診断されます（左下図参照）。

また空腹時血糖値は正常でも、食後血糖値がグッと上昇する「血糖値スパイク」にも注意が必要です（左上図参照）。これは血管を傷つけ、糖尿病の発症を促進させる可能性があり、糖尿病予備軍の人にも起こります。

糖尿病は遺伝や妊娠によって起こることもありますが、多くは過食、運動不足などの不健康な生活習慣や肥満が関係しています。糖尿病になると倦怠感やのどの渇き、嘔吐、多尿が起こることもあります。悪化すれば血管にダメージを与え、腎障害や心筋梗塞、脳梗塞といった重篤な合併症を招きます。

食後の血糖値の変化に注意！

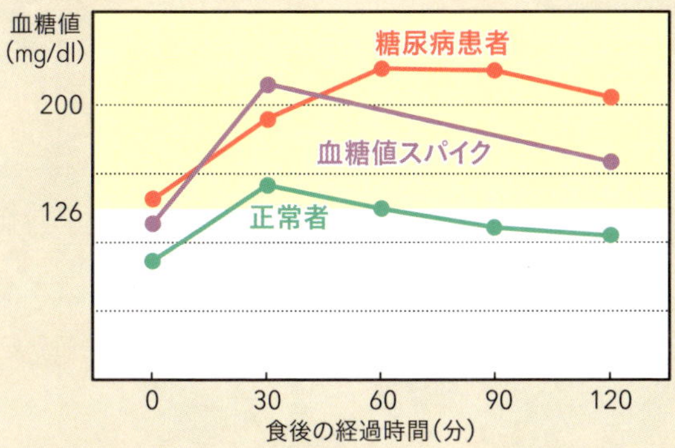

血糖値（mg/dl）
200
126
糖尿病患者
血糖値スパイク
正常者
0 30 60 90 120
食後の経過時間（分）

食後高血糖が急上昇する「血糖値スパイク」は血管に障害が起こり、重篤な合併症が発生する危険性も。

糖尿病の判定基準

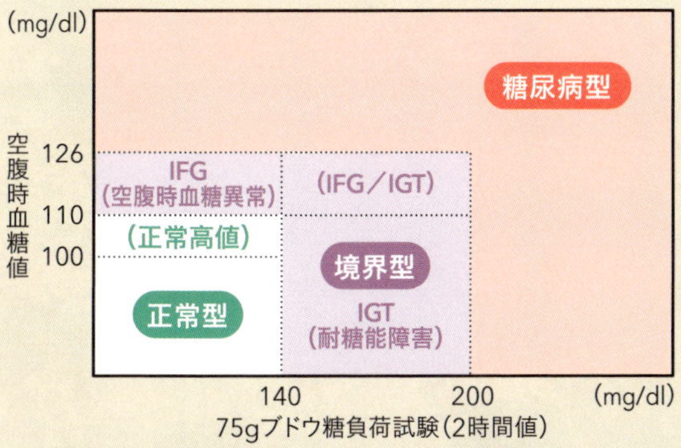

（mg/dl）
空腹時血糖値
126
110
100
糖尿病型
IFG（空腹時血糖異常）
（IFG／IGT）
（正常高値）
境界型
正常型
IGT（耐糖能障害）
140 200 （mg/dl）
75gブドウ糖負荷試験（2時間値）

正常型にも糖尿病型にも該当しない場合は「境界型」とし、いわゆる「糖尿病予備軍」になります。
出典：『糖尿病診療ガイドライン2024』（日本糖尿病学会）

＊75gのブドウ糖水溶液を飲み、その後2時間までの血中ブドウ糖濃度を測定した値。

血糖値を下げる治療法

健康診断などで高血糖、あるいは糖尿病と診断されたら、血糖値を正常範囲にコントロールすることが大切です。三大治療法について解説します。

まずは食事・運動療法と生活習慣の改善から

糖尿病には1型と2型があります。1型は、自己免疫反応などによってインスリンを分泌する細胞が破壊される病気です。一方、2型は遺伝的要因に過食や運動不足などの生活習慣が重なって発症します。日本人の糖尿病はほとんどが2型。糖尿病患者の90％以上を占めます。

糖尿病と診断されたら、治療の中心となるのは食事療法、運動療法、薬物療法です。膵臓からインスリンがほとんど分泌されない1型糖尿病の場合は、インスリンを必要量注射することが必須です。そのうえで、食事療法や運動療法を行って血糖値をコントロールします。

2型糖尿病の場合は食事療法と運動療法で血糖値のコントロールを試み、それでも改善が見られないときに血糖降下薬を服用したり、インスリンを注射したりする「薬物療法」を行います。

今はまだ糖尿病や境界型糖尿病（糖尿病予備軍・11ページ参照）でなくても、健康診断で血糖値が高めといわれたら、糖尿病の発症を避けるためにも、1日も早く血糖値を下げる対策が必要です。

高血糖の原因は過食や運動不足など不健康な生活習慣。これらがインスリンの働きを悪くし、血糖値が上がりやすい状態にします。まずは食事療法と運動療法で血糖値をコントロールすることが糖尿病の対策・予防の基本です。糖尿病と診断されていても血糖値が良好に維持されれば、動脈硬化などの合併症を予防することができます。

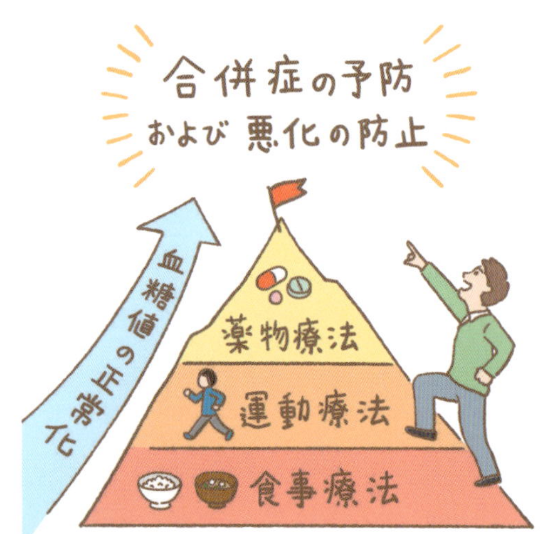
合併症の予防
および 悪化の防止
血糖値の正常化
薬物療法
運動療法
食事療法

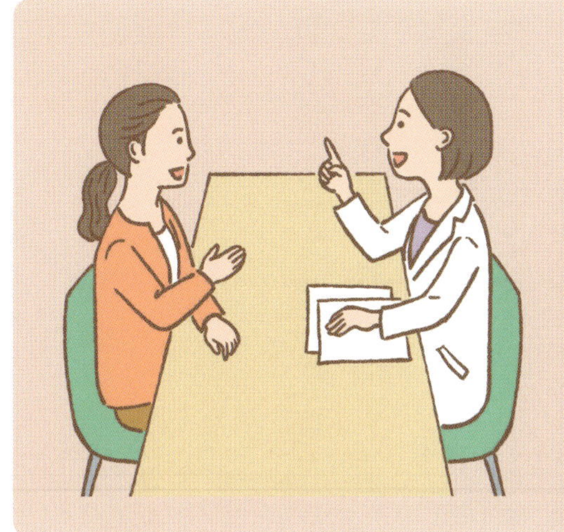

食事療法

栄養バランスを調整し 血糖値の乱高下を防ぐ

高血糖の改善には、適切なエネルギー量でバランスのとれた食事をし、血糖値の上昇を抑えることが大切です。14ページからの食べ方の工夫によって血糖値を良好に維持しましょう。医師や看護師、管理栄養士による栄養相談を活用し、よりよい食事プランを提案してもらうのもおすすめです。

運動療法

血糖値を改善し インスリンの効きを高める

運動を行うと、筋肉や肝臓に蓄えられていたブドウ糖が消費されやすくなります。さらに運動を日常的に続けることによって、インスリンの働きが改善し、血液中のブドウ糖が筋肉や肝臓にスムーズに取り込まれ、血糖値が下がって安定します。有酸素運動やレジスタンス運動（筋トレ）を取り入れましょう。

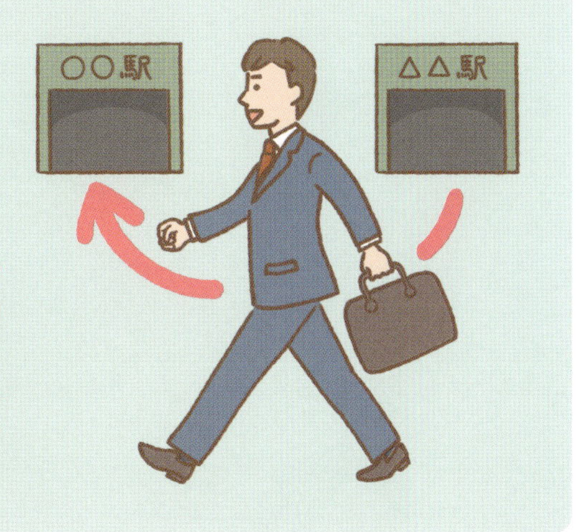

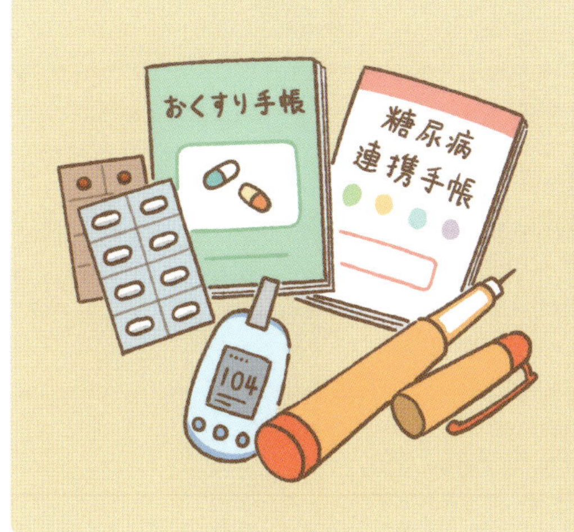

薬物療法

治療薬には 経口薬（のみ薬）と注射薬がある

経口薬にはインスリンの分泌を促す薬、インスリンを効きやすくする薬、糖の吸収や排泄を調節する薬などがあります。経口薬で血糖値コントロールができない場合には注射薬を使います。インスリンの分泌を促すもの、インスリンそのものを補うインスリン製剤があります。

基礎知識

食事のポイント

血糖値をコントロールする

4つの食習慣

食事内容を検討する前に、見直したいのが食習慣。食べすぎ、速食い、不規則……の悪習慣が高血糖の根源かも。健康的な食習慣にシフトしましょう。

血糖値の「大波」から「さざなみ」を目指す

血糖値を下げるためには、炭水化物（糖質）を減らしたほうがよいと考えがちですが、糖質は体に不可欠な栄養素です。糖質を極端に制限するとエネルギー不足に陥ってしまいます。またごはんやパンなどの炭水化物を控えると、動物性脂肪の摂取量が多くなりがちになり、結果的に動脈硬化が進んで心筋梗塞などを起こすリスクを高めてしまいます。

血糖値をコントロールするうえで最も大切なのは食習慣の見直しです。糖質をとりすぎている、おなかいっぱい食べないと満足できない、食事の時間

20分以上かけてゆっくり食べる

速食いをすると食後の血糖値が急上昇し、膵臓は短時間で多量のインスリンを分泌することになり、疲弊します。するとインスリンの分泌量が減少したり、インスリンが分泌されても機能しにくくなったりします。よく噛んで20分以上かけてゆっくり食べることを心がけましょう。

2

1日3食を同じ時刻にとる

食事間隔があきすぎると膵臓の反応が鈍くなり、インスリンの分泌が遅れ、食後高血糖を招きやすくなります。また血液中の脂肪酸が増えてインスリンの効きが悪くなり、血糖値が上昇。朝食抜きなどの欠食は必要な栄養素が足りなくなるだけでなく、昼食後高血糖を引き起こしやすくなります。

が不規則、外食が多い、脂っこいものが好き、間食が多い、速食い……このような食生活は、インスリンが働いても働いても血液中に糖質が入ってくる状態。やがてインスリンが枯渇したり、分泌されても効きが悪くなったりして高血糖状態が続き、血管の壁が傷ついてしまうのです。

また、食後に急激に血糖値が上がり、急激に下がるという血糖値の大きな変動も動脈硬化に関わる可能性もあります。この変動を「大波」から「さざなみ」にすることが、血糖値コントロールに役立ちます。

特別な食事をすることではなく、栄養バランスのよい食事を毎日３食、規則正しく食べて、血糖値を整えることを目指します。ここで紹介する４つの食習慣を参考にして、血糖値の変動を「さざなみ」のようにおだやかにしましょう。

3 食事間隔は４〜５時間あける

1日の食事を４〜５回に分けることは食後高血糖の抑制には効果がありますが、甘いおやつやスナック菓子の間食、テレビを見ながらのだらだら食べは、血糖値が高い状態が続き、常にインスリンが分泌されます。食事時間にメリハリをつけ、食事間隔は４〜５時間あけましょう。

4 夕食は19時頃までに済ませる

夕食の時刻が遅くなると、血糖値が上昇したまま就寝することになり、長時間高血糖が続きます。夕食は19時頃までに済ませるのが理想的。遅くなりそうなときは、夕方におにぎりなどを軽く食べ、おかずをあとから食べるなど、食べ方を調整しましょう。

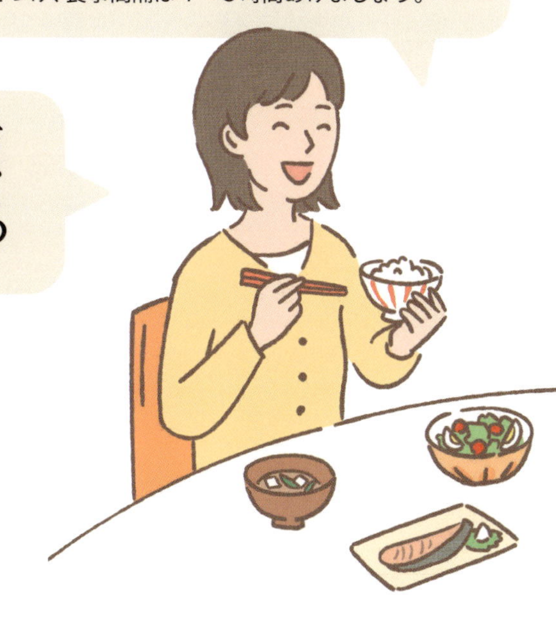

基礎知識

食事のポイント

血糖値をコントロールする

食事のバランス

高血糖の主な原因は不健康な食生活です。栄養バランスのよい食事を、適切なエネルギー量で規則正しくとって、血糖値をコントロールしましょう。

適切な摂取エネルギー量を知ることからスタート

おなかに内臓脂肪がたまると、インスリンの働きが鈍くなるため、膵臓はその分インスリンをたくさん作ろうと働き続けます。やがて膵臓は疲弊して機能が低下し、インスリンの分泌量が減って高血糖状態に。

肥満は糖尿病の主要な要因のひとつ。適切なエネルギー量をとって太らないことが大切です。

また、適切なエネルギー量をとることは、メタボリックシンドローム（内臓脂肪症候群）、高齢期のサルコペニア（筋肉減少症）やフレイル（虚弱）を予防することにもつながります。

1日の適切な摂取エネルギー量は？

1 目標体重を計算する

身長（m）×身長（m）×22*（BMI）＝　　　kg

＊BMI（Body Mass Index）は、体重と身長から算出されるやせや肥満度を表す体格指数です。65歳以上はBMIを22〜25で計算しましょう。

2 目標体重から適正エネルギー量を計算する

目標体重（kg）×身体活動量（kcal/kg）＝　　　kcal/日

身体活動量		
軽い	（デスクワークの人）	25〜30
普通	（立ち仕事が多い人）	30〜35
重い	（力仕事が多い人）	35〜

たとえば……
身長160cm（1.6m）で
身体活動量が「普通」の場合は

1 → 1.6×1.6×22＝約56（kg）
2 → 56×（30〜35）＝約**1,680〜1,960（kcal/日）**

栄養バランスを整えることは血糖値コントロール食の基本

私たちの活動エネルギーのもとになる三大栄養素はたんぱく質（P）、脂質（F）、炭水化物（C）。血糖値をコントロールするインスリンは、糖質の代謝だけでなく、たんぱく質の分解を抑制し、脂質合成を促進することにも関わっているので、PFCバランスを考えることも大切です。

たんぱく質は1日のエネルギー摂取量の15〜20%[*1]、脂質は20〜30%、炭水化物は50〜65%[*2]が理想です。適正エネルギー量の範囲内で、PFCバランスを意識しながらビタミン、ミネラルを含めた五大栄養素、そして〝第六の栄養素〟と呼ばれる食物繊維を含む食品を組み合わせて栄養バランスを整えることが、血糖値コントロールにつながります。

食事で栄養バランスを整えるためには、1食の中に主食（ごはん、パン、麺類）、主菜（たんぱく質のおかず）、副菜（野菜やきのこ、海藻類などのおかず）をそろえる献立にするとよいでしょう。

また、黒、緑、赤、白、黄など5色をそろえることでも、栄養バランスが整いやすくなります。実際の料理は35ページから紹介していますので、参考にしてください。

理想のPFCバランス

たんぱく質 Protein 15〜20%[*1]
筋肉や臓器など体をつくったりエネルギーを産生したりする重要な栄養素。

脂質 Fat 20〜30%
体のエネルギー源となり、ホルモン、細胞などをつくる材料となる。

炭水化物 Carbohydrates 50〜65%[*2]
体のエネルギー源となる栄養素で、血糖値の上昇に影響する。

PFCにビタミン、ミネラルもバランスよく

〔ビタミン〕
ほかの栄養素がスムーズに働くようにサポートする役割を持つ。

〔ミネラル〕
微量ですが体の生理機能を円滑にするために必要な栄養素。

献立の考え方は32〜33ページへ

＊1 厚生労働省『日本人の食事摂取基準（2025年版）』50歳未満は13〜20%、50〜64歳は14〜20%。
＊2 炭水化物の割合には糖質と食物繊維が含まれます。食物繊維の目標量は、成人男性で20g以上、成人女性で18g以上。

血糖値をコントロールする

食べる順番

同じ献立を食べても「食べる順番」を変えるだけで、血糖値の急上昇を抑える効果が期待できます。何をどの順番で食べるとよいのか具体的に解説します。

消化・吸収の速い糖質は最後に食べる

食後の血糖値に大きな影響を与えるため、「食べる順番」が注目されています。糖質はたんぱく質や脂質よりも消化・吸収されやすい栄養素です。食事の最初にごはんやパンなど糖質の多い主食を食べるとすぐに消化・吸収され、血糖値が上がり始めます。

そこで主食よりも先に主菜や副菜を食べます。野菜・きのこ・海藻類のおかずを食べ、その後にたんぱく質のおかず、最後に主食を食べれば、食後血糖値の上昇がゆるやかに。野菜をゆっくり噛んで食べると満腹感が高まり、食べすぎを防ぐ効果も得られます。

順番

1 食物繊維が豊富なおかず

19ページへ

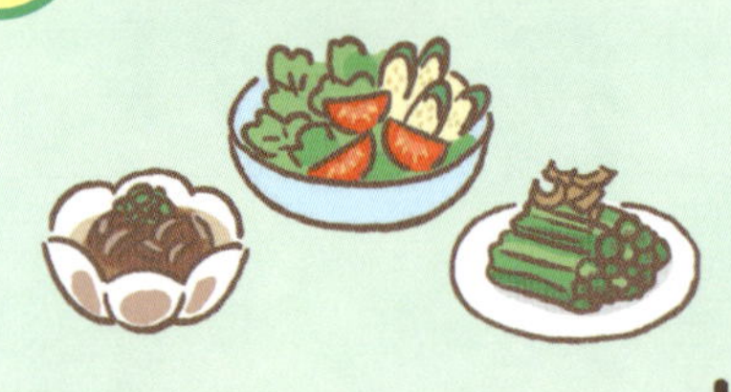

野菜のほか、きのこや海藻類など食物繊維を含む料理を最初に食べて糖質の吸収をゆるやかに。サラダのほか、酢のもの、あえもの、具だくさんの汁ものでもOK。

↓

順番

2 たんぱく質がとれるおかず

20ページへ

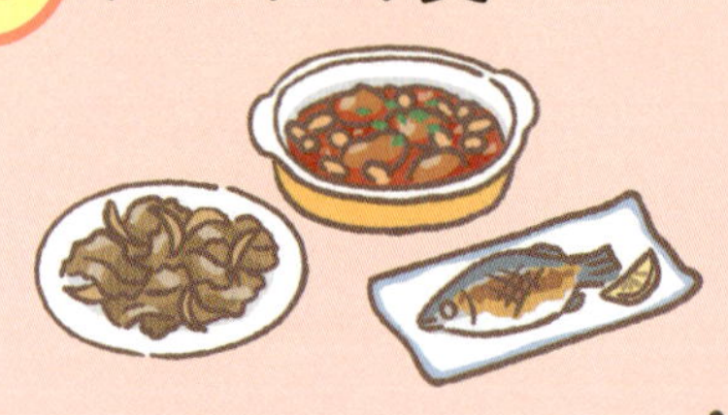

次は肉類や魚介類、大豆製品、卵を使ったたんぱく質のおかずを。糖質の吸収をさらにゆるやかにし、しっかりとした食べごたえで満腹感を得られます。

↓

順番

3 糖質を含む炭水化物

22ページへ

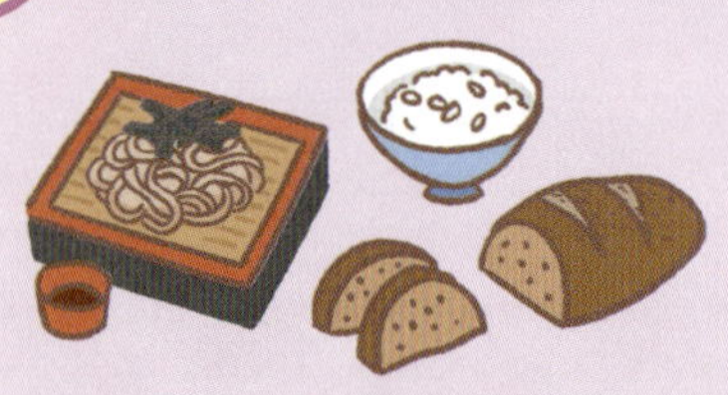

ごはんなどの主食は食事の最後に食べます。野菜などに含まれる食物繊維が糖質にからみついて小腸での消化・吸収をゆるやかにし、血糖値スパイクを防ぎます。

順番 1 食事の最初に

野菜 きのこ 海藻類などの食物繊維を食べる

血糖値の急上昇を抑える

野菜やきのこ、海藻類に多く含まれる食物繊維。近年、分解されずに大腸に運ばれて腸の健康維持に働くことが明らかになるにつれ、「第六の栄養素」として存在価値が見直されています。

水に溶ける「水溶性食物繊維」と水に溶けない「不溶性食物繊維」に分けられ、血糖値コントロールには水溶性食物繊維が有効です。水に溶けて粘着性のあるゲル状になり、食べものを包み込んで胃腸内をゆっくりと移動。糖質の吸収をおだやかにし、血糖値の急激な上昇を抑えてくれます。

下のグラフは、「ごはんが先で野菜サラダがあと」と「野菜サラダが先でごはんがあと」の2つの食べ方をしたときの血糖値の変動を追跡したものです。

「ごはんが先」のパターンでは、食後すぐに血糖値が急上昇して30分でピークに達し、そのあと急下降しています。

一方「野菜サラダが先」では食後60分までの血糖値の上昇は10mg／dl未満。そのあと血糖値がゆるやかに上昇して90分前後でピークになり、120分にかけてゆっくり下降しています。食物繊維を先にとるとインスリンの過剰な分泌を抑えられるため、膵臓機能を良好に保ち、インスリンの効きがアップします。

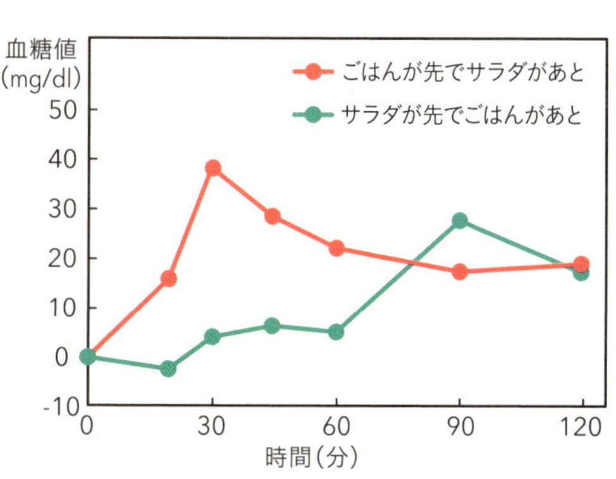

ごはんの前に野菜サラダを食べると、食後血糖値の急上昇を抑えることがわかっています。

※「日本Glycemic Index研究会、2010」をわかりやすく改変

順番 2 食物繊維のあとは

肉 魚介類 大豆製品などのたんぱく質を食べる

消化管ホルモンが血糖値の急上昇を抑制

たんぱく質が不足すると筋肉量が減少し、筋肉でのブドウ糖の消費量が減ってしまい、その結果、血糖値の上昇を招きます。血糖値をコントロールするにはたんぱく質は必要不可欠なのです。

食事の最初に食物繊維をとり、その後、炭水化物の前にたんぱく質を食べることで食後血糖値の上昇を抑えることが明らかになっています。その際に必要なのが、消化管ホルモンである「インクレチン」です。炭水化物の前にたんぱく質をとると、インクレチンの分泌量が増加します。

ゆっくり食べのポイント

POINT 1

「箸を置く」を意識する

ひと口食べるごとに箸を置き、20〜30回ゆっくり噛んで食べます。「箸を置く」という動作を入れることで食べすぎや速食いを防げます。

POINT 2

ひと口の量を減らす

口いっぱいにものを詰め込むと速食いになりがち。ひと口で食べる量を減らせば口に運ぶ回数が増え、噛む回数も増えます。

POINT 3

歯ごたえのある食材を選ぶ

ごぼうなど食物繊維の多い野菜やこんにゃくのような弾力のある食材は噛む回数が増え、食事時間もゆっくりに。

POINT 4

食材は大きく厚めに切る

飲み込める大きさになるまで噛むようになるので、噛む回数が増えます。あえてかためにゆでるのもよいでしょう。

インクレチンは血糖値を下げるインスリンを増加させたり、血糖値を上げるグルカゴンの分泌を抑制したりして血糖値をコントロールします。また胃の運動を抑える、食べ物が胃から腸へ移動する速度を遅らせる、といった作用によって食後の血糖値の上昇を抑えることができるのです。

ゆっくり食べることでインクレチンの分泌がより高まるので、右ページのポイントを参考に「ゆっくり食べ」を実践してみましょう。

食材を組み合わせて1食約20gをめやすに

たんぱく質は20種類のアミノ酸がさまざまな形で結合してできています。たんぱく質を構成しているアミノ酸のうち、体内で合成できない9種類のアミノ酸が「必須アミノ酸」。一つでも不足するとほかのアミノ酸で補うことができないので、たんぱく質の働きが低下してしまいます。その中でもバリン、ロイシン、イソロイシンは「分岐鎖アミノ酸（BCAA）」と呼ばれ、筋肉の合成を高める作用があります。鶏肉や赤身魚、卵、大豆製品、乳製品などを組み合わせてとるのが有効です。

1日に必要なたんぱく質量は成人男性で65g、成人女性で50g*なので、1食あたり約20g程度です（めやすは上図参照）。

朝食でたんぱく質をとると、膵臓のβ細胞の働きでインスリンの分泌を促すインクレチンの分泌量が増加しやすくなります。朝食からしっかりたんぱく質を摂取しましょう。

1食あたりのたんぱく質量

（100gあたり）

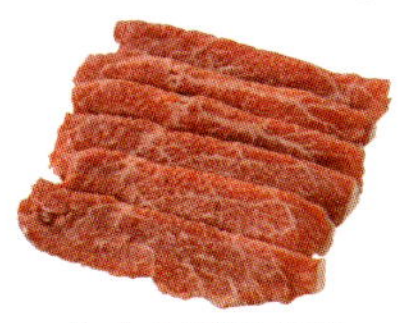
牛もも薄切り肉
16.0g

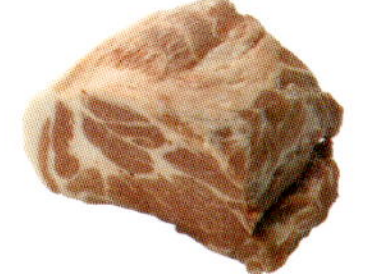
豚ロース肉
17.2g

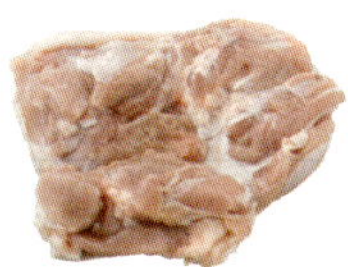
鶏もも肉（皮なし）
16.3g

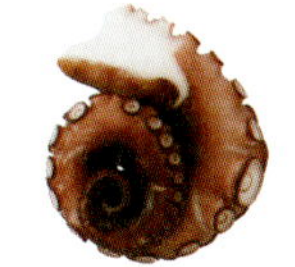
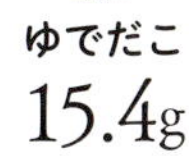
ゆでだこ
15.4g

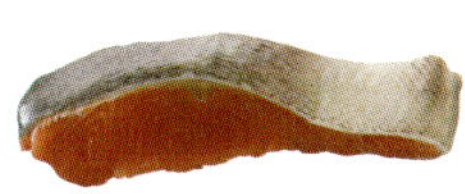
生鮭 1切れ
18.9g

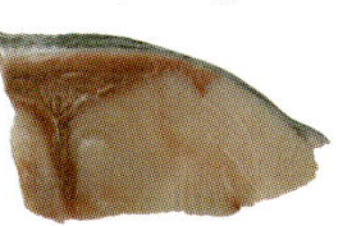
ぶり 1切れ
18.6g

まぐろ（赤身）
22.3g

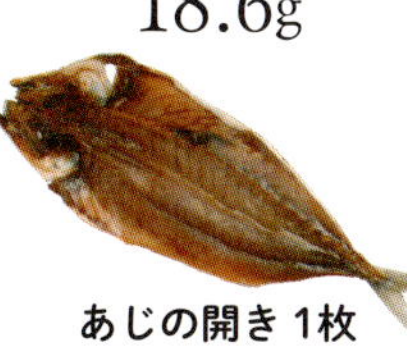
あじの開き 1枚
17.2g

出典：『日本食品標準成分表2020年版（八訂）』（文部科学省）

＊厚生労働省『日本人の食事摂取基準（2025年版）』65歳以上の男性は60g。

順番
3
食事の最後に

ごはん パン 麺類などの炭水化物を食べる

ごはんを適量食べて良好な血糖値を維持

ごはんやパンなどの主食を抜いておかずだけで満腹感を得ようとすると、たんぱく質や脂質をとりすぎてPFCバランス(17ページ参照)が崩れてしまいます。また、極端な糖質制限によって、エネルギー不足や低栄養に陥るおそれも。

健康的に血糖値を維持するには、「糖質は適量とる」ことが大切です。適量とは1日のエネルギー摂取量の約半分。成人女性なら1食あたりの主食は茶碗に軽く1杯(120g)くらい。活動量によって個人差があるので下の要領で計算してみましょう。

1日の適正糖質量はどれくらい?

目標体重(kg) × 身体活動量(kcal/kg) × 0.5〔炭水化物の割合〕 ÷ 4(kcal)〔糖質1gあたりのエネルギー〕 = 糖質のめやす量 □ g

身長(m)×身長(m)×22　※16ページを参照　※PFCバランスより50%で算出

たとえば……
身長158cm、デスクワークの場合の適切な糖質量は
約54.9kg×25kcal/kg×0.5÷4kcal＝ 約**171.6g/日**

女性なら1食の主食は茶碗軽く1杯くらい
＊120g／約187kcal／糖質約41.5g

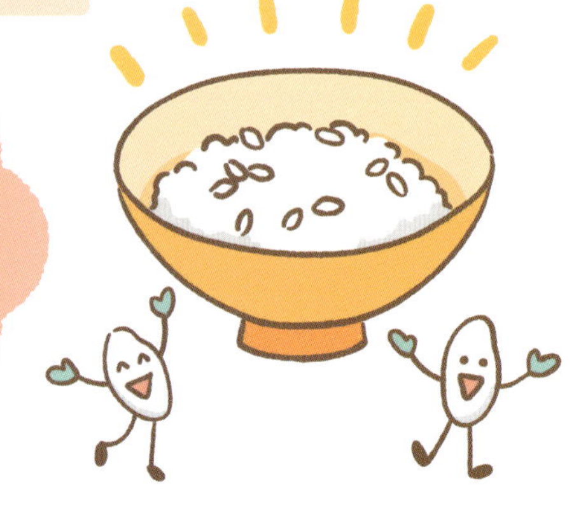

主食は「量」ではなく「質」を工夫する

〝ごはん（白米）は太る〟といった情報が広まり、ごはんを敬遠する人も少なくありません。本書の血糖値コントロールレシピでは主食の「量」を減らすのではなく、「質」で考えます。

たとえば、ぬか層と胚芽をもつ「玄米」は、白米よりも食物繊維、ビタミン、ミネラルを豊富に含みます。白米をほかの穀物におきかえると、食物繊維やミネラルなどの栄養素を補うと同時に、血糖値のコントロールにも役立ちます。

白米（100g）

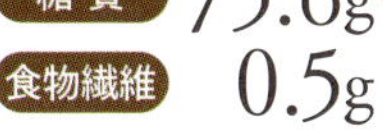

糖質 75.6g
食物繊維 0.5g

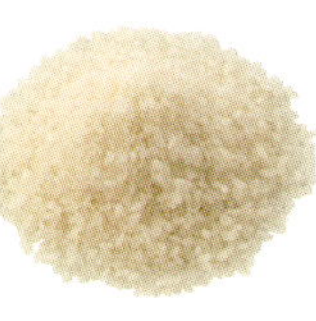

ぬか層に多く含まれる食物繊維を取り除くため、消化吸収率が高い。甘みと香り、粘り、弾力が魅力です。

玄米（100g）

糖質 71.3g
食物繊維 3.0g

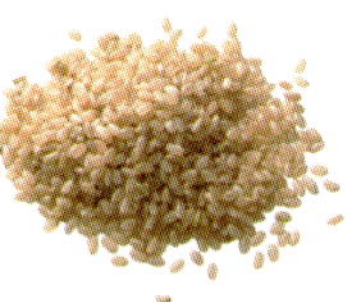

白米と比べて食物繊維、ビタミン、ミネラルが豊富で糖質の吸収もおだやか。噛みごたえがあるから速食いも予防。

もち麦（100g）

糖質 67.4g
食物繊維 12.8g

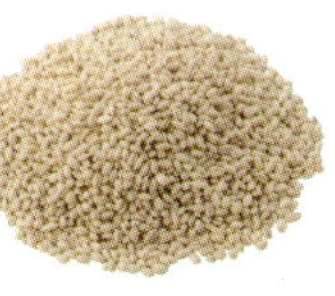

大麦のもち種を精麦したもち麦。ぷちぷち食感があり、満足感が得られます。次の食事まで血糖値抑制効果が。

押し麦（100g）

糖質 65.8g
食物繊維 12.2g

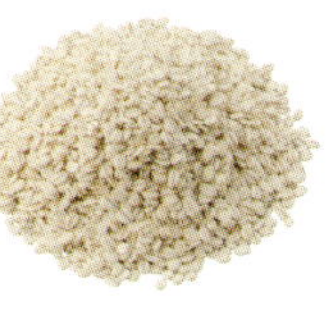

大麦のうるち種を精麦し、蒸気で加熱し、平たくつぶして食べやすく加工したもの。最も食べられている大麦です。

雑穀米（100g）

糖質 68.0g
食物繊維 6.4g

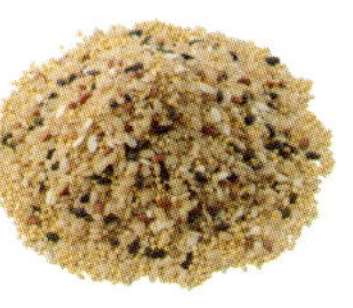

白米に麦や粟、キビ、豆などの雑穀が複数混ざったもの。白米よりも食物繊維、ビタミン、ミネラルが豊富です。

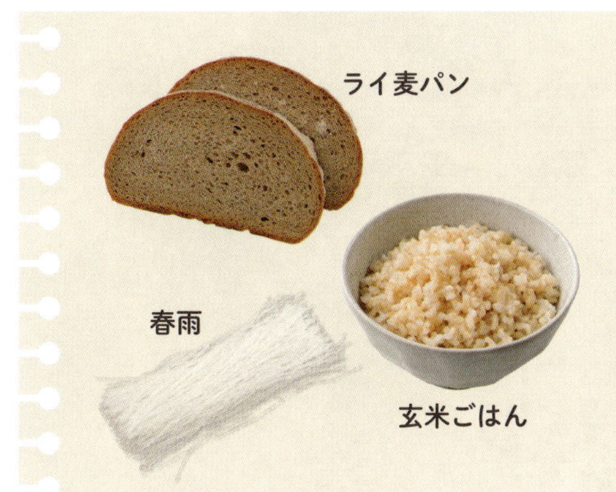

低GI食品を利用して血糖値をコントロール！

消化・吸収速度が遅い低GI食品が注目されています。ぬかなどの外皮、胚芽、胚乳を取り除いていない穀物で玄米、雑穀米、ライ麦パンなどがあります。血糖値の上昇がおだやかで、糖がゆっくり吸収されます。低GI食品の摂取量が多いほど、糖尿病の発症リスクが減少したという報告もあります。

GI値については
158ページで詳しく解説します

基礎知識

食事のポイント

血糖値をコントロールする

脂質のとり方

糖尿病の発症、糖尿病合併症の予防のためにも、脂質のとり方には工夫が必要です。「質のよい脂質」を適量とり、血糖値コントロールの味方につけましょう。

油を使うと血糖値の上昇がゆるやかに

欧米型の食生活が定着したことで、脂質のとりすぎにより肥満や糖尿病が増え、また血液中のコレステロール値を上げてしまい、動脈硬化を招くと考えられていました。

しかし近年の栄養学の研究から、脂質は適量を摂取すれば血糖値や中性脂肪値へ悪影響をもたらさないこと、そして中にはLDLコレステロール値を下げる脂質があることがわかってきました。適量の脂質は細胞膜やホルモンの材料となる重要な栄養素なのです。

また、昼食で油を使った食事をとると腹持ちがよくなって間食をしないですむなどのメリットがあります。さらに油を使ったサラダを食事の最初に食べると、食物繊維との相乗効果で食後の血糖値の上昇とその後の下降がゆるやかになり、血糖値の変動が〝さざなみ〟になる、というデータもあります（下のグラフ参照）。

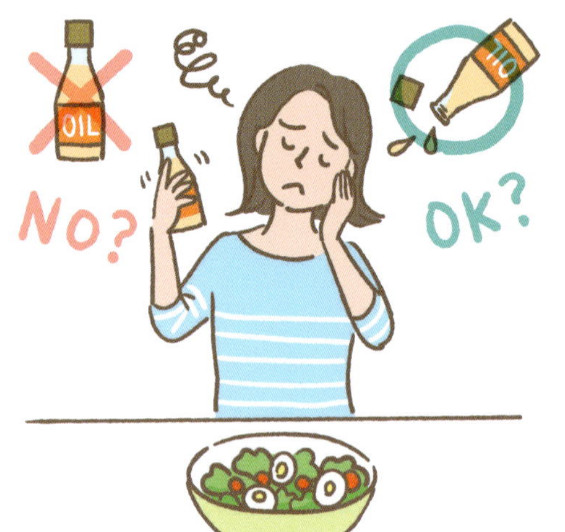

油を使ったサラダを食べると血糖値上昇がゆるやかに

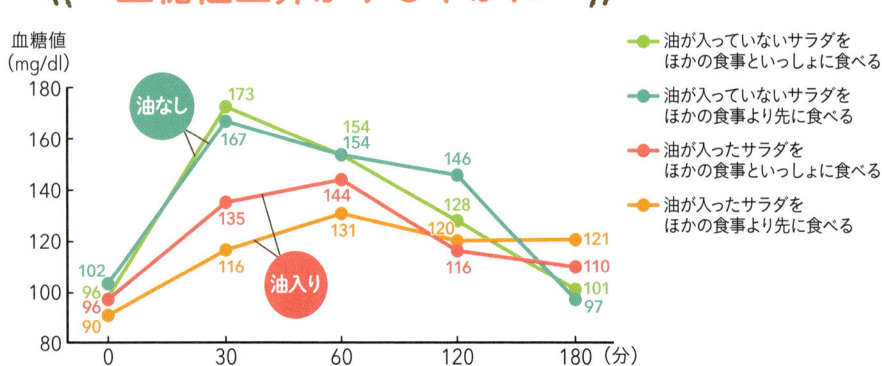

参考：一般社団法人臨床栄養実践協会

脂質は「量」より「質」を重視する

脂質を構成する「脂肪酸」には、「飽和脂肪酸」と「不飽和脂肪酸」があります。飽和脂肪酸は肉やバターなどの乳製品、ラード、マーガリン、パーム油などに多く含まれます。とりすぎるとLDLコレステロールや中性脂肪を増やし、動脈硬化を招いてしまうので「控えたい脂質」です。

一方、不飽和脂肪酸は「とりたい脂質」です。オレイン酸（オメガ9系）、リノール酸（オメガ6系）はLDLコレステロールを減らします。α－リノレン酸（オメガ3系）は中性脂肪を減らす作用が期待されています。EPA（オメガ3系）は中性脂肪を減らし、動脈硬化も抑制することがわかっています。

リノール酸とα－リノレン酸は体内でつくることができない「多価不飽和脂肪酸」（必須脂肪酸）です。しかし、リノール酸はマヨネーズ、ファストフード、カップ麺、菓子類、加工食品などに含まれている「隠れた脂質」。とりすぎるとHDLコレステロールも減らし、動脈硬化の原因になるので日頃から注意しましょう。

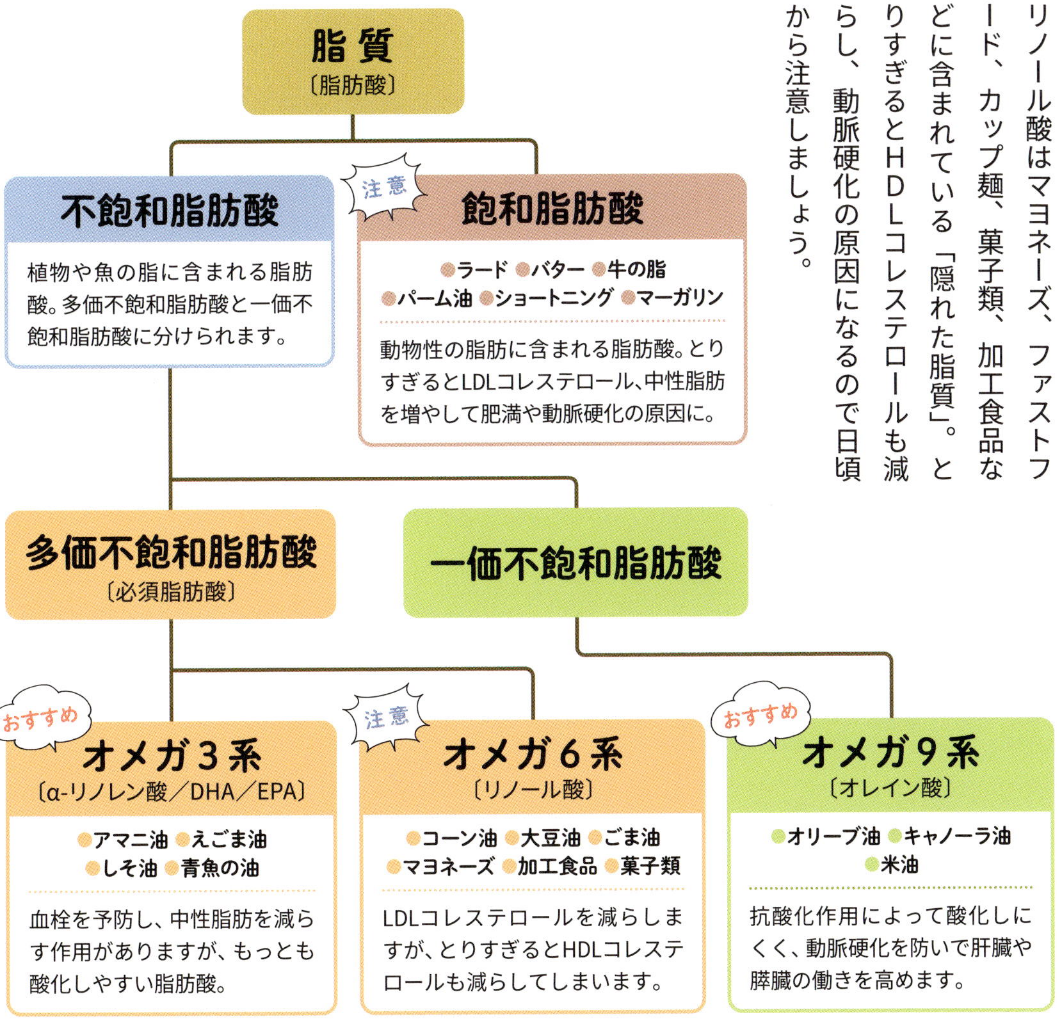

脂質
〔脂肪酸〕

不飽和脂肪酸
植物や魚の脂に含まれる脂肪酸。多価不飽和脂肪酸と一価不飽和脂肪酸に分けられます。

注意
飽和脂肪酸
●ラード ●バター ●牛の脂
●パーム油 ●ショートニング ●マーガリン
動物性の脂肪に含まれる脂肪酸。とりすぎるとLDLコレステロール、中性脂肪を増やして肥満や動脈硬化の原因に。

多価不飽和脂肪酸
〔必須脂肪酸〕

一価不飽和脂肪酸

おすすめ
オメガ3系
〔α-リノレン酸／DHA／EPA〕
●アマニ油 ●えごま油
●しそ油 ●青魚の油
血栓を予防し、中性脂肪を減らす作用がありますが、もっとも酸化しやすい脂肪酸。

注意
オメガ6系
〔リノール酸〕
●コーン油 ●大豆油 ●ごま油
●マヨネーズ ●加工食品 ●菓子類
LDLコレステロールを減らしますが、とりすぎるとHDLコレステロールも減らしてしまいます。

おすすめ
オメガ9系
〔オレイン酸〕
●オリーブ油 ●キャノーラ油
●米油
抗酸化作用によって酸化しにくく、動脈硬化を防いで肝臓や膵臓の働きを高めます。

血糖値をコントロールする

調理の工夫

血糖値対策の食事は「何をどのくらい食べるか」と同時に、「どう調理するか」も大切です。食材の特性をいかし、使い方を少し工夫すれば、家族や友人といっしょに楽しめる食事に。

調理の工夫で満足度の高い食事に

高血糖の人の食事づくりは、適切なエネルギー量を摂取すること、血糖値の急上昇を抑えること、塩分をとりすぎないことが基本です。

使う食材が同じでも、調理法によってエネルギー量が変わります。【ゆでる→網焼き→蒸す→煮る→炒める→揚げる】の順で高エネルギーになるので、調理法を工夫してエネルギー量を抑えつつ、満足度の高い食事をつくりましょう。食物繊維や酢による血糖値上昇抑制効果をいかして調理に取り入れることも、血糖値の調整に大きく役立ちます。

また、塩分のとりすぎも要注意です。

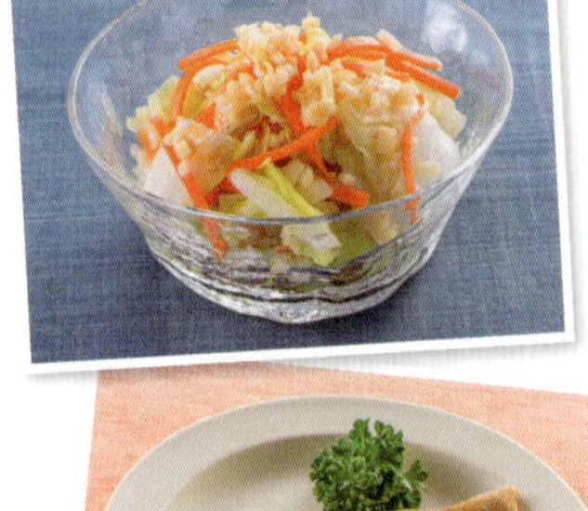

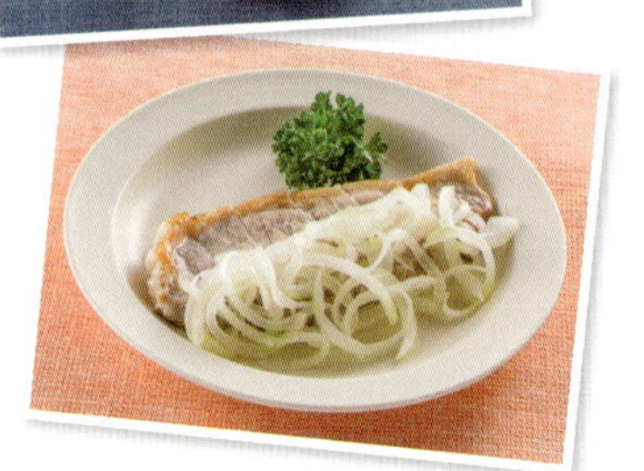

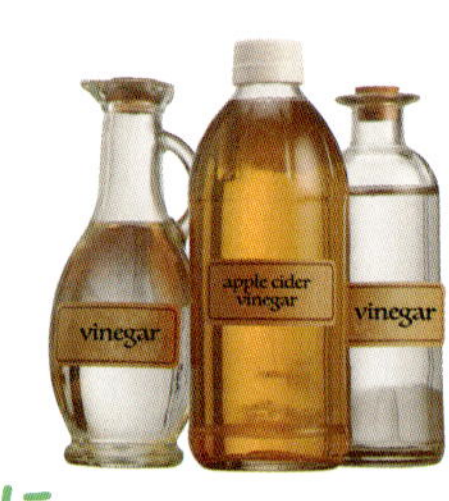

酢を使う

血糖値の上昇をゆるやかに

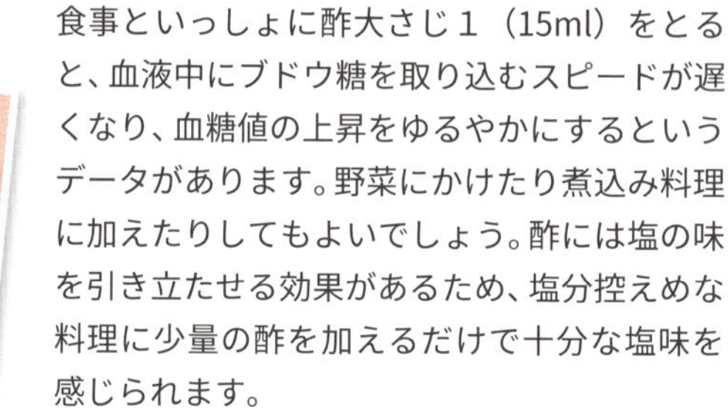

食事といっしょに酢大さじ１（15ml）をとると、血液中にブドウ糖を取り込むスピードが遅くなり、血糖値の上昇をゆるやかにするというデータがあります。野菜にかけたり煮込み料理に加えたりしてもよいでしょう。酢には塩の味を引き立たせる効果があるため、塩分控えめな料理に少量の酢を加えるだけで十分な塩味を感じられます。

食物繊維を意識する

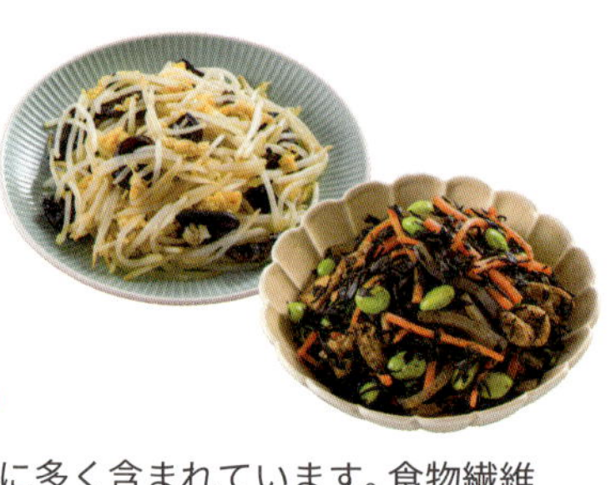

野菜やきのこのおかず、ヌルヌル＆ネバネバ食材をとる

食物繊維は野菜、きのこ、海藻類、豆類、穀類などに多く含まれています。食物繊維の中でもとくに、海藻類やオクラなどヌルヌル＆ネバネバ食材に多く含まれる「水溶性食物繊維」を意識して取り入れましょう。胃腸内をゆっくりと移動するので糖質の吸収をおだやかにし、血糖値の急激な上昇を抑えることができます。

高血糖の人は血管内にブドウ糖があふれ、大小の血管を傷つけやすくなっています。この状態に高血圧が加わると、さらに糖尿病合併症のリスクを高めます。本書を参考においしく減塩をしましょう。
適切な食生活を送ることで血糖値を安定させることが可能です。ちょっとした調理の工夫で、無理に我慢することなく家族や友人といっしょに食事を楽しむことができます。周囲の協力を得ながら血糖値をコントロールしましょう。

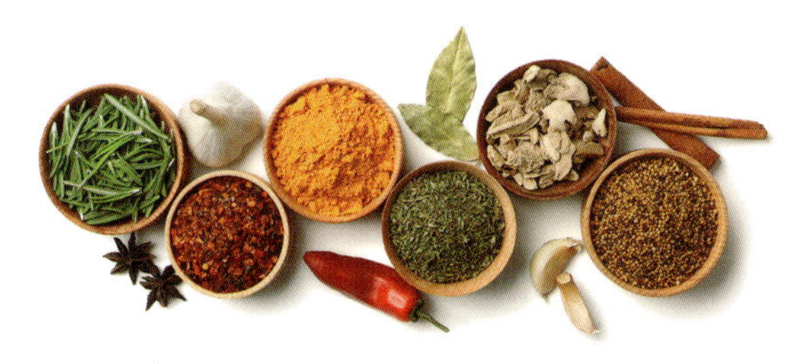

香りを利用する

ひとふりで料理の味を変え糖質オフに役立つ

「こしょうや唐辛子などのピリッとした辛み成分は味にメリハリをつける」「にんにくやねぎ、みょうがなどに含まれている特有の香り成分は嗅覚に刺激を与える」などの効用があります。少量加えるだけで料理を風味豊かに変え、薄味に仕上げても満足感を覚えやすくなるでしょう。糖質、脂質、塩分を抑えるのに役立ちます。

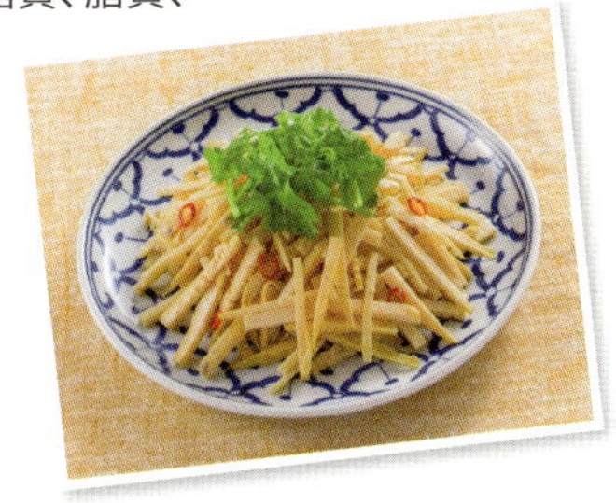

調味料の糖質に注意

栄養成分表示で糖質量をチェック

侮れないのが、調味料に含まれる糖質です。めんつゆ、ソース類、調味だれは糖質が多いので要注意。たとえば、中濃ソース大さじ１は5.2g、焼肉のたれ大さじ１は5.5gです。栄養成分表示で確認して糖質量の多い調味料の使用は控え、「塩、こしょうとオリーブ油」などシンプルな味つけに。また、“糖質オフ”の調味料を利用するのも手です。糖質の表記がない場合は炭水化物の数値をめやすにしてください。

揚げ衣にひと工夫

乾燥パン粉やおからパウダーを使う

揚げものは衣が厚くなるほど、衣の糖質と揚げ油の脂質で高糖質・高エネルギーに。パン粉はふわふわの生パン粉より、細かい乾燥パン粉を選びましょう。衣が薄くつき、脂質、エネルギー量が抑えられます。パン粉をつけたら余分なパン粉を落とすのもポイント。また、衣に「おからパウダー」を使うのもおすすめです。大豆から豆腐や豆乳をつくるときの搾りかすを乾燥したもので、たんぱく質や食物繊維が豊富で低糖質。サクサクとした揚げものを我慢せずに楽しめます。

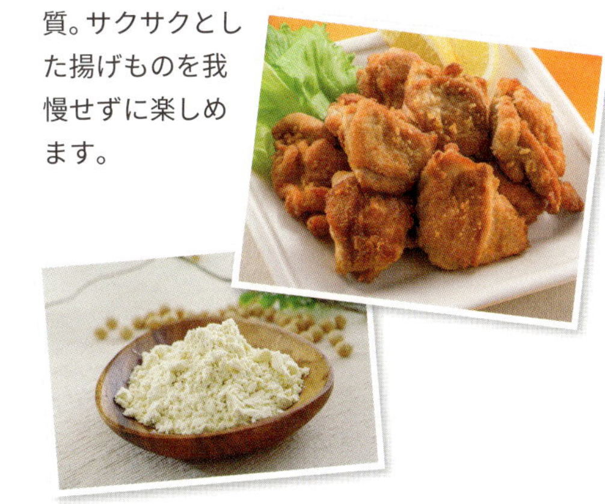

血糖値をコントロールする

優秀食材たち

ブドウ糖の分解や変換に関わって血糖値の上昇を抑えたり、インスリンの働きを強めたりする頼りになる食材があります。毎日の献立づくりに活用しましょう。

食材を組み合わせれば、血糖値コントロール効果がアップ

高血糖状態や糖尿病は、糖代謝の異常によって起こります。糖代謝とは、糖質がブドウ糖に分解されてエネルギー源として利用されたり、余分なブドウ糖が脂肪やグリコーゲンに変換されて貯蔵されたりする仕組みです。

この糖代謝に重要な役割を果たしているのがビタミン・ミネラルです。これらはバランスのよい食事がとれていれば、1日に必要な量を摂取できますが、不足すると糖代謝に影響を及ぼすこともあります。PFCバランスとあわせてきちんと摂取しましょう。

ビタミンで注目したいのが糖代謝に関わるビタミンB群。なかでもビタミンB_1は、血液中のブドウ糖をエネルギーに変えるときに不可欠なビタミン。不足すると糖質がエネルギーとしてうまく使われなくなり、血糖値が上がりやすくなります。

血糖値コントロールのためにとりたいミネラルは亜鉛とカルシウム、鉄です。かきやレバーなどに多く含まれる亜鉛はインスリンの構成成分であり、合成に必要です。乳製品や小魚に豊富なカルシウムは骨の健康維持に必要なミネラルであり、鉄とともに運動能力を保つのに不可欠です。

これらを含む食材を取り入れ、血糖値を上手にコントロールしましょう。

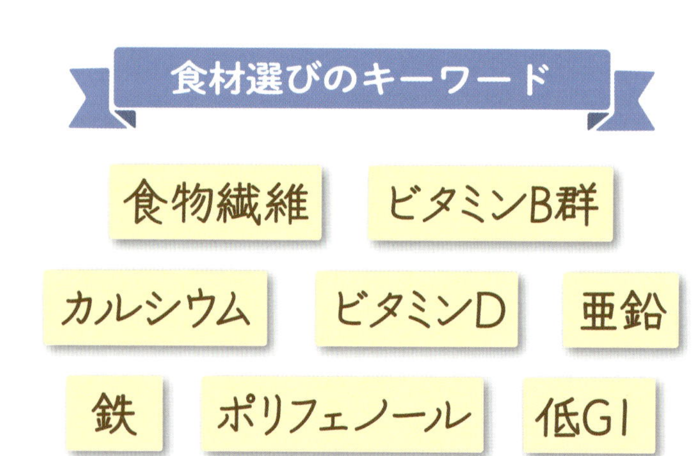

食材選びのキーワード
食物繊維
ビタミンB群
カルシウム
ビタミンD
亜鉛
鉄
ポリフェノール
低GI

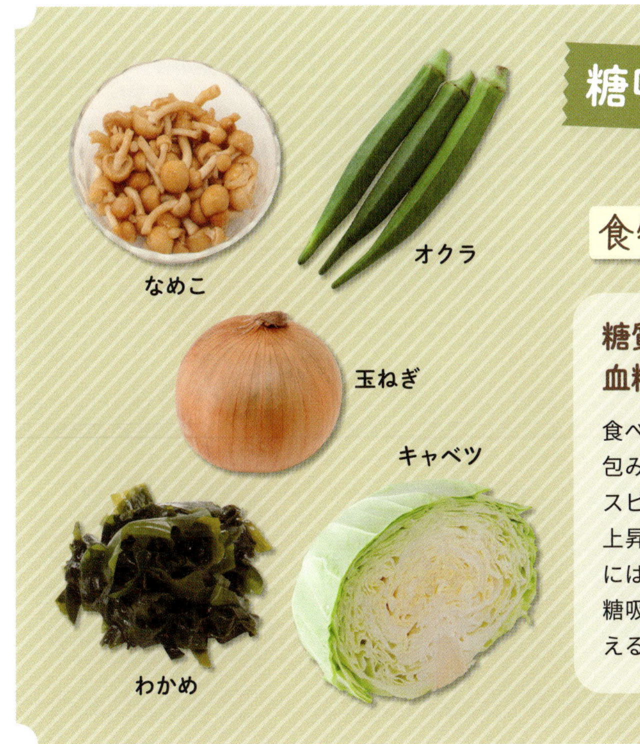
なめこ
オクラ
玉ねぎ
キャベツ
わかめ

糖吸収を遅らせる食材

キーワード

食物繊維　ポリフェノール

糖質の消化・吸収を遅らせて血糖値の急上昇をゆるやかに

食べ物が粘性のある水溶性食物繊維に包み込まれると、糖質の消化・吸収のスピードが遅くなり、血糖値の急激な上昇を抑えます。またポリフェノールには糖質の消化酵素の働きを抑制して糖吸収を遅らせ、血糖値の急上昇を抑える効果が期待されています。

消化・吸収が遅い食材

キーワード

低GI

消化・吸収がゆっくりだから血糖値の上昇もゆるやかに

低GI食品（158ページ参照）は、小腸での糖質の消化・吸収のスピードが遅いのが特徴です。糖質がおだやかに取り込まれるために血糖値の上昇もゆるやかに。インスリンが過剰に分泌されることもなく、血糖値が安定しやすくなるというメリットも。

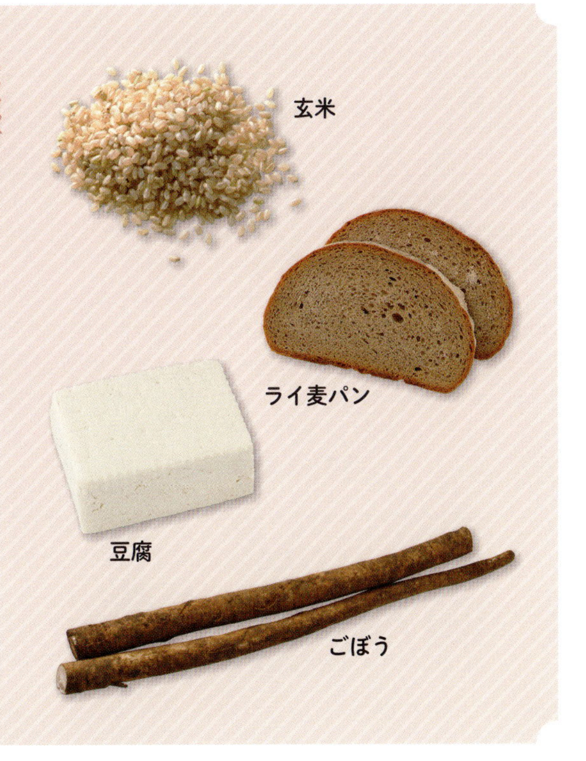
玄米
ライ麦パン
豆腐
ごぼう

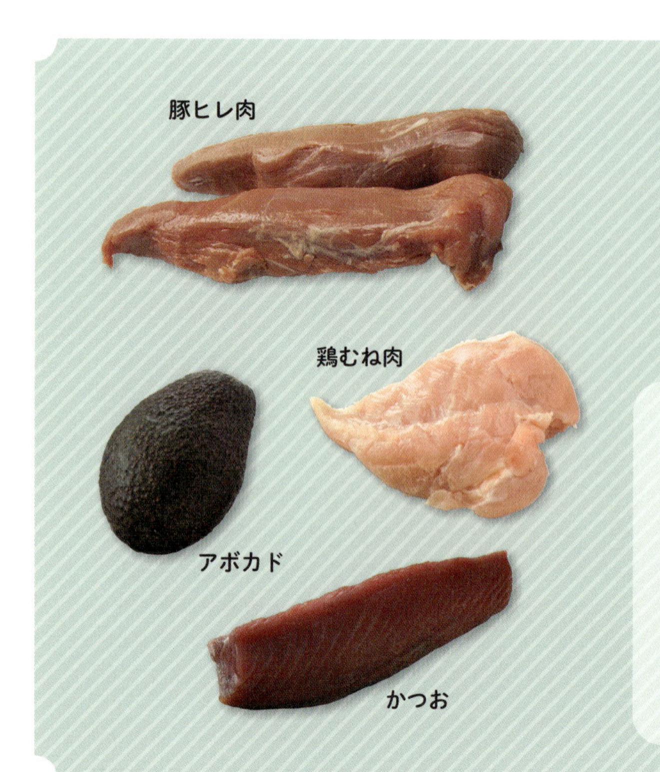

糖代謝を促す食材

キーワード

ビタミンB_1　ナイアシン　パントテン酸　ビオチン

ビタミンB群は いっしょにとると効果倍増

ビタミンB群はエネルギー代謝に関わり、なかでもビタミンB_1は代謝を円滑にする潤滑油のような存在。ほかにもナイアシン、パントテン酸、ビオチンなどは糖代謝のサポート役。食材を組み合わせ、いっしょに摂取するのがポイントです。

インスリン合成や運動をサポートする食材

キーワード

亜鉛　カルシウム　ビタミンD　鉄

インスリンの合成や 運動機能を後押し

亜鉛は膵臓から分泌されるインスリンを合成するのに不可欠です。カルシウムはビタミンDとタッグを組み、骨量を維持して運動機能の低下を防ぎます。鉄は赤血球の材料になって酸素を全身に運ぶミネラル。筋力維持に貢献します。

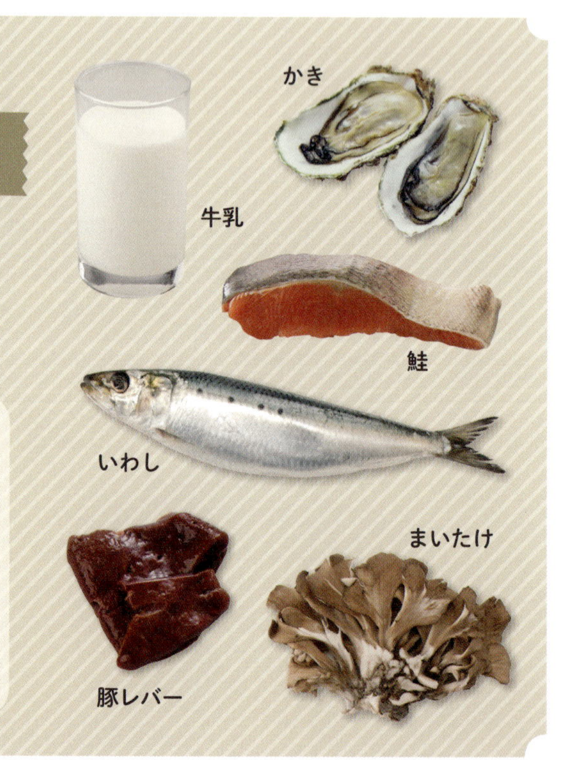

PART 1

30分以内でできる朝・昼・夕の5日間献立

糖質控えめで、たんぱく質や
食物繊維がバランスよくとれる
1食あたり500～600kcal、
糖質60g未満の献立を紹介します。
どれも無理なく作れて
家族で同じものを食べられる
満足感のある内容。
料理する人も食べる人も
これなら続けられそう、と思える
献立です。

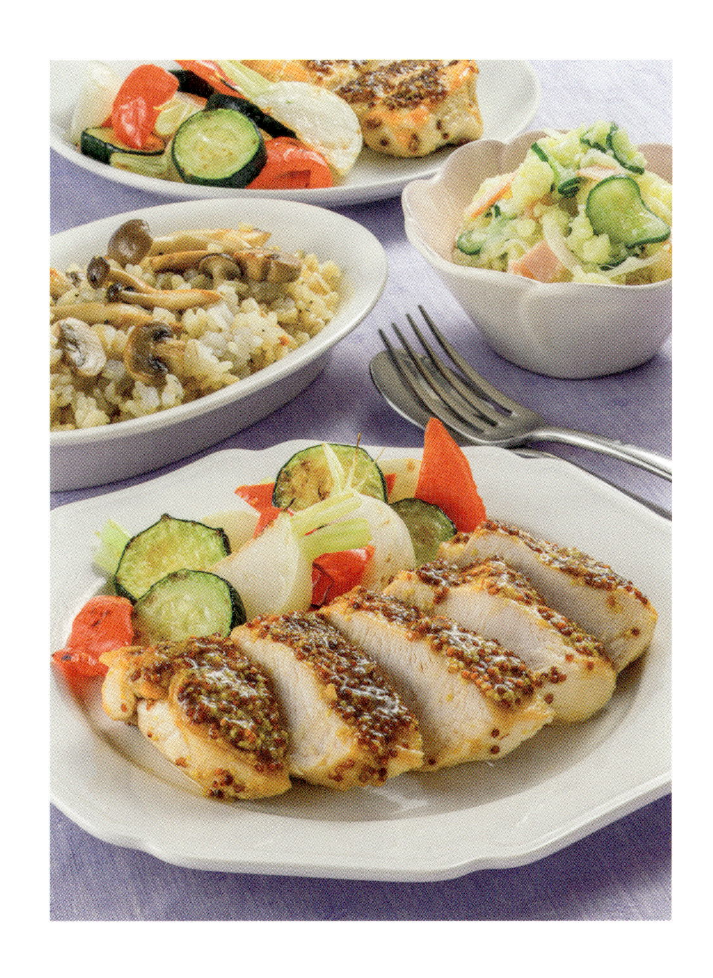

献立の考え方

血糖値をコントロールするには栄養バランスの整った食事をとることが大切です。そのベースとなるのが、「主食・主菜・副菜の定食スタイル」。献立づくりの際の基本的な考え方を解説します。

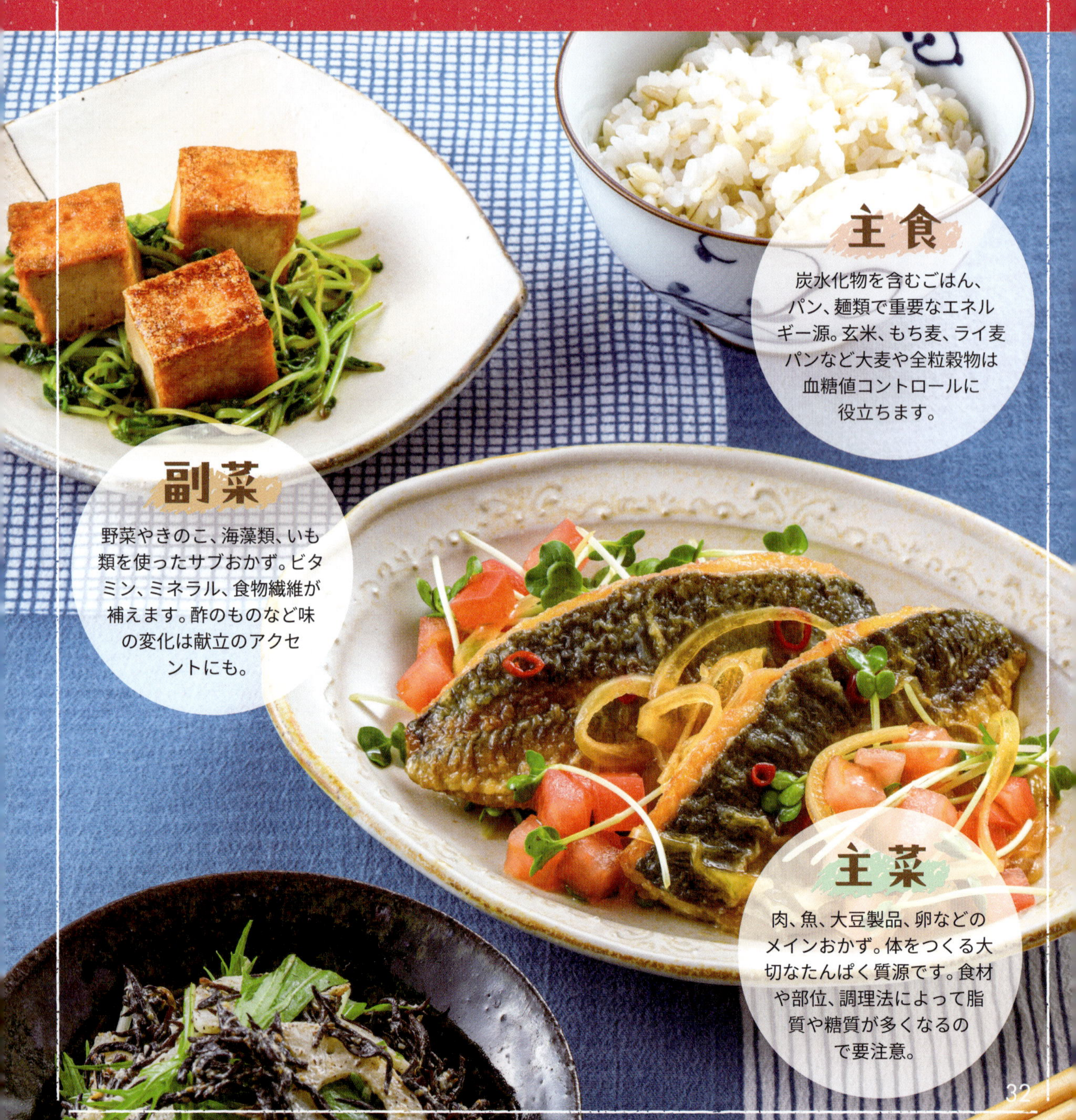

主食

炭水化物を含むごはん、パン、麺類で重要なエネルギー源。玄米、もち麦、ライ麦パンなど大麦や全粒穀物は血糖値コントロールに役立ちます。

副菜

野菜やきのこ、海藻類、いも類を使ったサブおかず。ビタミン、ミネラル、食物繊維が補えます。酢のものなど味の変化は献立のアクセントにも。

主菜

肉、魚、大豆製品、卵などのメインおかず。体をつくる大切なたんぱく質源です。食材や部位、調理法によって脂質や糖質が多くなるので要注意。

基本は「ごはん＋2～3菜」の定食スタイル

栄養バランスの整った食事は、ごはんなどの「主食」に、たんぱく質がとれる「主菜」、野菜中心の「副菜」を組み合わせます。これに海藻類やきのこなど献立に足りない栄養素が補える「小さな副菜」か「汁もの」を加えます。

食事のときにはランチョンマットやトレイを敷いて料理をのせるとよいでしょう。献立のバランスや1人分の食べる量を把握しやすくなります。

塩分のとりすぎを避けるため「みそ汁」は1日1杯程度に

高血糖の状態に高血圧が加わると血管へのダメージが加速します。高血圧を防ぐためには塩分のとりすぎに注意しましょう。塩分の1日の摂取量は成人で6g未満。1食あたり2g程度がめやすです。みそ汁1杯にはおよそ1.2gの塩分が含まれているので、みそ汁は1日1杯までにする、具だくさんのすまし汁にするなど工夫が必要です。「減塩」は糖尿病合併症の予防につながるので、26～27ページの「調理の工夫」を参考に、献立づくりに役立ててください。

1日3食のエネルギーをほぼ均一に振り分ける

食事ごとに食べる量が異なると、たくさん食べたときほど血糖値がより高くなり、その状態が持続してしまいます。1日3食をほぼ均一になるように調整するのがポイントです。

1日の摂取エネルギー量（16ページ参照）を3等分にして夕食はやや軽めに、その分を朝、昼で補うと、血糖値の上昇を効果的に防ぐことができます。また栄養素を補う間食をとる場合は、そのエネルギー量を含めて3食のエネルギー量に振り分けましょう。

1日の食事のバランス

朝食　昼食　夕食

1日のエネルギーを3食に振り分ける場合

600kcal

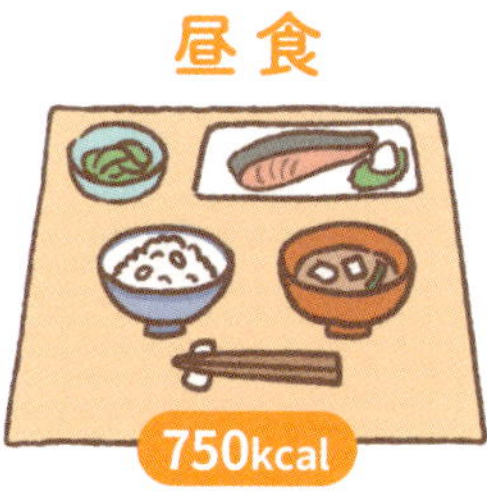

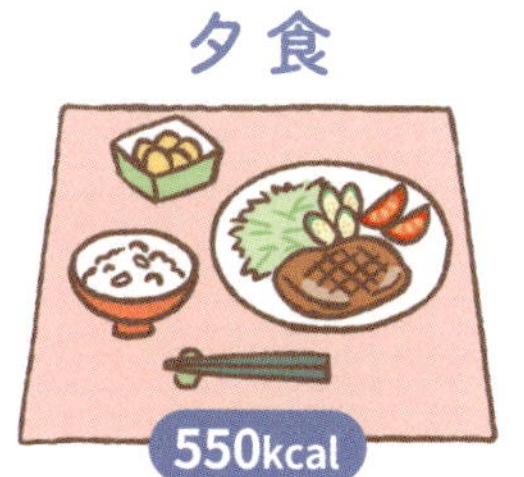

3食に間食をプラスして栄養を補う場合

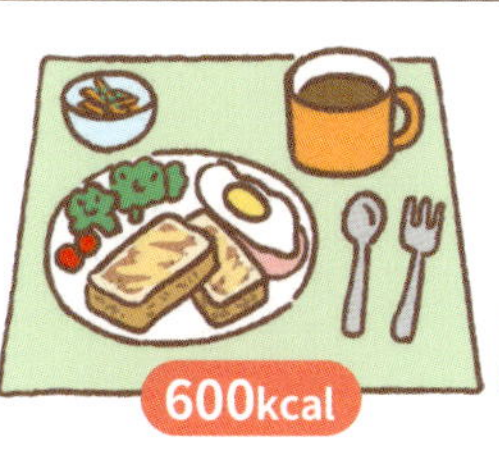

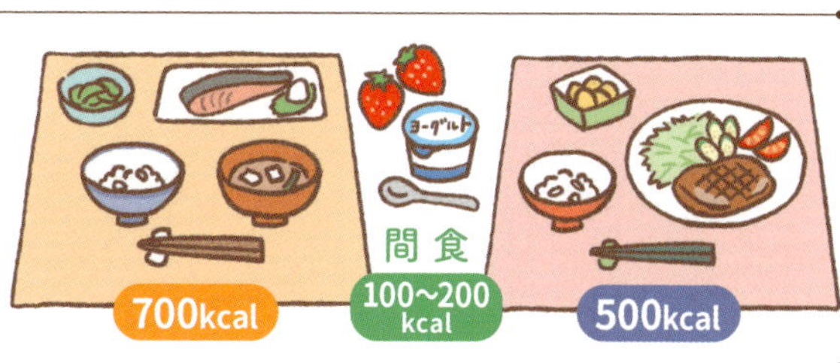

朝食献立のポイント

軽くパパッとすませてしまいがちな朝食ですが、たんぱく質をプラスしながらエネルギー量をしっかり確保することがポイントです。

たんぱく質をとるとこんなメリットが

- ☑ 血糖値の上昇をゆるやかに
- ☑ 膵臓のβ細胞に働きかける
- ☑ インスリンの分泌を促す

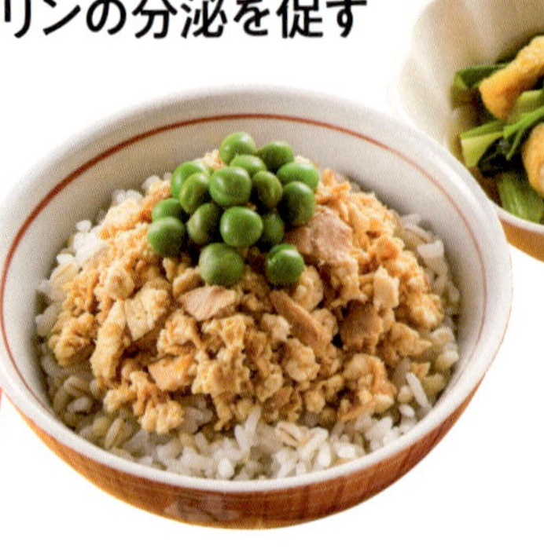

ツナ豆腐そぼろごはん

小松菜と油揚げのレンジ煮びたし

主食にたんぱく質のおかずを組み合わせる

血糖値コントロールの献立では、朝食も1日の摂取エネルギー量の約3分の1を確保したいので、主食&たんぱく質のおかず（主菜 兼 副菜）でエネルギー量をとれる内容にします。

カギを握るのはたんぱく質。筋肉をつくり、基礎代謝を上げる重要な栄養素ですが、「朝食にたんぱく質をとる」ことは血糖値コントロールにも効果的だと注目されています。朝食でたんぱく質をとると、朝食と昼食の両方で血糖値の上昇を抑えられ、膵臓のβ細胞に働きかけてインスリンの分泌を促すホルモン量を増加させる、という研究データがあります。

たんぱく質は20種類のアミノ酸がさまざまな形で結合しています。構成しているアミノ酸のうち、体内で合成できない9種類のアミノ酸「必須アミノ酸」が一つでも不足するとたんぱく質の働きが低下してしまいます。肉、魚、卵、大豆・乳製品などを取り入れてアミノ酸バランスを保ちましょう。

食品中のたんぱく質量

食品	たんぱく質量
生鮭 1切れ(100g)	18.9g
あじの開き 1枚(100g)	17.2g
納豆 1パック(50g)	7.3g
卵 1個(50g)	5.7g
木綿豆腐 1/3丁(100g)	6.7g
ミックスビーンズ(100g)	9.2g
牛乳 コップ1杯(200ml)	6.2g
プロセスチーズ 小1個(20g)	4.3g

朝食 1日目

しらす納豆ごはんの献立

火を使わずにすぐできる！
たんぱく質がとれて血糖値・塩分対策ができる
忙しい朝にうれしい献立です。

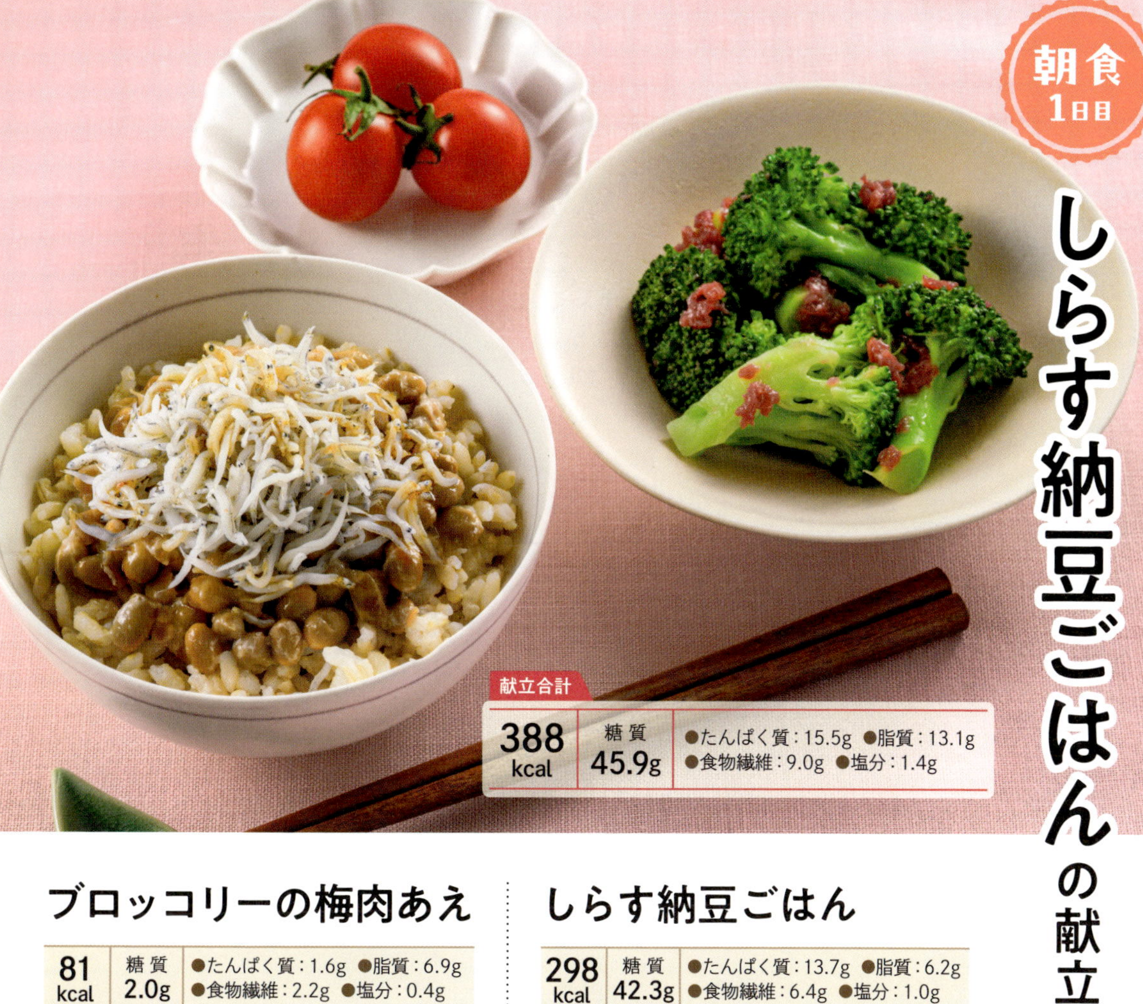

献立合計

388 kcal	糖質 45.9g	●たんぱく質：15.5g ●脂質：13.1g ●食物繊維：9.0g ●塩分：1.4g

ブロッコリーの梅肉あえ

81 kcal	糖質 2.0g	●たんぱく質：1.6g ●脂質：6.9g ●食物繊維：2.2g ●塩分：0.4g

材料（2人分）

ブロッコリー…80g（正味）
梅干し（種を除いてたたく）…1個分（正味10g）
ごま油…大さじ1

作り方

1 ブロッコリーは小房に分け、耐熱容器に入れてふんわりとラップをし、電子レンジで2分ほど加熱する。
2 ボウルに梅干しとごま油を混ぜ合わせ、1を加えてあえる。

ちょい足しアイディア

しらす納豆ごはんのしょうゆの量は、家族の好みで調節して。明太子をプラスしても◎。

しらす納豆ごはん

298 kcal	糖質 42.3g	●たんぱく質：13.7g ●脂質：6.2g ●食物繊維：6.4g ●塩分：1.0g

材料（2人分）

玄米ごはん…茶碗小盛2杯（240g）
納豆…2パック
しらす干し…50g
しょうゆ…小さじ1

作り方

器に玄米ごはんを盛り、納豆、しらすをのせてしょうゆをかける。

ミニトマト…6個（2人分）

9 kcal	糖質 1.6g	●たんぱく質：0.2g ●脂質：0.0g ●食物繊維：0.4g ●塩分：0.0g

朝食 2日目

巣ごもりトーストの献立

パン派の人におすすめの洋風朝ごはん。全粒粉食パンにして血糖値の上昇を抑えます。大豆のスープを添えて満足感アップ！

献立合計

411 kcal	糖質 36.3g	●たんぱく質：23.5g ●脂質：16.3g ●食物繊維：8.9g ●塩分：2.2g

豆のトマトスープ

93 kcal	糖質 5.1g	●たんぱく質：7.9g ●脂質：3.3g ●食物繊維：5.6g ●塩分：0.8g

材料（2人分）

大豆（水煮）缶 …1缶（100g）
ブロッコリー …60g（正味）
塩、こしょう…各少々
A 無塩トマトジュース …1カップ
水…1/2カップ
コンソメスープの素（顆粒）…小さじ1/2

作り方

1 耐熱容器に缶汁をきった大豆、ブロッコリー、Aを入れ、ふんわりとラップをして電子レンジで5分ほど加熱する。
2 1に塩、こしょうで味を調える。

プレーンヨーグルト…200g（2人分）

56 kcal	糖質 3.8g	●たんぱく質：3.3g ●脂質：2.8g ●食物繊維：0.0g ●塩分：0.1g

巣ごもりトースト

262 kcal	糖質 27.4g	●たんぱく質：12.3g ●脂質：10.2g ●食物繊維：3.3g ●塩分：1.3g

材料（2人分）

全粒粉食パン（6枚切り）…2枚
スライスベーコン …1枚（20g）
キャベツ（せん切り） …80g
卵…2個
塩、こしょう…各少々

作り方

1 ベーコンは短冊切りにする。
2 食パンに1、キャベツを等分にのせ、中央を少し凹ませてキャベツで土手を作り、卵を割り入れ、塩、こしょうをふる。
3 2をオーブントースターで10分ほど焼く。

ちょい足しアイディア

家族用には巣ごもりトーストに好みで中濃ソースやマヨネーズをかけ、濃い味にしても。

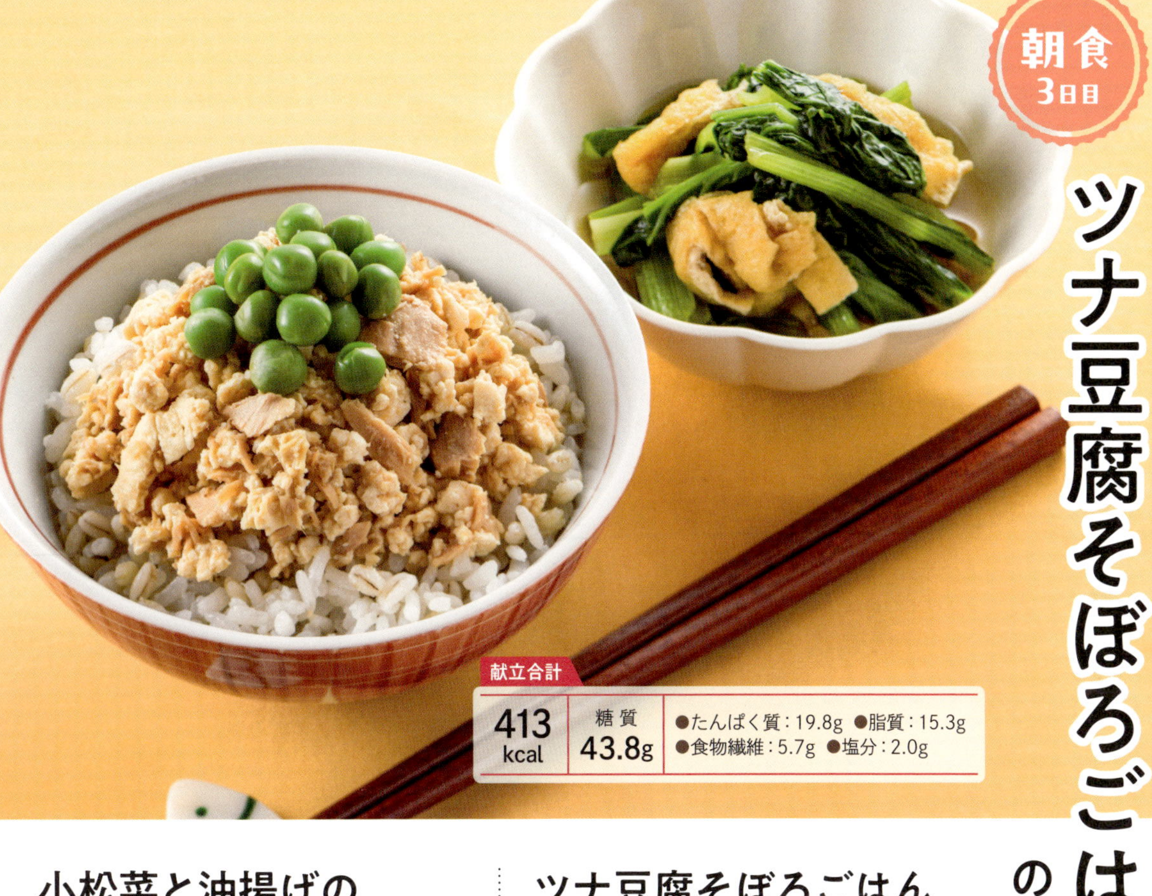

朝食 3日目

ツナ豆腐そぼろごはんの献立

レンジで作る、火を使わない簡単朝食。動物性、植物性のダブルたんぱく質で栄養バランスばっちり！

献立合計

413 kcal	糖質 43.8g	●たんぱく質：19.8g ●脂質：15.3g ●食物繊維：5.7g ●塩分：2.0g

小松菜と油揚げのレンジ煮びたし

65 kcal	糖質 4.0g	●たんぱく質：4.2g ●脂質：2.7g ●食物繊維：1.7g ●塩分：0.9g

材料（2人分）

小松菜…1束（200g）
油揚げ…1枚（20g）
A だし汁…1/2カップ
しょうゆ、みりん…各小さじ2

作り方

1 小松菜はざく切り、油揚げは短冊切りにする。

2 耐熱容器にAを入れ、1を加えてふんわりとラップをし、電子レンジで4分ほど加熱する。

家族で楽しむコツ

そぼろは好みに合わせて量が調節できます。もち麦特有のプチプチ食感でおなかも満足。

ツナ豆腐そぼろごはん

348 kcal	糖質 39.8g	●たんぱく質：15.6g ●脂質：12.6g ●食物繊維：4.0g ●塩分：1.1g

材料（2人分）

もち麦ごはん…茶碗小盛2杯（240g）
木綿豆腐…2/3丁（200g）
ツナ缶（油漬け）…小1缶（70g）
グリンピース（水煮）…20g
A しょうゆ、みりん…各大さじ1/2
砂糖、おろししょうが…各小さじ1/2

作り方

1 豆腐はペーパータオルで包んで耐熱容器に入れ、ラップをせずに電子レンジで5分加熱して水きりする。

2 1を泡立て器で細かく崩し、缶汁をきったツナ、Aを混ぜ、再びラップをせずに電子レンジで5分ほど加熱する。

3 器にごはんを盛り、2をかけて水けをきったグリンピースをのせる。

朝食 4日目

チーズスクランブルエッグの献立

卵と粉チーズのコクと野菜がマッチ。パンに風味のよいオリーブ油をかけておいしく糖質の吸収を抑えましょう。

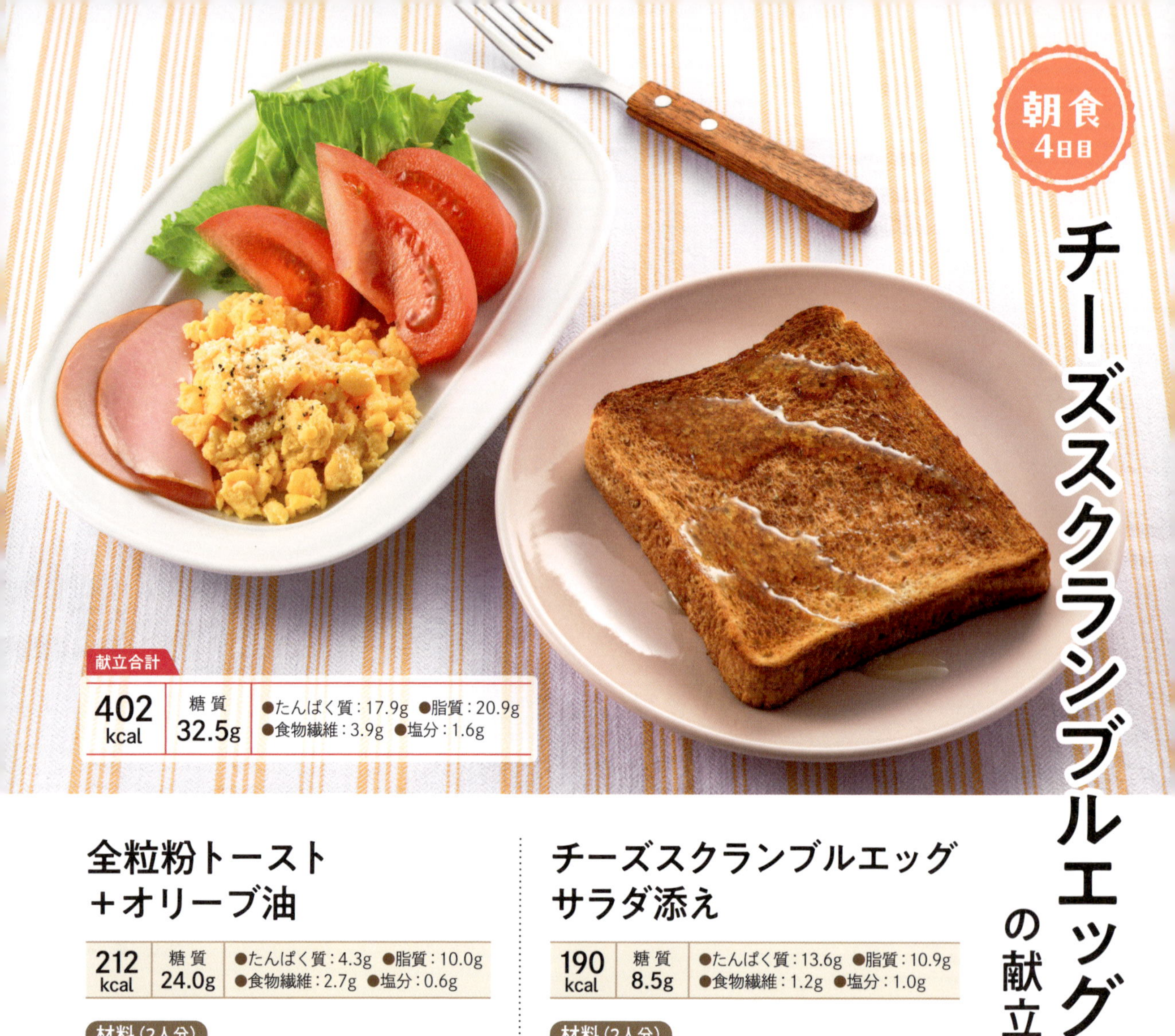

献立合計

402 kcal	糖質 32.5g	●たんぱく質：17.9g ●脂質：20.9g ●食物繊維：3.9g ●塩分：1.6g

全粒粉トースト＋オリーブ油

212 kcal	糖質 24.0g	●たんぱく質：4.3g ●脂質：10.0g ●食物繊維：2.7g ●塩分：0.6g

材料（2人分）

全粒粉食パン（6枚切り）…2枚
オリーブ油…大さじ1

作り方

食パンはオーブントースターで焼き、オリーブ油を等分にかける。

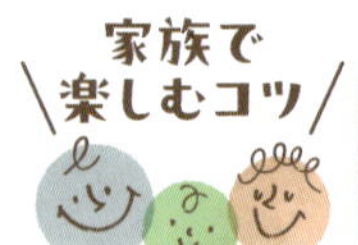

生野菜や食パンは各自好みのトッピングにできます。忙しい朝に食事を用意する人の負担を減らした献立です。

チーズスクランブルエッグ サラダ添え

190 kcal	糖質 8.5g	●たんぱく質：13.6g ●脂質：10.9g ●食物繊維：1.2g ●塩分：1.0g

材料（2人分）

卵…3個
ロースハム…2枚
トマト…1個（200g）
レタス…1枚（40g）
A 牛乳…大さじ3
A 塩、こしょう…各少々
粉チーズ…大さじ1
粗びき黒こしょう…適量

作り方

1 耐熱容器に卵を割り入れて混ぜ、Aを加えて混ぜる。ラップをせずに電子レンジで2分ほど加熱し、取り出して混ぜ、さらに30秒ほど加熱して混ぜる。
2 ハムは半分に折り、トマトはくし形切り、レタスは手でちぎって器に盛る。
3 2に1を盛って粉チーズ、粗びき黒こしょうをふる。

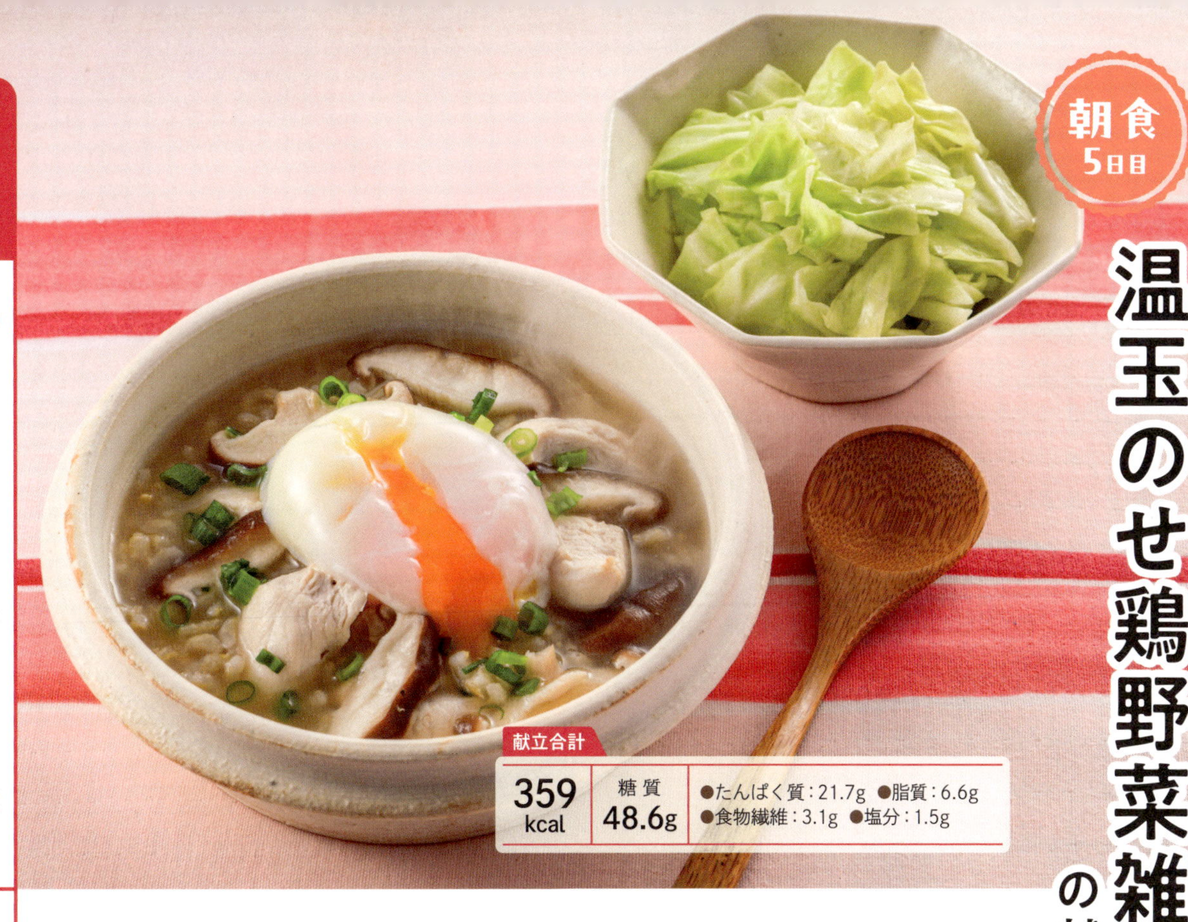

朝食 5日目

温玉のせ鶏野菜雑炊の献立

鶏やしいたけのうまみにとろ〜り温玉がからむ体温まる朝ごはん。酢を使った副菜で血糖値コントロールもばっちり。

献立合計

359 kcal	糖質 48.6g	●たんぱく質：21.7g ●脂質：6.6g ●食物繊維：3.1g ●塩分：1.5g

キャベツの甘酢漬け

26 kcal	糖質 5.3g	●たんぱく質：0.4g ●脂質：0.0g ●食物繊維：0.8g ●塩分：0.1g

材料（2人分）

キャベツ…2枚（100g）
塩…少々
A 酢…大さじ2
　砂糖…小さじ2

作り方

1. キャベツはざく切りにしてボウルに入れ、塩もみをして5分ほどおき、水けをよく絞る。
2. ボウルにAを混ぜ合わせ、1を加えてあえる。

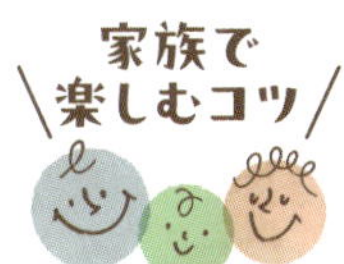

温かい朝食で体温をスムーズに上げ、脳や体のスイッチをオン！ 子どもや冷え性の家族にもおすすめのメニューです。

温玉のせ鶏野菜雑炊

333 kcal	糖質 43.3g	●たんぱく質：21.3g ●脂質：6.6g ●食物繊維：2.3g ●塩分：1.4g

材料（2人分）

玄米ごはん
　…茶碗小盛2杯（240g）
鶏ささみ（すじなし）
　…3本（120g）
しいたけ…2枚（30g）
温泉卵（市販）…2個
だし汁
　…1と1/2カップ
酒、薄口しょうゆ
　…各小さじ2
小ねぎ（小口切り）
　…適量

作り方

1. ごはんは水でさっと洗い、ささみはひと口大に切る。しいたけは薄切りにする。
2. 鍋にだし汁と酒を入れて煮立て、ささみを加えて3分ほど煮たら、ごはん、しいたけを加え、さらに5分煮る。
3. 2に薄口しょうゆを加えて器に盛り、温泉卵をのせて小ねぎを散らす。

昼食献立のポイント

食べごたえのある主食に野菜や海藻たっぷりの小さなおかずをプラスすれば、栄養バランスのよい定食スタイルにランクアップ。

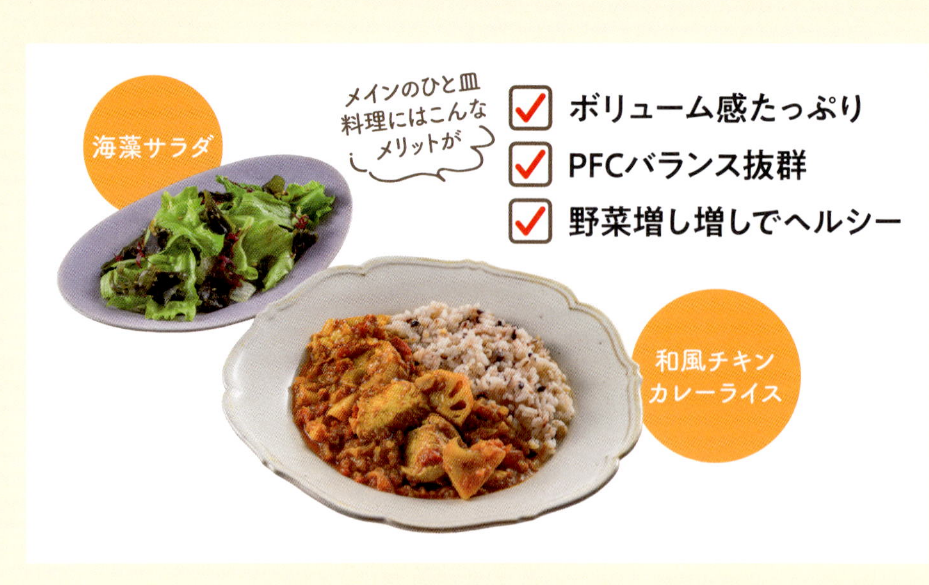
海藻サラダ
和風チキンカレーライス
メインのひと皿料理にはこんなメリットが
ボリューム感たっぷり
PFCバランス抜群
野菜増し増しでヘルシー

メインは主食＋主菜の満足度の高いひと皿料理

家事や仕事の合間に、パパッとすませてしまうことの多いお昼ごはん。焼きそばやチャーハンなどの単品メニューでは、炭水化物のボリュームが多いうえ、ビタミンやミネラル、食物繊維が不足しがちです。しかも単品メニューは一気に食べ進めてしまう速食いの原因になり、血糖値の急上昇を招きかねません。

そこで血糖値コントロールの昼食献立では、主食に主菜を兼ねたひと皿料理をメインにし、野菜やきのこ、海藻類を使った副菜を添えるスタイルを提案します。

メインのひと皿料理はごはん・パン・麺の炭水化物に、肉や魚、大豆製品のたんぱく質と、たっぷりの野菜やきのこを組み合わせたボリューム感のある内容です。さらに副菜をプラスすることで、ＰＦＣバランス（17ページ参照）抜群の栄養価に。食べごたえ、食感も加わり、もの足りなさを感じない食事になります。

外食、コンビニ弁当のときも野菜おかずをプラス

外食する場合は、煮魚定食やセットメニューがあれば迷わず選びましょう。こうしたものがないときは、サイドメニューを追加注文するのがおすすめです。牛丼などの丼もの、そばやラーメンなどの単品メニュー、コンビニのお弁当は、炭水化物が多くて野菜が不足しがち。サラダやおひたし、汁ものなどで足りないビタミンやミネラル、食物繊維などの栄養素を補いましょう。

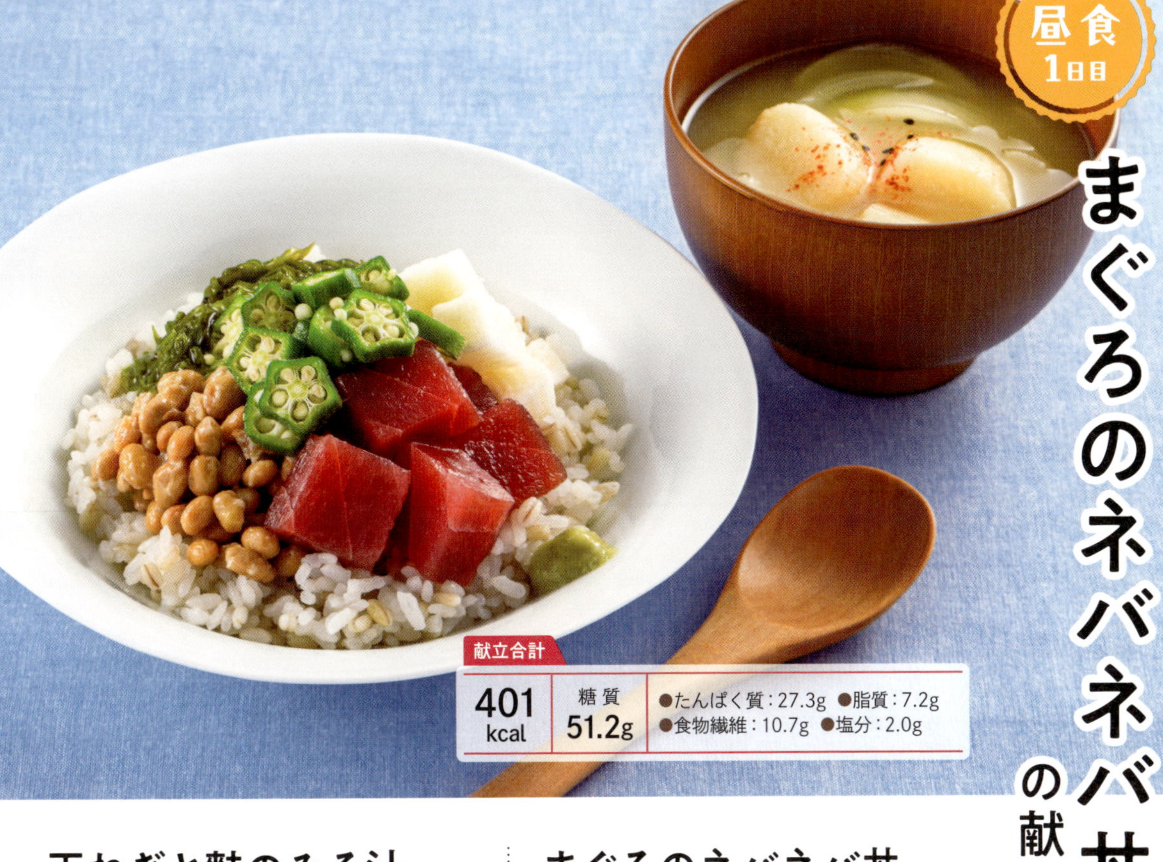

まぐろのネバネバ丼の献立

糖質の吸収をゆっくりにするネバネバ食材がたっぷり。副菜の代わりに簡単な汁ものを添えて。食感と味わいが楽しめるヘルシー献立です。

献立合計

401 kcal	糖質 51.2g	●たんぱく質：27.3g ●脂質：7.2g ●食物繊維：10.7g ●塩分：2.0g

玉ねぎと麩のみそ汁

38 kcal	糖質 6.4g	●たんぱく質：2.0g ●脂質：0.4g ●食物繊維：1.1g ●塩分：0.9g

材料（2人分）

玉ねぎ…1/2個（100g）
焼き麩…6個
だし汁…1と1/2カップ
みそ…小さじ2
七味唐辛子…適量

作り方

1 玉ねぎはくし形切りにする。
2 小鍋に焼き麩、だし汁を入れて中火にかける。麩がもどったら1を加えて4～5分煮て、みそを溶き入れる。
3 2を器に盛り、七味唐辛子をふる。

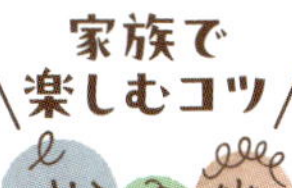

家族で楽しむコツ

塩分控えめのみそ汁に七味唐辛子の刺激で、薄味をおいしくカバー。

まぐろのネバネバ丼

363 kcal	糖質 44.8g	●たんぱく質：25.3g ●脂質：6.8g ●食物繊維：9.6g ●塩分：1.1g

材料（2人分）

もち麦ごはん…茶碗小盛2杯（240g）
まぐろ（赤身・刺し身用・さく）…120g
長いも…100g
オクラ…4本（40g）
納豆…2パック
めかぶ…2パック
しょうゆ…小さじ2
練りわさび…適量

作り方

1 まぐろは2cm角に切る。長いもは1cm角に切り、オクラはさっとゆでて冷水にさらし、小口切りにする。
2 器にごはんを盛り、1、納豆、めかぶをのせてしょうゆをかけ、練りわさびを添える。

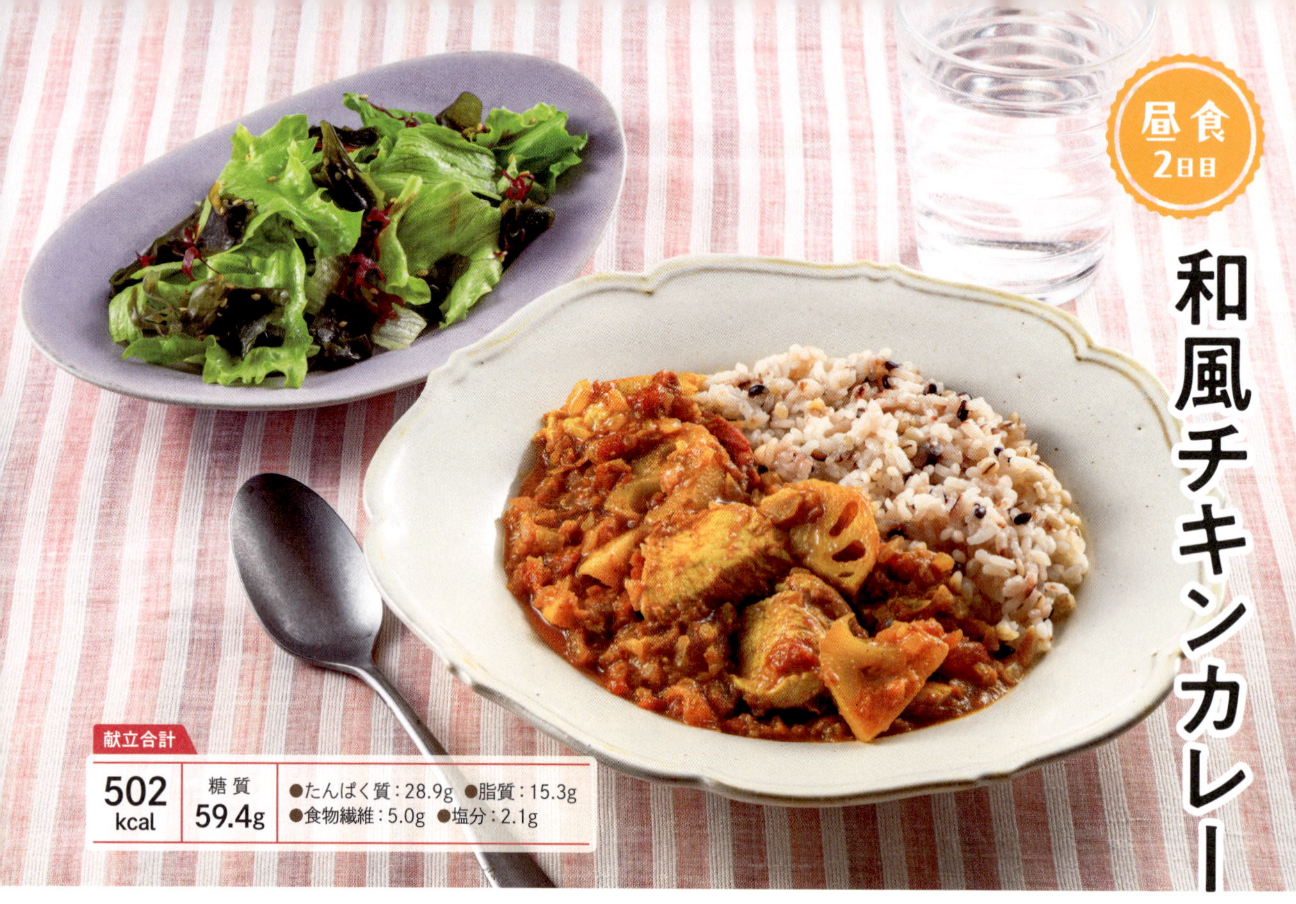

和風チキンカレーライスの献立

塩分控えめ、うまみたっぷりの和風味。かつお節と水で即席簡単だしが作れます。海藻サラダから先に食べましょう。

献立合計

502 kcal	糖質 59.4g	●たんぱく質：28.9g ●脂質：15.3g ●食物繊維：5.0g ●塩分：2.1g

海藻サラダ

39 kcal	糖質 1.3g	●たんぱく質：0.9g ●脂質：2.8g ●食物繊維：1.7g ●塩分：1.0g

材料（2人分）

海藻ミックス（乾燥）…5g
レタス…2枚（80g）

A
酢…大さじ1
しょうゆ、ごま油…各小さじ1
いりごま（白）…小さじ1/2

作り方

1 海藻ミックスはたっぷりの水でもどして水けを絞る。レタスは手でちぎる。
2 ボウルにAを混ぜ合わせ、1を加えてあえる。

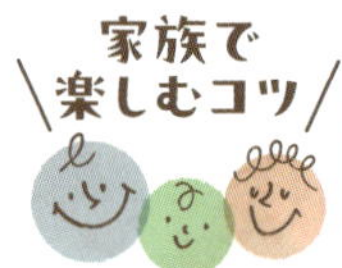

スパイスの香りが食欲そそるゴロゴロカレー。辛くなく、大人も子どもも食べやすい味わいです。

和風チキンカレーライス

463 kcal	糖質 58.1g	●たんぱく質：28.0g ●脂質：12.5g ●食物繊維：3.3g ●塩分：1.1g

材料（2人分）

雑穀ごはん…茶碗小盛2杯（240g）
鶏むね肉…大1枚（250g）
玉ねぎ（みじん切り）…1/2個分（100g）
れんこん…70g
カレー粉、しょうゆ…各小さじ2

A
サラダ油…小さじ2
おろししょうが、おろしにんにく…各小さじ1/2

B
水…1カップ
カットトマト缶…1/4缶（100g）
かつお節…2g

作り方

1 鶏肉はひと口大に切り、れんこんは乱切りにする。
2 鍋にAを入れて弱火にかけ、香りが立ったら中火にして1、玉ねぎを加え、カレー粉をふって肉の色が変わるまで炒める。
3 Bを加えて7〜8分煮てしょうゆで味を調え、器に盛ったごはんにかける。

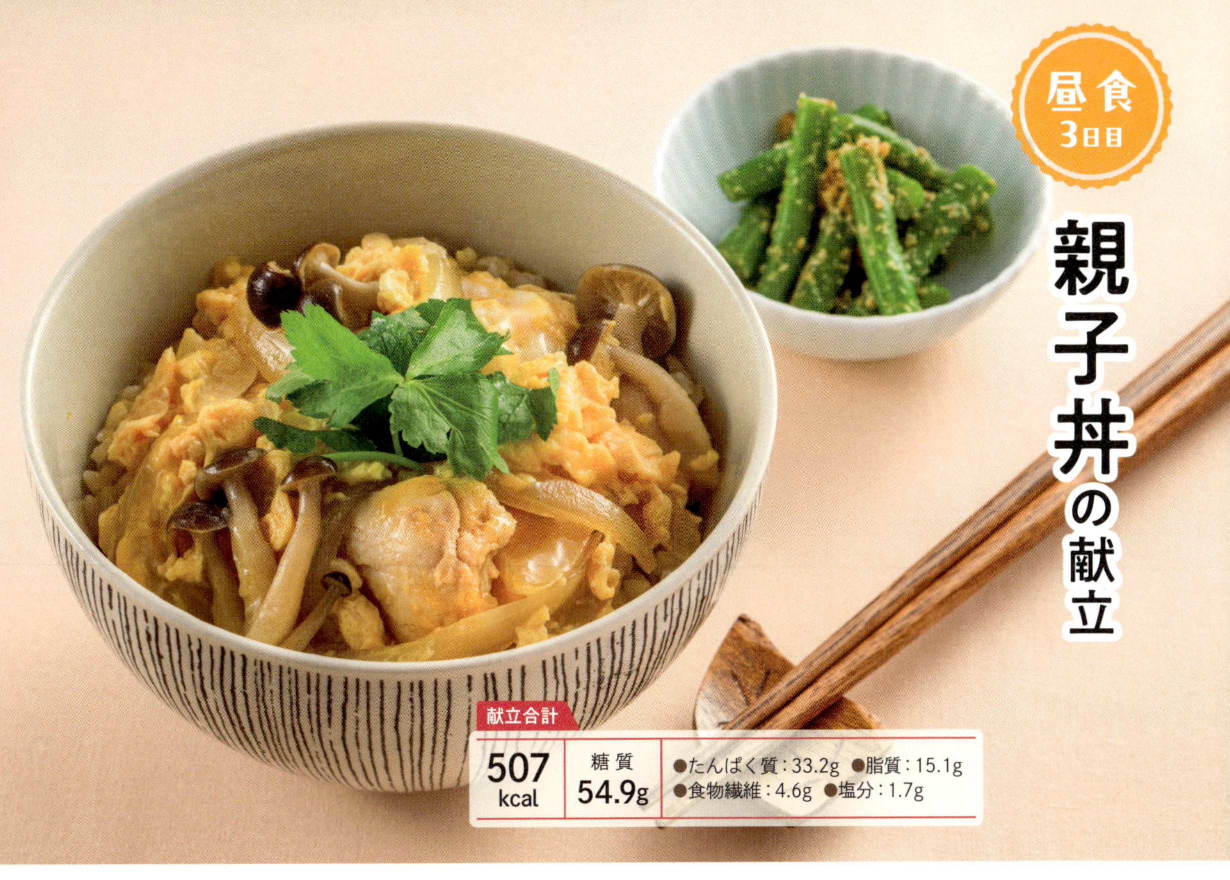

親子丼の献立

献立合計

507 kcal	糖質 54.9g	●たんぱく質：33.2g ●脂質：15.1g ●食物繊維：4.6g ●塩分：1.7g

低脂質な鶏むね肉を使ったエネルギー控えめ親子丼。高たんぱく質で満足感が続きます。さっとゆでたいんげんが献立に彩りと食感をプラス。

いんげんのごま酢あえ

38 kcal	糖質 3.0g	●たんぱく質：1.2g ●脂質：1.9g ●食物繊維：1.5g ●塩分：0.4g

材料（2人分）

さやいんげん…6本（60g）
A｜酢、すりごま（白）…各大さじ1
　｜しょうゆ、砂糖…各小さじ1

作り方

1 さやいんげんは2分ほどゆでて冷水にさらし、水けをきって4cm長さに切る。
2 ボウルにAを混ぜ合わせ、1を加えてあえる。

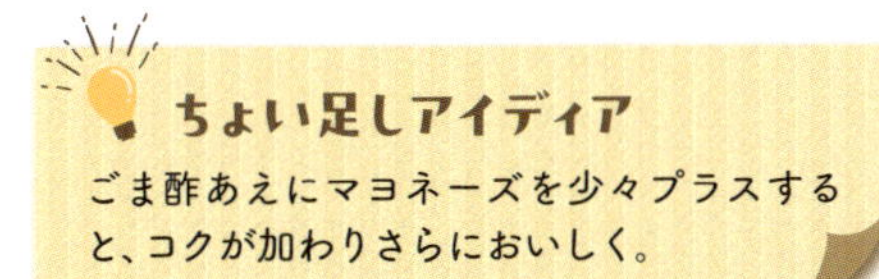

ちょい足しアイディア
ごま酢あえにマヨネーズを少々プラスすると、コクが加わりさらにおいしく。

親子丼

469 kcal	糖質 51.9g	●たんぱく質：32.0g ●脂質：13.2g ●食物繊維：3.1g ●塩分：1.3g

材料（2人分）

玄米ごはん…茶碗小盛2杯（240g）
鶏むね肉…大1枚（250g）
玉ねぎ…1/2個（100g）
しめじ…1/2パック（50g）
溶き卵…2個分
A｜だし汁…1/2カップ
　｜しょうゆ、みりん…各小さじ2
みつば（ざく切り）…適量

作り方

1 鶏肉はひと口大に切る。玉ねぎはくし形切り、しめじは小房に分ける。
2 鍋にAを煮立て、1を加えて5〜6分煮たら、溶き卵を回し入れて半熟状に煮る。
3 器にごはんを盛り、2をかけてみつばをのせる。

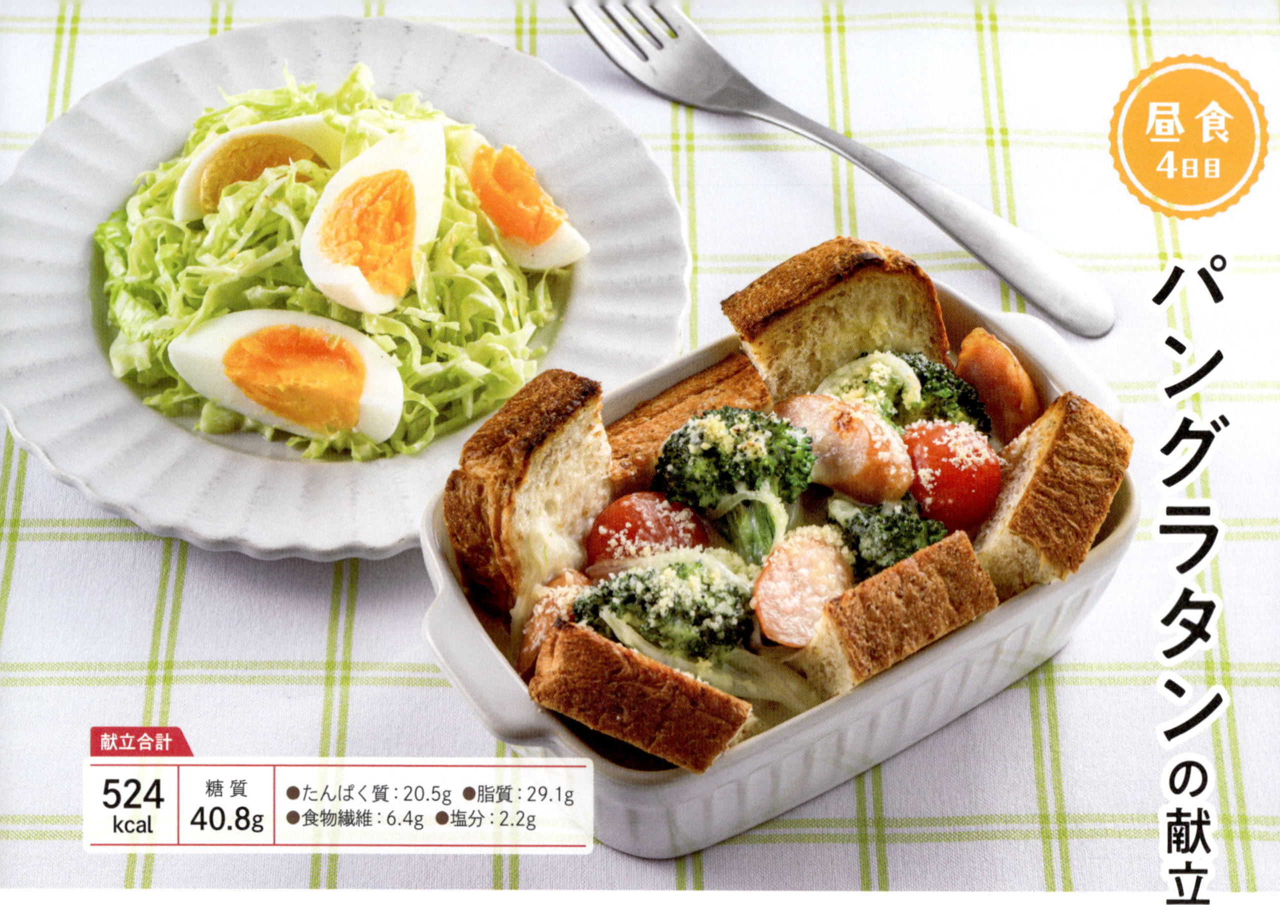

昼食 4日目

パングラタンの献立

しっかり味のグラタンに、さっぱりヨーグルトサラダがよく合う洋風ランチ。ホワイトソースは手作りして糖質を抑えましょう。

献立合計

524 kcal	糖質 40.8g	●たんぱく質：20.5g ●脂質：29.1g ●食物繊維：6.4g ●塩分：2.2g

キャベツとゆで卵のヨーグルトサラダ

114 kcal	糖質 3.5g	●たんぱく質：7.1g ●脂質：7.7g ●食物繊維：0.8g ●塩分：0.4g

材料（2人分）

ゆで卵…2個
キャベツ…2枚（100g）

A
プレーンヨーグルト…大さじ2
オリーブ油、レモン汁…各小さじ1
塩、こしょう…各少々

作り方

1 ゆで卵は4等分のくし形切り、キャベツはせん切りにする。

2 ボウルにAを混ぜ合わせ、1を加えてさっとあえる。

ちょい足しアイディア

パングラタンは市販のデミグラスソースをかけて焼けば、濃厚でやみつきな味わいに。

パングラタン

410 kcal	糖質 37.3g	●たんぱく質：13.4g ●脂質：21.4g ●食物繊維：5.6g ●塩分：1.8g

材料（2人分）

全粒粉食パン（6枚切り）…2枚
ウインナーソーセージ…3本
玉ねぎ…1/4個（50g）
ブロッコリー…80g（正味）
ミニトマト…4個
バター…15g
小麦粉…大さじ1と1/2
牛乳…3/4カップ
塩、こしょう…各少々
粉チーズ…大さじ1

作り方

1 ウインナーは斜め切り、玉ねぎは薄切り、ブロッコリーは小房に分ける。

2 フライパンにバターを溶かして1を炒め、小麦粉をふるい入れて混ぜたら牛乳を加え、とろみがつくまで加熱して塩、こしょうで味を調える。

3 食パンは6等分に切って耐熱容器の側面に並べ、2、ミニトマトを加えて粉チーズをふり、オーブントースターで7～8分焼く。

昼食 5日目

かさ増し肉野菜ラーメンの献立

麺の量を減らしてしらたきでかさ増し！
具材たっぷりの糖質オフラーメンです。
麺とからめて肉も野菜もしっかりとれます。

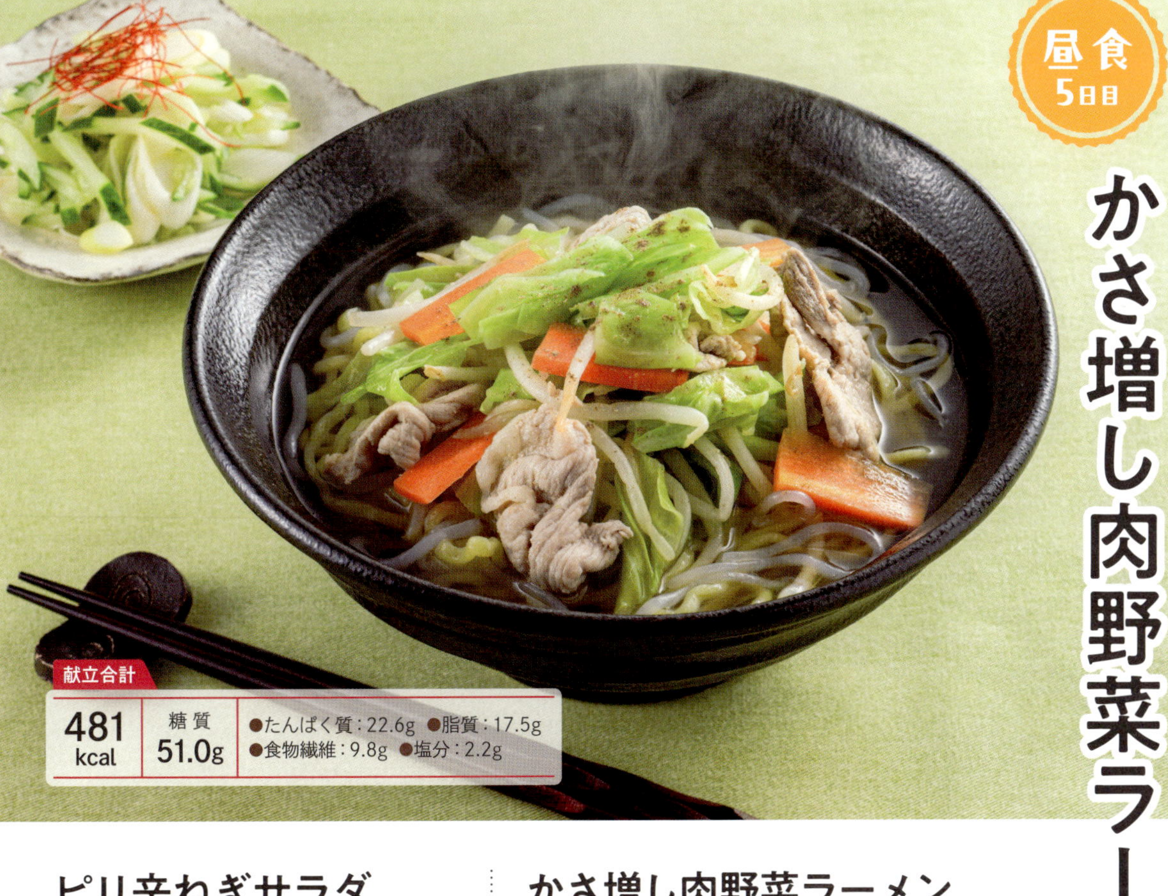

献立合計

481 kcal	糖質 51.0g	●たんぱく質：22.6g ●脂質：17.5g ●食物繊維：9.8g ●塩分：2.2g

ピリ辛ねぎサラダ

42 kcal	糖質 2.8g	●たんぱく質：0.6g ●脂質：2.7g ●食物繊維：1.2g ●塩分：0.2g

材料（2人分）

きゅうり…1本（100g）
長ねぎ…50g（正味）
糸唐辛子…適量
A 酢…大さじ1
ごま油…小さじ1
塩、ラー油…各少々

作り方

1 きゅうりはせん切りにする。長ねぎは斜め薄切りにして水にさらし、水けをきる。

2 ボウルにAを混ぜ合わせ、1を加えてあえて器に盛り、糸唐辛子をのせる。

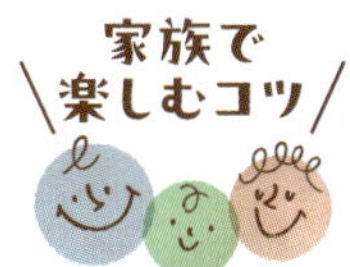

具材たっぷりで育ち盛りの子どもも満足な食べごたえのラーメン！ こしょうは多めにふっても◎。

かさ増し肉野菜ラーメン

439 kcal	糖質 48.2g	●たんぱく質：22.0g ●脂質：14.8g ●食物繊維：8.6g ●塩分：2.0g

材料（2人分）

中華麺…1と1/2玉
豚こま切れ肉、しらたき…各150g
キャベツ…2枚（100g）
にんじん…1/3本（50g）
もやし…1/2袋（100g）
ごま油…大さじ1
A 湯…2カップ
鶏がらスープの素（顆粒）、しょうゆ、酒…各大さじ1/2
こしょう…少々

作り方

1 キャベツはざく切り、にんじんは短冊切りにする。

2 中華麺は袋の表示通りにゆで、ゆで上がる3分前にしらたきを加えてゆで、水けをきって器に盛る。

3 鍋にごま油を熱して豚肉を炒め、色が変わったら1、もやしを加えて炒める。Aを加えて温めたら2にかけてこしょうをふる。

夕食献立のポイント

我慢や制限をすることなく、家族といっしょに楽しく食べる夕食が目標です。定食スタイルに工夫を凝らして理想の食卓を実現します。

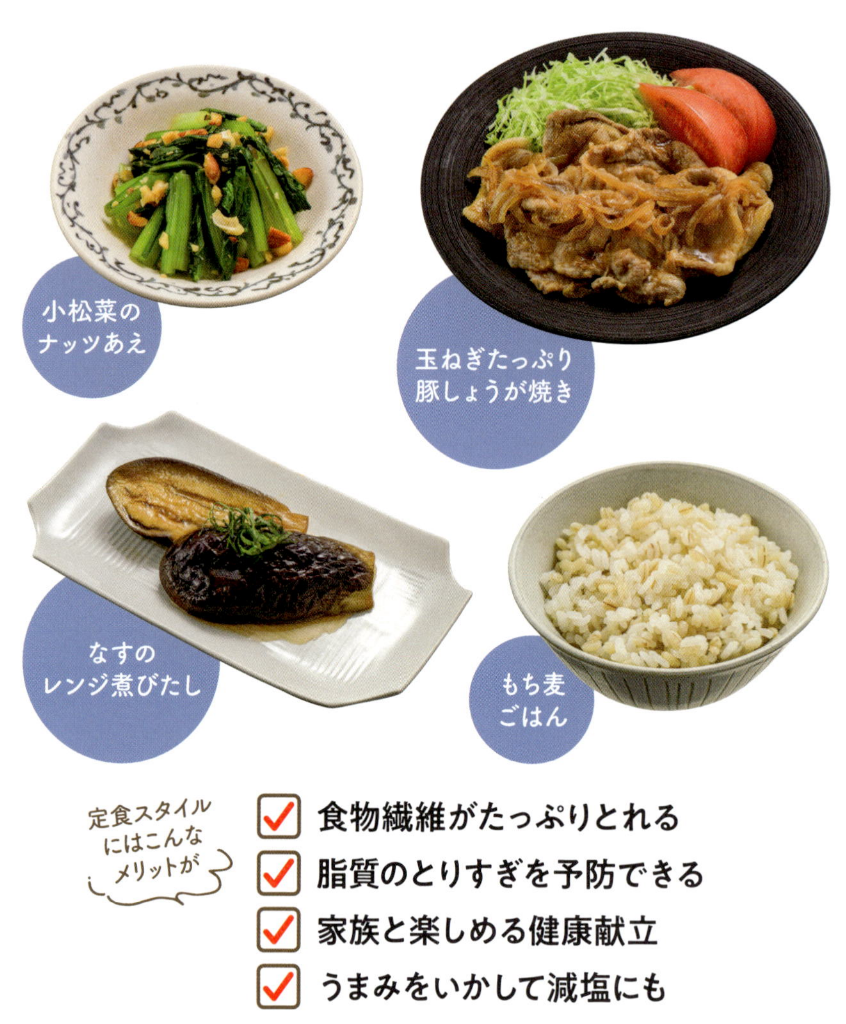

小松菜のナッツあえ
玉ねぎたっぷり豚しょうが焼き
なすのレンジ煮びたし
もち麦ごはん
定食スタイルにはこんなメリットが
食物繊維がたっぷりとれる
脂質のとりすぎを予防できる
家族と楽しめる健康献立
うまみをいかして減塩にも

人気メニューを料理の工夫で食べられる

主食、主菜、副菜がそろった定食スタイルは、血糖値コントロール献立の基本形。ひと皿ずつ順番に時間をかけて食べることで、血糖値の上昇がゆるやかになる理想的な食事です。大皿料理ではなく、1人分ずつ盛りつければ、自分がどれだけ食べたのかを把握することもできます。小分けにして皿数を増やすと、食卓がにぎやかに感じられ、満足感も得やすくなります。

また、血糖値が高いとあきらめがちな揚げものや甘辛い炒めものなども、調理法の工夫によって安心して食べられるように。家族みんなでおいしい食事を続けるためのコツと、具体的なレシピをたっぷりとご紹介します。

満足度を高める調理の工夫

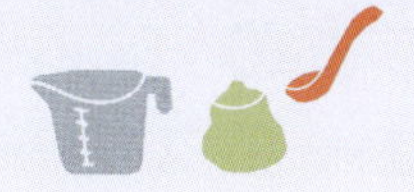

1 バターやチーズでおいしさアップ

煮ものや炒めもの、スープなどを調理するとき、最後にバターをひとかけ加えると、コクと風味、ツヤを与え、おいしさがぐんとアップ。同様にチーズをトッピングしてオーブントースターなどで焼くとコクと香ばしさが加わり、満足度が上がります。

2 脂をカットして肉を楽しむ

肉は部位によっては脂質が多く、エネルギーオーバーになることも。サーロインよりもヒレ、バラ肉よりもロースというように脂の少ない部位を選ぶのがポイント。鶏もも肉を使う場合は皮と脂身を除きます。余分な脂をカットすれば肉も安心して楽しめます。

3 油を使わない＆落とす

蒸し焼きや電子レンジ調理は、油を使わずにふっくらしっとり調理できます。また魚焼きグリルで肉の両面をしっかり焼けば、余分な脂を落とせます。しかも高温で短時間に焼き上げるので、外はカリッと、中はジューシーな仕上がりに。

4 味や食感の変化を楽しむ

「甘み・塩味・酸味・苦み・うまみ」の５つの味を意識して献立に３つ以上の味を組み合わせると、味のバランスがよくなります。またシャキシャキ、フワフワ、プリプリなどの食感も大切です。３つ以上を取り入れると、複雑な食感を味わえ、楽しい食事になります。

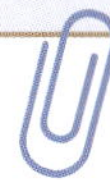

注意したい食品を使うときは……

果 物

ビタミンやミネラル、食物繊維が豊富ですが、糖質も多く含むため、1日の摂取めやす量は150g（80kcal）。バナナ１本、いちご６個、みかん２個程度です。朝食後と昼食後の２回に分けて食べるのがおすすめ。

乳製品

牛乳、ヨーグルト、チーズなどの乳製品はカルシウムやたんぱく質を豊富に含みますが、エネルギーや脂質のとりすぎになることも。牛乳は200ml、チーズなら20g程度がめやす量です。

いも類

じゃがいも、さつまいもなどのいも類は糖質が多いので、糖尿病食ではごはんの仲間と考えます。いも料理のときは１日３食の中で主食を少し減らして、糖質の量を調整しましょう。

夕食 1日目

サクサク鶏から揚げの献立

から揚げは衣におからパウダーを使うアイディアで糖質をカット。血糖値コントロール中でも揚げものを楽しめるうれしい献立です。

サクサク鶏から揚げ

285 kcal	糖質 4.0g	●たんぱく質：20.0g ●脂質：18.8g ●食物繊維：5.2g ●塩分：1.6g

材料（2人分）

鶏もも肉…1枚（200g）
A しょうゆ、酒…各大さじ1
A おろしにんにく、おろししょうが…各小さじ1/2
おからパウダー、サラダ油…各適量
レタス（ちぎる）…2枚分（80g）
レモン（くし形切り）…適量

作り方

1 鶏肉はひと口大に切り、保存袋に入れてAを加えてよくもみ、10分ほどおく。
2 1の汁けをぬぐい、おからパウダーをまぶす。
3 フライパンに多めのサラダ油を中火で熱し、2を両面こんがりと揚げ焼きにし、器に盛る。レタス、レモンを添える。

ごまのコールスローサラダ

60 kcal	糖質 4.7g	●たんぱく質：1.4g ●脂質：3.4g ●食物繊維：2.1g ●塩分：0.5g

材料（2人分）

キャベツ…3枚（150g）
にんじん…1/3本（50g）
塩…少々
A プレーンヨーグルト…大さじ1
A ごま油、すりごま（白）…各小さじ1
A みそ…小さじ1/2

作り方

1 キャベツ、にんじんはそれぞれせん切りにしてボウルに入れ、塩を加えて軽くもみ、水けを絞る。
2 ボウルにAを混ぜ合わせ、1を加えてよく混ぜる。

ブロッコリーと桜えびの塩炒め

40 kcal	糖質 1.6g	●たんぱく質：2.3g ●脂質：2.3g ●食物繊維：1.9g ●塩分：0.6g

材料（2人分）

ブロッコリー…80g（正味）
桜えび（乾燥）…5g
サラダ油…小さじ1
水…大さじ1
塩…小さじ1/6
こしょう…少々

作り方

1 ブロッコリーは小房に分ける。
2 フライパンにサラダ油を中火で熱し、1と桜えびを加えて炒め、油が回ったら水を加えてふたをし、3分ほど蒸し焼きにする。
3 2に火が通ったらふたをはずして水けをとばし、塩、こしょうをふる。

雑穀ごはん

…茶碗小盛2杯（2人分／240g）

196 kcal	糖質 42.6g	●たんぱく質：4.0g ●脂質：1.0g ●食物繊維：0.6g ●塩分：0.0g

家族で楽しむコツ

ボリューム満点のから揚げがたくさん食べられる！副菜はうまみや香りの強い桜えびを使って、薄味でも満足できる味わいに。本人も家族もおいしく楽しめる食卓になります。

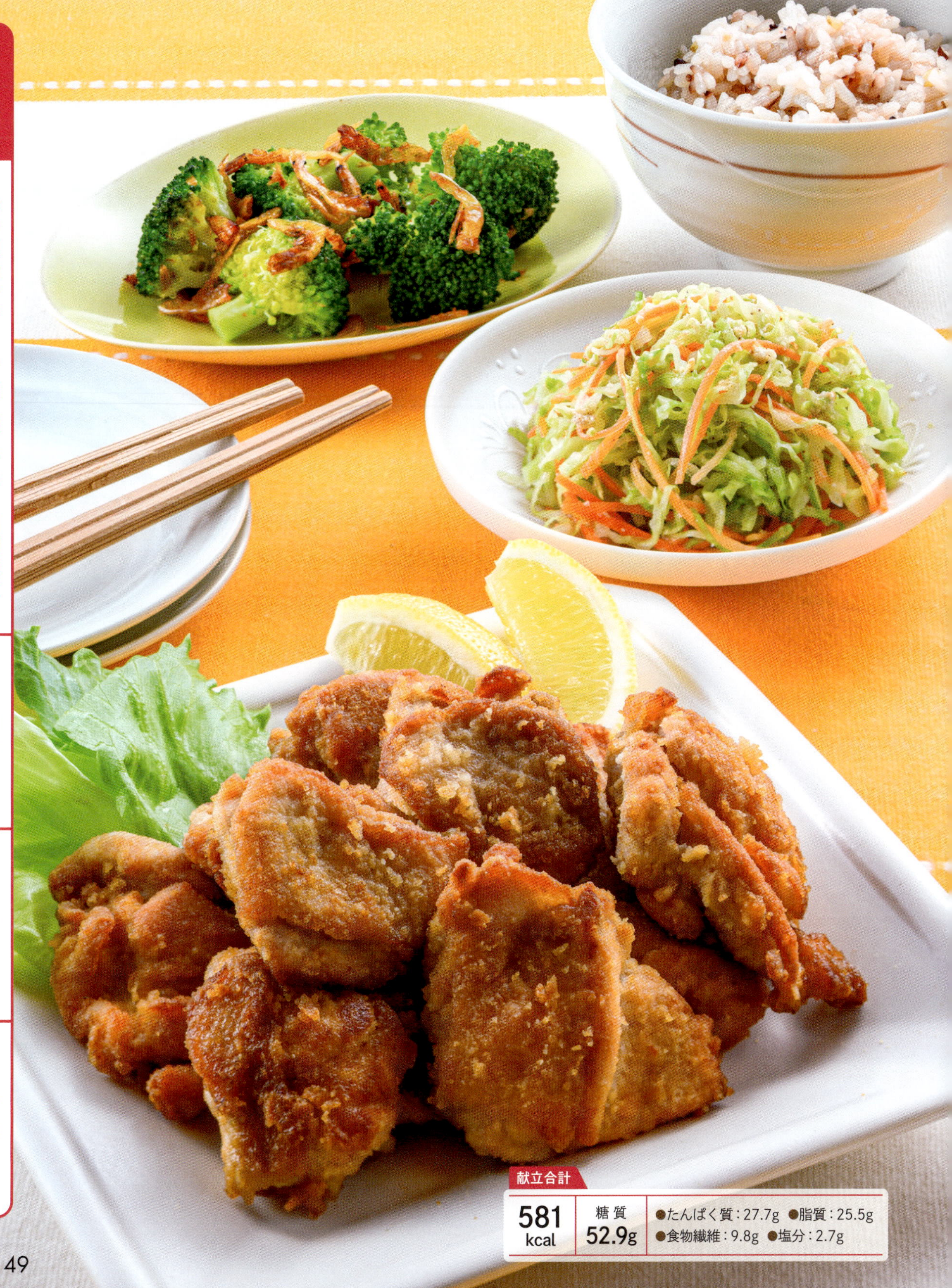

献立合計

581 kcal	糖質 52.9g	●たんぱく質：27.7g ●脂質：25.5g ●食物繊維：9.8g ●塩分：2.7g

玉ねぎたっぷり豚しょうが焼きの献立

肉はやわらか、エネルギー控えめの定食風の献立。蒸し焼きにして玉ねぎの甘みを引き出します。味にメリハリのある副菜で食感のバランスをよく。

玉ねぎたっぷり豚しょうが焼き

279 kcal	糖質 18.3g	●たんぱく質：14.9g ●脂質：13.9g ●食物繊維：3.1g ●塩分：1.4g

材料（2人分）

豚ロース薄切り肉…150g
玉ねぎ…1個（200g）
A｜しょうゆ、酒、みりん…各大さじ1
　｜おろししょうが…小さじ1
トマト（くし形切り）…1/2個分（100g）
キャベツ（せん切り）…3枚分（150g）

作り方

1 玉ねぎは薄切りにしてポリ袋に入れ、豚肉、Aを加えてよくもみ込み、5分ほどおく。
2 フライパンに1を広げ入れてふたをし、中火で5分ほど蒸し焼きにする。
3 ふたをはずして汁けをとばし、器に盛ってトマト、キャベツを添える。

なすのレンジ煮びたし

66 kcal	糖質 4.4g	●たんぱく質：0.8g ●脂質：4.5g ●食物繊維：1.7g ●塩分：0.7g

材料（2人分）

なす…2本（160g）
ごま油…小さじ2
A｜ポン酢しょうゆ…大さじ1
　｜水、砂糖…各小さじ1
青じそ（せん切り）…適量

作り方

1 なすは縦半分に切り、皮に格子状に切り込みを入れる。
2 耐熱容器に1を並べ、ごま油を回しかけてふんわりとラップをし、電子レンジで3分ほど加熱する。
3 2を取り出してAを加え、軽く混ぜて同様に電子レンジで3分ほど加熱する。器に盛り、青じそをのせる。

小松菜のナッツあえ

40 kcal	糖質 1.1g	●たんぱく質：1.5g ●脂質：2.9g ●食物繊維：1.3g ●塩分：0.4g

材料（2人分）

小松菜…1/2束（100g）
ミックスナッツ（素焼き）…10g
しょうゆ…小さじ1

作り方

1 小松菜は塩ゆで（分量外）して水にさらし、水けをきって食べやすい長さに切る。ナッツは粗く刻む。
2 ボウルに1、しょうゆを入れてあえる。

もち麦ごはん

…茶碗小盛2杯（2人分／240g）

156 kcal	糖質 33.1g	●たんぱく質：3.4g ●脂質：0.6g ●食物繊維：2.2g ●塩分：0.0g

玉ねぎと肉をもみ込んでやわらかくし、小さい子どもや高齢の方も食べやすいよう工夫しました。薄味のあえものには、ナッツを使ってコクと食感をだします。

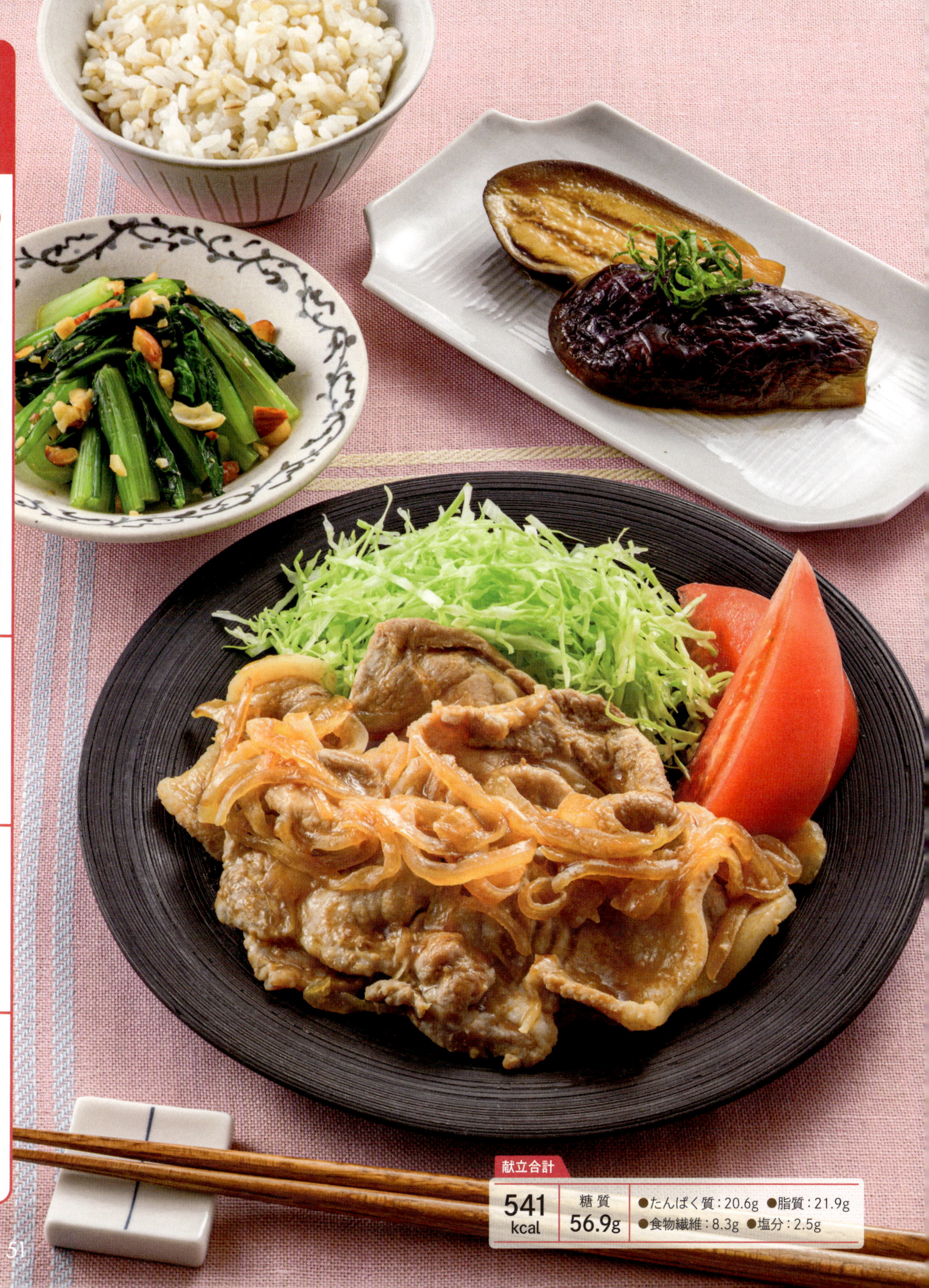

献立合計

541 kcal	糖質 56.9g	●たんぱく質：20.6g ●脂質：21.9g ●食物繊維：8.3g ●塩分：2.5g

夕食 3日目

あじのトマト焼き南蛮の献立

あじは揚げずに焼いて脂質をカット！
野菜もたくさんとれるヘルシー主菜に
しっかり味の副菜を添えて。

あじのトマト焼き南蛮

208 kcal	糖質 15.4g	●たんぱく質：13.9g ●脂質：9.4g ●食物繊維：1.4g ●塩分：1.9g

材料（2人分）

あじ（3枚おろし）…2尾分（320g）
玉ねぎ…1/4個（50g）
貝割れ大根…1/2パック（正味25g）
トマト…1/2個（100g）
A めんつゆ（3倍濃縮）、酢、水…各大さじ2
　砂糖…小さじ1
　赤唐辛子（種を除いて小口切り）…1本分
小麦粉…適量
ごま油…大さじ1

作り方

1 玉ねぎは薄切り、貝割れ大根は根元を落とし、トマトは1cm角に切る。
2 小鍋にAを入れてひと煮立ちさせ、バットに移して粗熱をとり、1を加える。
3 あじは水けをふき取り、小麦粉をまぶす。フライパンにごま油を中火で熱して両面をこんがりと焼き、2に移して味をなじませる。

もち麦ごはん

…茶碗小盛2杯（2人分／240g）

156 kcal	糖質 33.1g	●たんぱく質：3.4g ●脂質：0.6g ●食物繊維：2.2g ●塩分：0.0g

ちょい足しアイディア

炒めものは、家族用にマヨネーズをプラスしたオイマヨ炒め、ケチャップを加えたオイケチャ炒めなど、弁当にも使える濃厚おかずにしても。

ひじきとれんこんのマヨサラダ

93 kcal	糖質 4.0g	●たんぱく質：1.5g ●脂質：7.0g ●食物繊維：3.8g ●塩分：0.6g

材料（2人分）

芽ひじき（乾燥）…10g
水菜…20g
れんこん…60g
A マヨネーズ…大さじ1
　すりごま（白）…小さじ1
　塩…少々

作り方

1 ひじきはたっぷりの水でもどし、水けをきる。水菜は4cm長さに切る。
2 れんこんは薄いいちょう切りにし、熱湯でゆでて火を通し、水けをきる。
3 ボウルにAを混ぜ合わせ、1、2を加えてあえる。

豆苗と厚揚げのオイスター炒め

115 kcal	糖質 2.3g	●たんぱく質：6.1g ●脂質：8.8g ●食物繊維：1.1g ●塩分：1.0g

材料（2人分）

豆苗…1/2パック（正味50g）
厚揚げ…100g
ごま油…大さじ1/2
A オイスターソース…大さじ1/2
　しょうゆ…小さじ1
　こしょう…少々

作り方

1 豆苗は半分の長さに切り、厚揚げはひと口大に切る。
2 フライパンにごま油を中火で熱し、厚揚げをこんがりと焼き、豆苗を加えて炒める。
3 豆苗がしんなりとしたらAを加えて炒め合わせる。

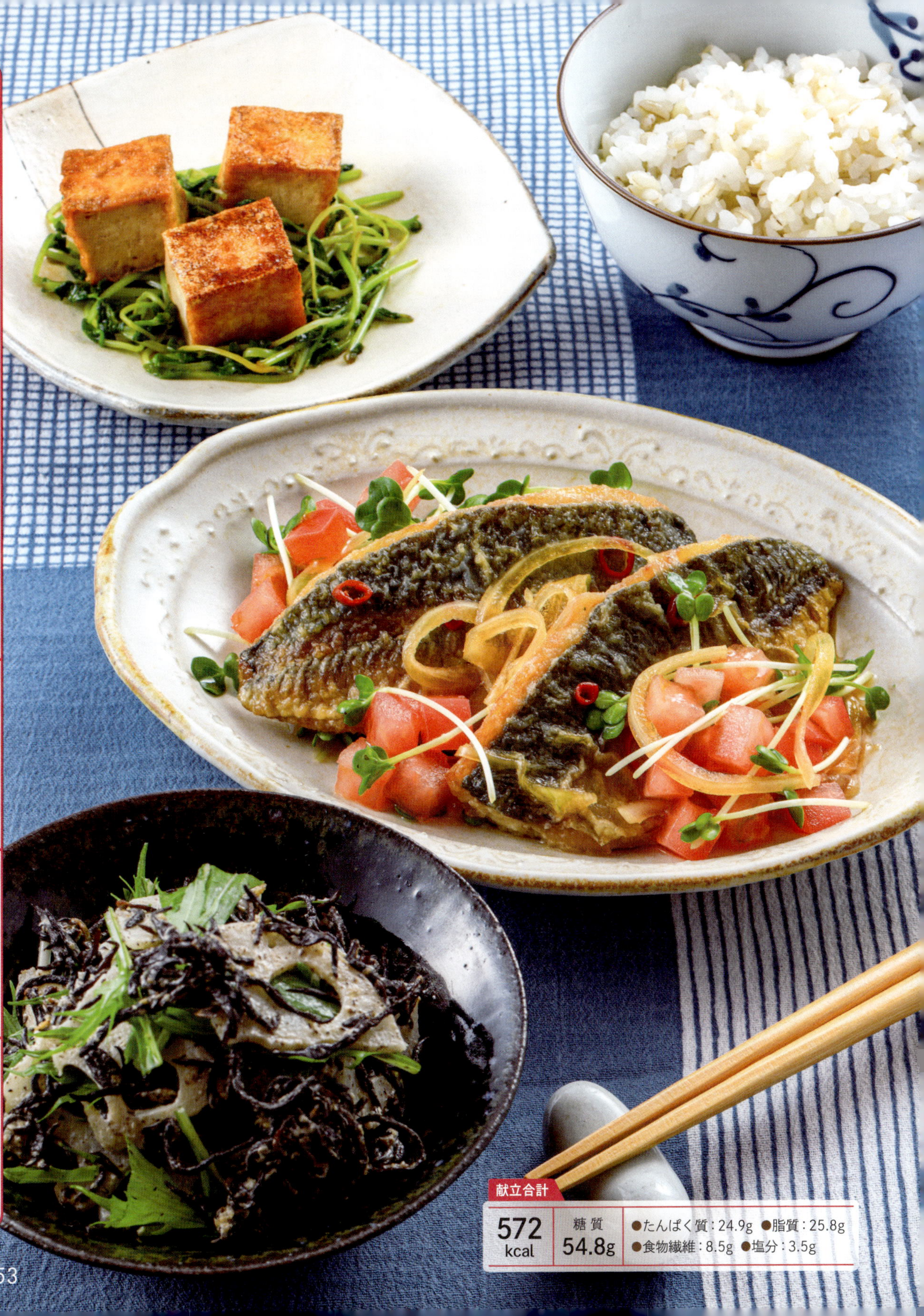

献立合計

572 kcal	糖質 54.8g	●たんぱく質：24.9g ●脂質：25.8g ●食物繊維：8.5g ●塩分：3.5g

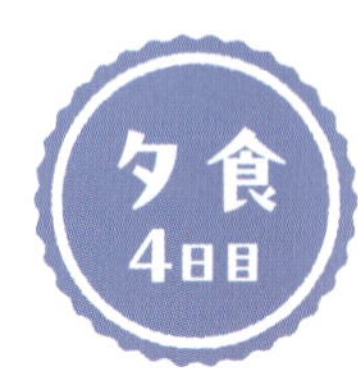

マスタード照り焼きチキンの献立

粒マスタードとはちみつがやみつきになる！人気の洋風おかずを、味つけのひと工夫でヘルシーにしたアイディア献立です。

さっぱりポテトサラダ

121 kcal	糖質 9.6g	●たんぱく質：2.4g ●脂質：5.9g ●食物繊維：8.5g ●塩分：0.8g

材料（2人分）

じゃがいも…小2個（200g）
玉ねぎ…1/6個（33g）
きゅうり…1/2本（50g）
ロースハム…1枚
酢…大さじ1
A マヨネーズ…大さじ1
　塩…小さじ1/6
　こしょう…少々

作り方

1 じゃがいもはひと口大に切り、水でぬらして耐熱容器に入れ、ふんわりとラップをして電子レンジで3分ほど加熱する。熱いうちに酢を加え、粗くつぶす。

2 玉ねぎは薄切り、きゅうりは薄い輪切りにしてそれぞれ塩もみ（分量外）をし、水けを絞る。ハムは短冊切りにする。

3 1に2、Aを加えてあえる。

ピラフ風きのこ混ぜごはん

176 kcal	糖質 29.1g	●たんぱく質：3.6g ●脂質：4.3g ●食物繊維：2.8g ●塩分：0.9g

材料（2人分）

もち麦ごはん…200g
マッシュルーム…3個（30g）
しめじ…1/2パック（50g）
バター…10g
コンソメスープの素（顆粒）…小さじ1/2
塩、粗びき黒こしょう…各少々

作り方

1 マッシュルームは薄切り、しめじは小房に分ける。

2 フライパンにバターを溶かして1を炒め、火が通ったらコンソメスープの素を加えて炒め合わせる。

3 ボウルにもち麦ごはん、2、塩、粗びき黒こしょうを入れ、さっくりと混ぜる。

マスタード照り焼きチキン

221 kcal	糖質 9.5g	●たんぱく質：18.6g ●脂質：11.3g ●食物繊維：0.0g ●塩分：1.4g

材料（2人分）

鶏むね肉…1枚（200g）
オリーブ油…大さじ1/2
酒…大さじ1
A 粒マスタード…大さじ2
　しょうゆ…大さじ1/2
　はちみつ…小さじ1

作り方

1 鶏肉は皮を除いて厚みが均等になるように観音開きにし、半分に切る。

2 フライパンにオリーブ油を中火で熱し、1を入れて両面に焼き色をつける。酒を加えてふたをし、火が通るまで蒸し焼きにする。

3 2に混ぜ合わせたAを加えてからめ、食べやすく切って器に盛る。

グリル野菜

54 kcal	糖質 4.0g	●たんぱく質：0.9g ●脂質：3.5g ●食物繊維：1.7g ●塩分：0.5g

材料（2人分）

かぶ…1個（80g）
ズッキーニ…1/2本（85g）
パプリカ（赤）…1/2個（75g）
オリーブ油…大さじ1/2
塩…小さじ1/6

作り方

1 かぶは根元を2cmほど残してくし形切りにする。ズッキーニは輪切り、パプリカは乱切りにする。

2 1にオリーブ油を回しかけ、アルミホイルを敷いた天板に並べ、オーブントースターで8分ほど焼き、塩をふる。

家族で楽しむコツ

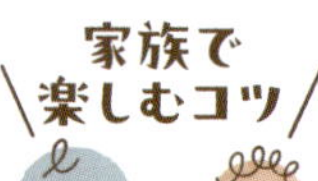

下味で酢をまぶしたさっぱりポテトサラダは、料理のバリエーションが広がる新しいおいしさ！　グリル野菜は各自好みのドレッシングをかけても。

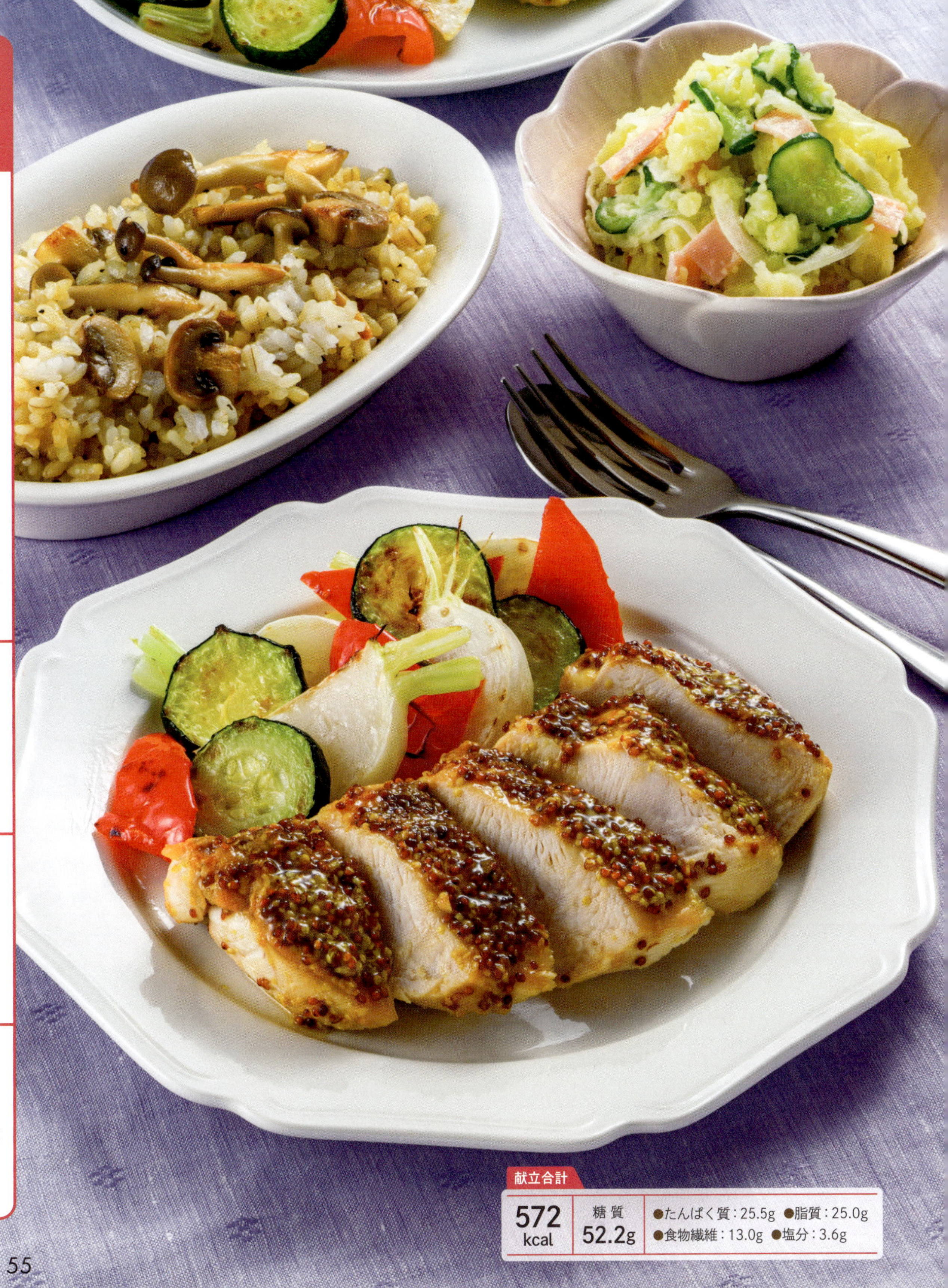

献立合計

572 kcal	糖質 52.2g	●たんぱく質：25.5g ●脂質：25.0g ●食物繊維：13.0g ●塩分：3.6g

夕食 5日目

豚こまボールの角煮風の献立

バラ肉で作る角煮をこま切れ肉にし、エネルギー、脂質をカットしました。ボリュームのある主菜のときは、副菜を1品にして食べる量を調整しましょう。

豚こまボールの角煮風

301 kcal	糖質 11.2g	●たんぱく質：24.2g ●脂質：16.8g ●食物繊維：0.6g ●塩分：1.6g

材料（2人分）

豚こま切れ肉…200g
チンゲン菜…1株（100g）
ゆで卵…2個
小麦粉…大さじ1
サラダ油…小さじ1
A 水…1カップ
　しょうゆ、酒…各大さじ1
　砂糖…大さじ1/2

作り方

1 豚肉はひと口大に丸めて小麦粉を薄くまぶす。
2 チンゲン菜は縦4等分に切って塩ゆで（分量外）し、水にさらして水けを絞る。
3 鍋にサラダ油を中火で熱し、1を転がしながら全面焼き色をつける。
4 3にA、ゆで卵を加えて煮立て、ふたをして7分ほど、ときどき転がしながら煮る。火が通ったら取り出して器に盛り、煮汁を軽く煮つめてかけ、2を添える。

ちょい足しアイディア

豚こまボールはチーズをかければ、グラタン風にボリュームアップ！ もやしの春雨サラダにはラー油をかけてピリ辛味にしても。

もやしの春雨サラダ

77 kcal	糖質 9.9g	●たんぱく質：0.6g ●脂質：3.5g ●食物繊維：1.4g ●塩分：0.8g

材料（2人分）

きゅうり…1/2本（50g）
にんじん…1/4本（40g）
もやし…1/4袋（50g）
春雨（乾燥）…15g
A 酢…大さじ1
　ごま油…大さじ1/2
　砂糖…小さじ1
　塩…小さじ1/4

作り方

1 きゅうり、にんじんはせん切りにする。
2 1のにんじん、もやしは熱湯でゆでて水けをきる。同じ湯で春雨をゆでてもどし、水けをきって粗熱をとり、食べやすい長さに切る。
3 ボウルにAを混ぜ合わせ、1のきゅうり、2を加えてあえる。

玄米ごはん

…茶碗小盛2杯（2人分／240g）

182 kcal	糖質 38.4g	●たんぱく質：2.9g ●脂質：1.1g ●食物繊維：1.7g ●塩分：0.0g

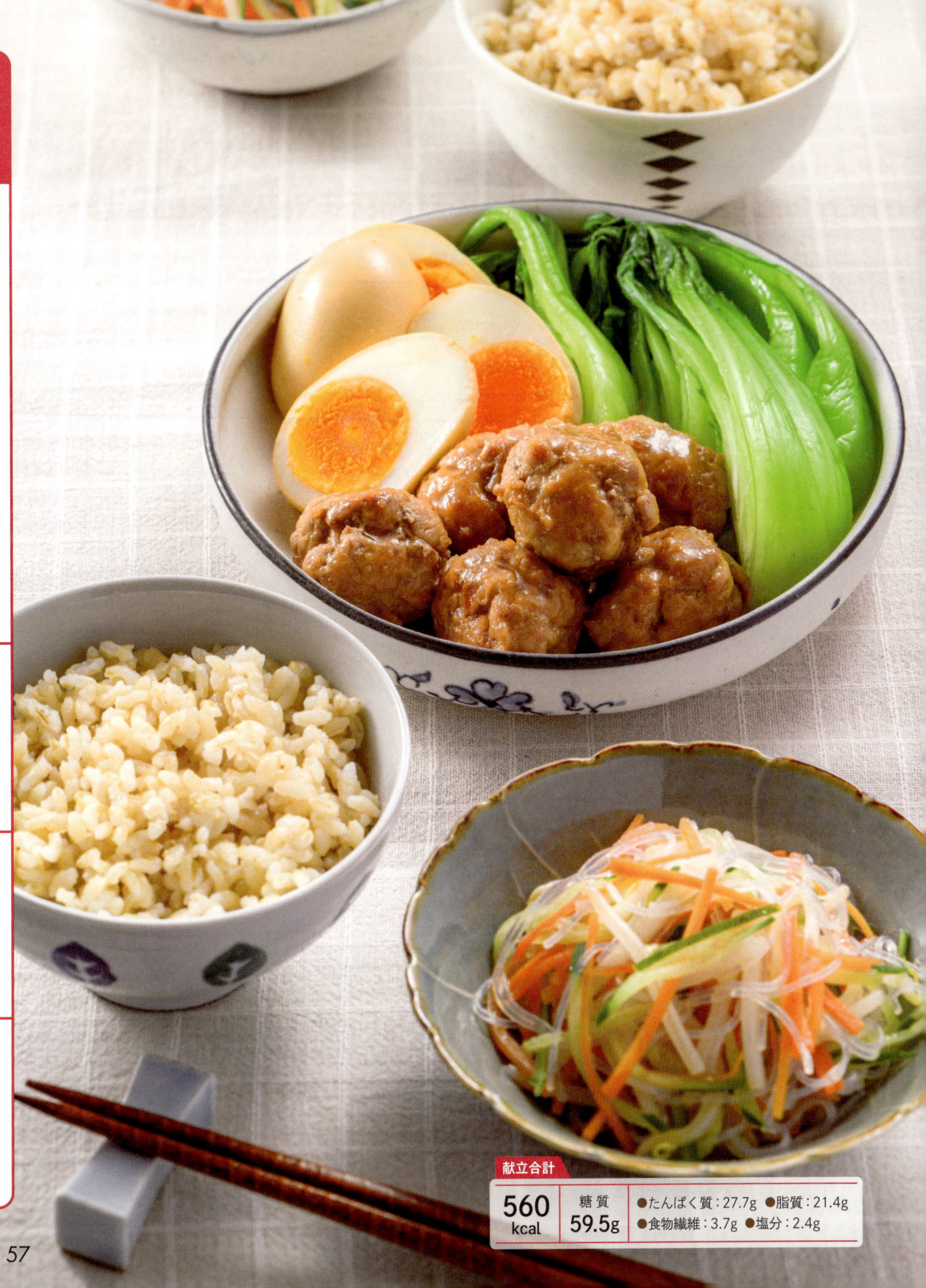

献立合計

560 kcal	糖質 59.5g	●たんぱく質：27.7g ●脂質：21.4g ●食物繊維：3.7g ●塩分：2.4g

column

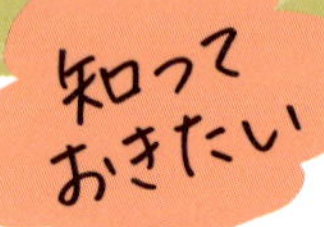

糖尿病キーワード

健康診断で検査する「HbA1c」、テレビや新聞で目にする「血糖トレンド」。一度は見聞きした血糖値に関する気になるキーワードを解説します。

糖尿病の診断に欠かせない

HbA1c（ヘモグロビンエーワンシー）

ヘモグロビンは赤血球内のたんぱく質の一種です。血液中のブドウ糖がヘモグロビンと結合すると「糖化ヘモグロビン」に。すべてのヘモグロビンのうち、糖化ヘモグロビンの割合（%）を表したものが「HbA1c」。糖化ヘモグロビンは赤血球の寿命（約120日）が尽きるまでヘモグロビンにもどらないため、HbA1cは過去1〜2か月の平均的な血糖状態を示す指標として診断に用いられています。高血糖が続くほど、HbA1cは高くなり、HbA1cが6.5%以上で「糖尿病型」と診断され、6.0%以上は「境界型」に分類されます。これはいわゆる「糖尿病予備軍」の状態です。5.5%未満であれば血糖値のコントロールがうまくできていると考えられます。

$$\text{HbA1c}_{(\%)} = \frac{\text{糖が結合したヘモグロビン量}}{\text{すべてのヘモグロビン量}}$$

	正常型	境界型	糖尿病型
空腹時血糖値	70~109 mg/dl mg/dl 正常高値 100~109mg/dl	110~125 mg/dl mg/dl	126~ mg/dl
HbA1c	5.5%未満 正常高値 5.6%~5.9%	6.0%~6.4%	6.5%~

出典：日本糖尿病学会『糖尿病診療ガイドライン2024』

隠れ糖尿病の発見に役立つ

血糖トレンド

糖尿病の初期は、高血糖状態が続いているわけではありません。食前は正常範囲まで血糖値が下がり、食後に血糖値スパイク（11ページ参照）を起こして急上昇します。こうした変動は健康診断で空腹時血糖値を測定してもわかりません。診断から漏れてしまう「隠れ糖尿病」です。そこで最近は血糖値を「点」で見るのではなく、連続した「線」で見る「血糖トレンド」が新しい血糖管理指標として注目されています。指先に針を刺して測定する「SMBG」や、専用のセンサーを装着してスマートフォンなどでデータを読み取り、血糖値を記録する「CGM」「FGM」の方法があります。医療機関で検査を受けなくても血糖値の推移がわかり、隠れ糖尿病の発見に役立ちます。

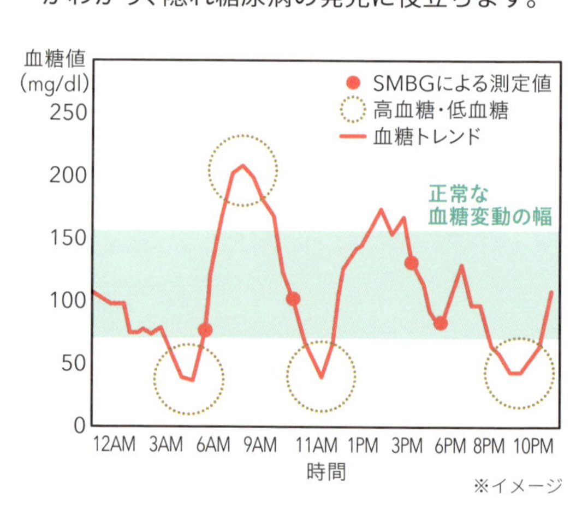

※イメージ

PART 2

食材別
毎日おいしい主菜

血糖値コントロール中でも
安心して食べられる主菜を
肉、魚介、卵、大豆製品ごとに
紹介しています。
たんぱく質は筋肉をつくり、
血糖値を安定させる大事な栄養素。
朝食でとると朝食と昼食の両方で
血糖値が抑えられるので、
積極的に食べるようにしましょう。

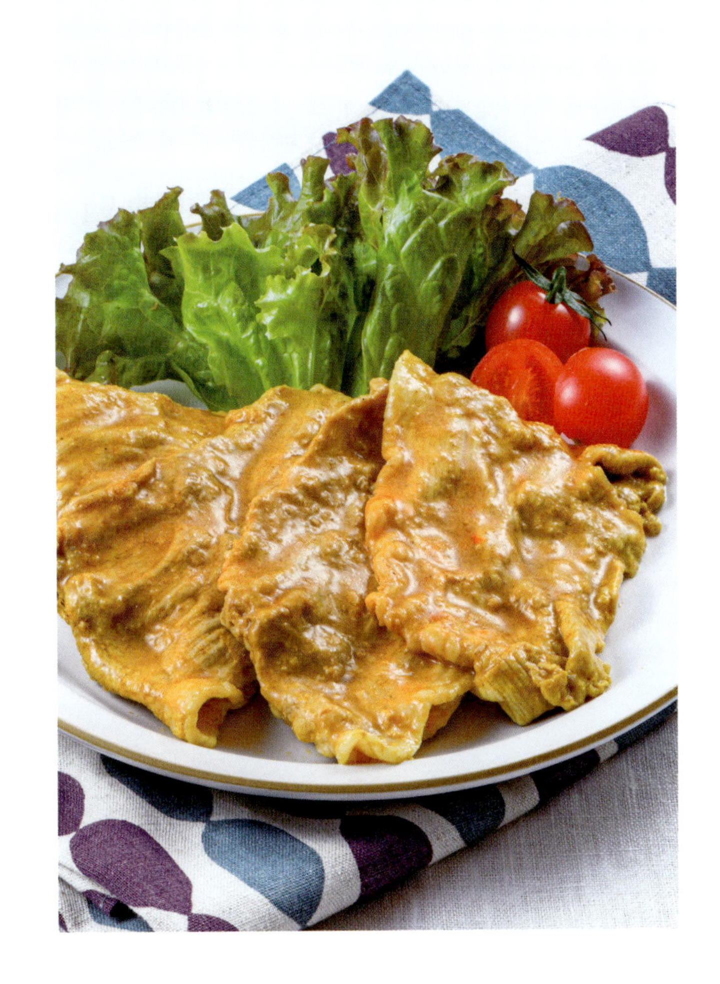

バターとにんにくの香りがやみつき！

チキンステーキのガリバタソース

262 kcal	糖質 2.3g	●たんぱく質：18.4g ●脂質：19.5g ●食物繊維：1.8g ●塩分：0.5g

材料（2人分）

鶏もも肉…1枚（200g）
ブロッコリー…60g（正味）
にんにく（薄切り）…1片分
塩、こしょう…各少々
サラダ油…小さじ1
バター…10g
粗びき黒こしょう…適量

作り方

1 鶏肉は脂を除いて半分に切り、塩、こしょうをふる。ブロッコリーは小房に分ける。

2 フライパンにサラダ油を中火で熱し、にんにくを焼いてにんにくチップを作って取り出す。鶏肉を皮目から入れて両面こんがりと焼く。

3 2にバターをのせ、ブロッコリーを加えてふたをし、1〜2分蒸し焼きにする。器に盛って2のにんにくを散らし、粗びき黒こしょうをふる。

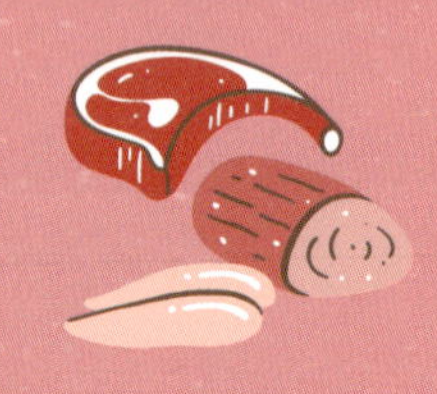

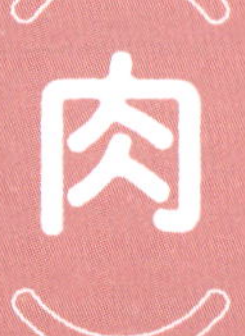

主菜

肉

食事の満足感を大きく左右するたんぱく質。脂質の少ない部位を使ったり、食材や味つけを工夫した食べごたえのある肉のおかずを紹介します。

家族で楽しむコツ

バターを加えると塩、こしょうだけのシンプルな味つけでもしっかりとコクが出ます。

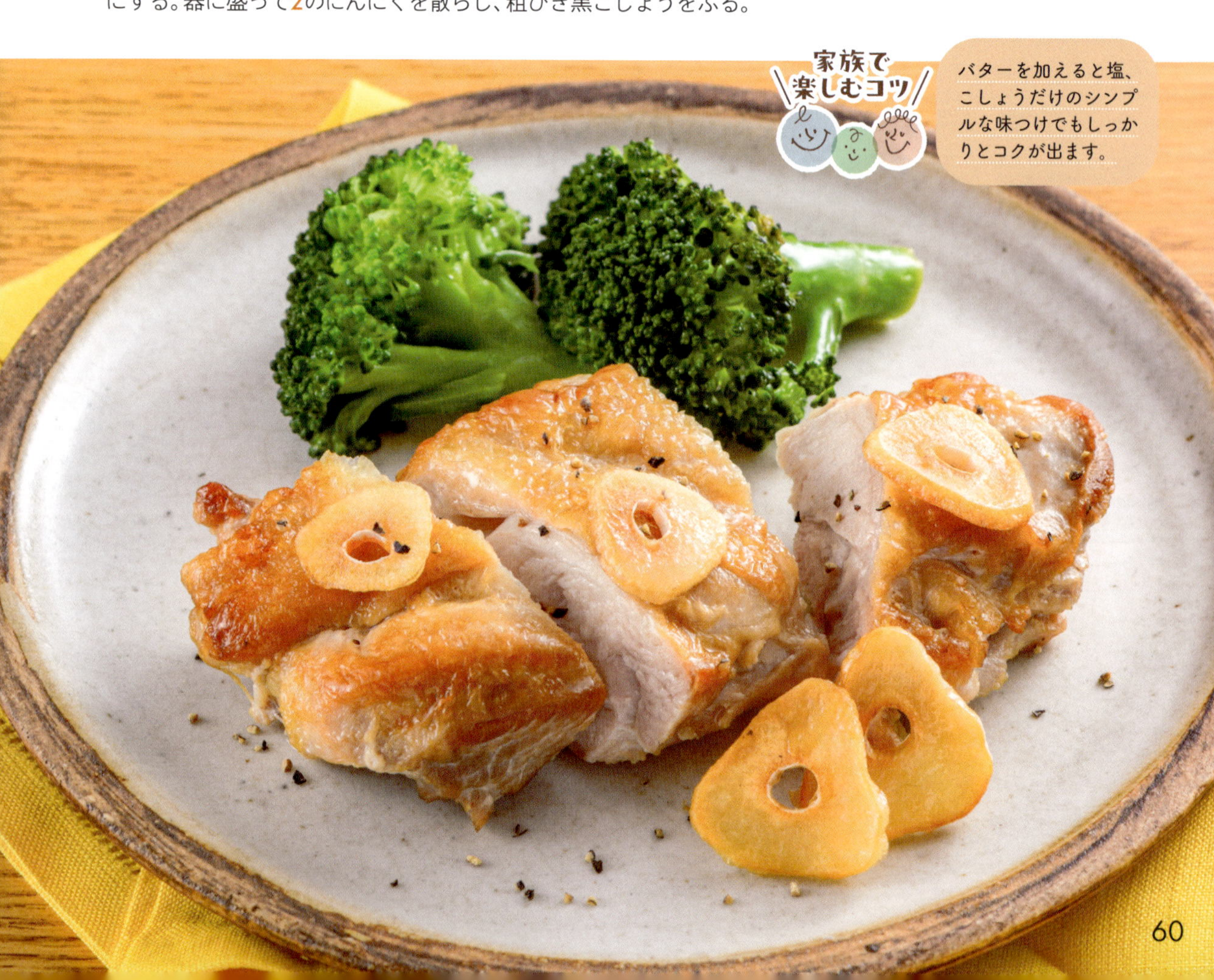

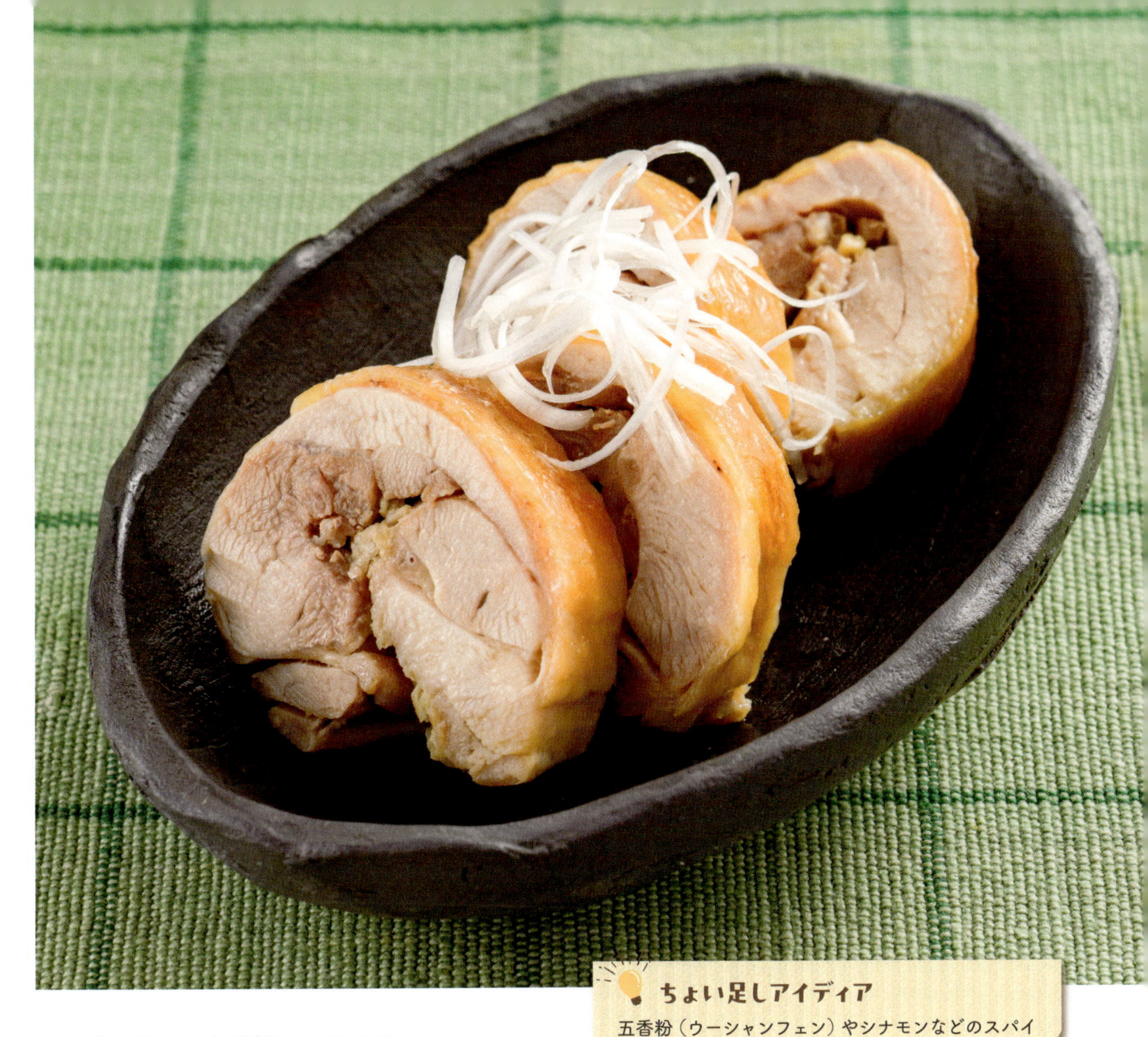

ちょい足しアイディア
五香粉（ウーシャンフェン）やシナモンなどのスパイスを加えて本格中華風味にしても。

レンジで作るから時短でできる！

レンチン鶏チャーシュー

235 kcal	糖質 7.7g	●たんぱく質：17.4g ●脂質：13.5g ●食物繊維：0.0g ●塩分：0.9g

材料（2人分）

鶏もも肉…1枚（200g）
A 酒、みりん…各大さじ1
砂糖、しょうゆ…各大さじ1/2
おろしにんにく、おろししょうが
…各小さじ1/2
白髪ねぎ…適量

作り方

1 鶏肉は脂を除き、厚みが均等になるように観音開きにしてポリ袋に入れ、Aを加えてよくもみ込む。

2 ラップに1をのせ、手前からしっかりと巻いて棒状に成形し、両端をねじってキャンディー状に包む。つま楊枝で数か所刺す。

3 2を耐熱容器にのせて電子レンジで4分ほど加熱し、取り出して上下を返し、さらに4分ほど加熱する。粗熱がとれたら切り分けて器に盛り、白髪ねぎをのせる。

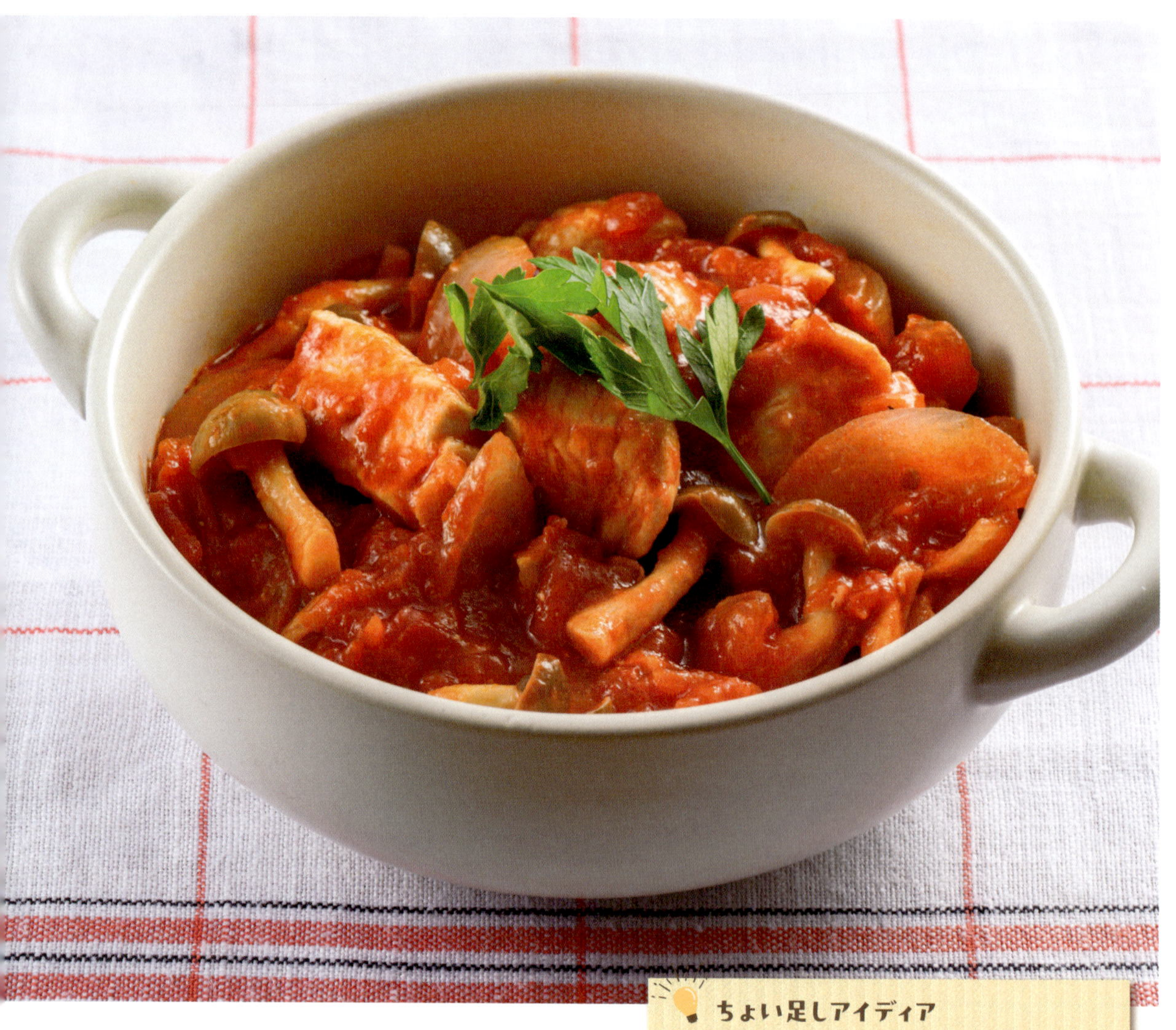

玉ねぎをじっくり炒めてうまみを引き出す

鶏むね肉のトマト煮込み

238 kcal	糖質 11.4g	●たんぱく質：18.9g ●脂質：12.4g ●食物繊維：2.7g ●塩分：1.1g

材料（2人分）

鶏むね肉…1枚（200g）
玉ねぎ…1/2個（100g）
しめじ…1/2パック（50g）
塩、こしょう…各少々
オリーブ油…大さじ1
A｜カットトマト缶…1/2缶（200g）
　｜おろしにんにく、塩…各小さじ1/4
イタリアンパセリ…適量

ちょい足しアイディア

家族は仕上げに粉チーズをかけたり、ピザ用チーズを加えて溶かしたりしてボリュームアップ。コクと深みが増します。

作り方

1 鶏肉はひと口大に切り、塩、こしょうをふる。玉ねぎはくし形切り、しめじは小房に分ける。

2 鍋にオリーブ油を中火で熱して鶏肉を炒め、色が変わったら玉ねぎ、しめじを加えてしんなりするまで炒める。

3 2にAを加えて煮立ったら弱火で7〜8分煮る。器に盛ってイタリアンパセリをのせる。

ゆっくり火を通してしっとりやわらかく

よだれ鶏

180 kcal	糖質 9.0g	●たんぱく質：19.1g ●脂質：7.1g ●食物繊維：1.6g ●塩分：1.0g

材料（2人分）

鶏むね肉（室温にもどす）…1枚（200g）
もやし…1袋（200g）
A 長ねぎ（みじん切り）…25g（正味）
酢、しょうゆ…各小さじ2
砂糖、ラー油…各小さじ1
おろしにんにく、おろししょうが
…各小さじ1/2

作り方

1 鍋に熱湯3カップ（分量外）を沸かし、酒大さじ1（分量外）を加えて弱火にし、鶏肉を10分ほどゆでて取り出し、そのまま冷ます。
2 もやしは耐熱容器に入れ、ふんわりとラップをして電子レンジで3分ほど加熱し、水けをきって器に盛る。
3 1を1cm幅に切って2にのせ、混ぜ合わせたAをかける。

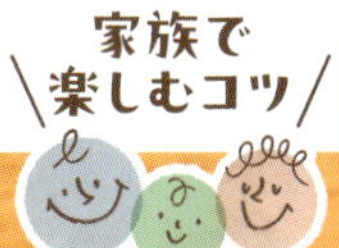

香味野菜たっぷりのピリ辛だれで、淡泊な鶏肉もおいしく。室温にもどしておくことがゆで鶏をやわらかくするポイントです。

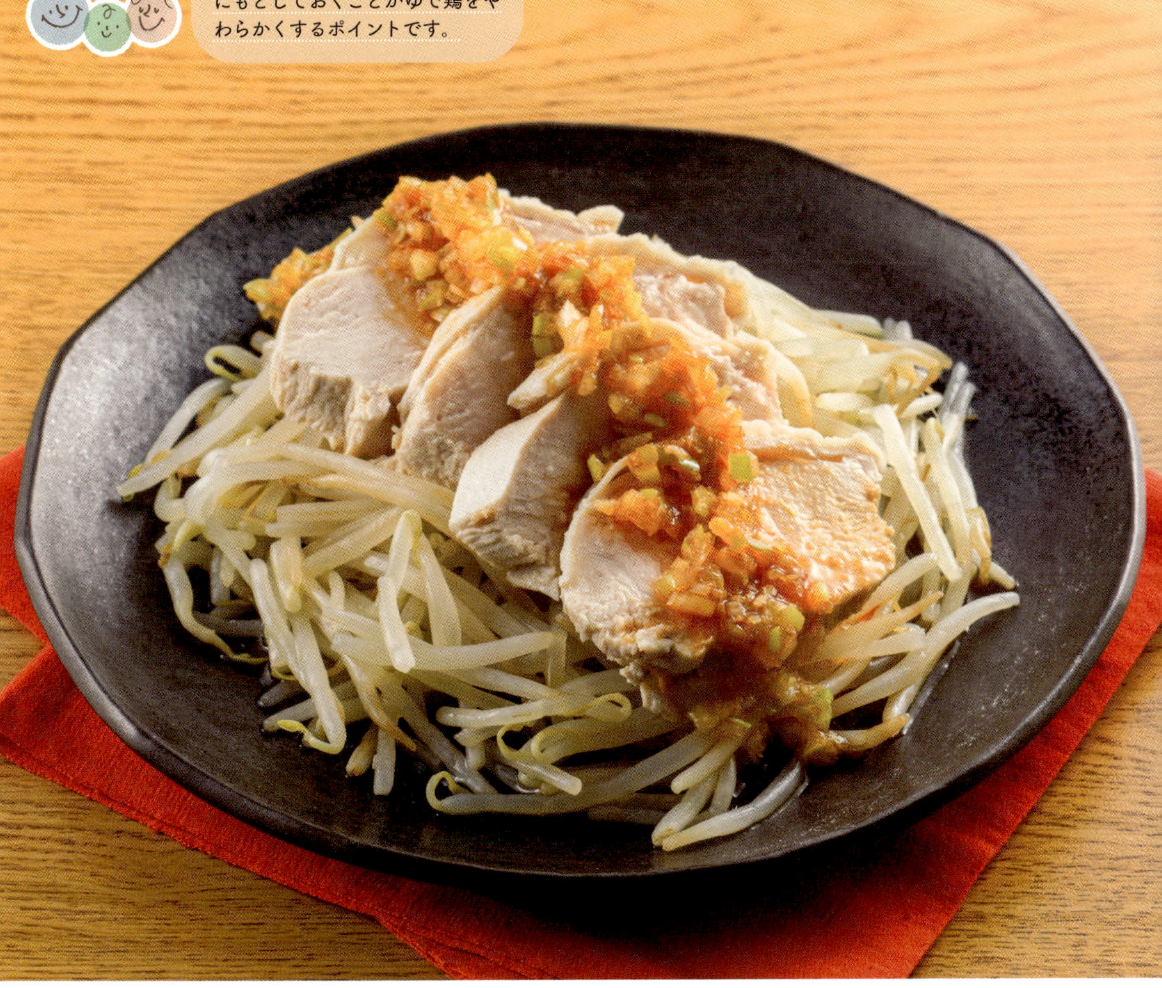

揚げずに焼いてヘルシー！

ささみの焼きチキン南蛮

226 kcal	糖質 8.9g	●たんぱく質：19.5g ●脂質：11.8g ●食物繊維：0.5g ●塩分：1.2g

材料（2人分）

鶏ささみ（すじなし）…4本（160g）
塩、こしょう…各少々
小麦粉、溶き卵…各適量
サラダ油…大さじ1
A 酢…大さじ1
　砂糖、しょうゆ…各小さじ1
B ゆで卵（みじん切り）…1個分
　プレーンヨーグルト…大さじ1
　マヨネーズ…小さじ1
　塩、こしょう…各少々
レタス（ちぎる）…適量

作り方

1 ささみは塩、こしょうをふり、小麦粉をまぶして溶き卵にくぐらせ、サラダ油を中火で熱したフライパンで、両面焼き色がつくまで焼く。
2 耐熱容器にAを混ぜ合わせ、ラップをせずに電子レンジで1分ほど加熱する。
3 1が熱いうちに2にくぐらせて器に盛り、混ぜ合わせたB、レタスを添える。

家族で楽しむコツ

あっさりとした鶏ささみに、濃厚なタルタルソースがマッチ。甘酢だれは熱いうちにさっとからめるだけでも、しっかり味がつきます。

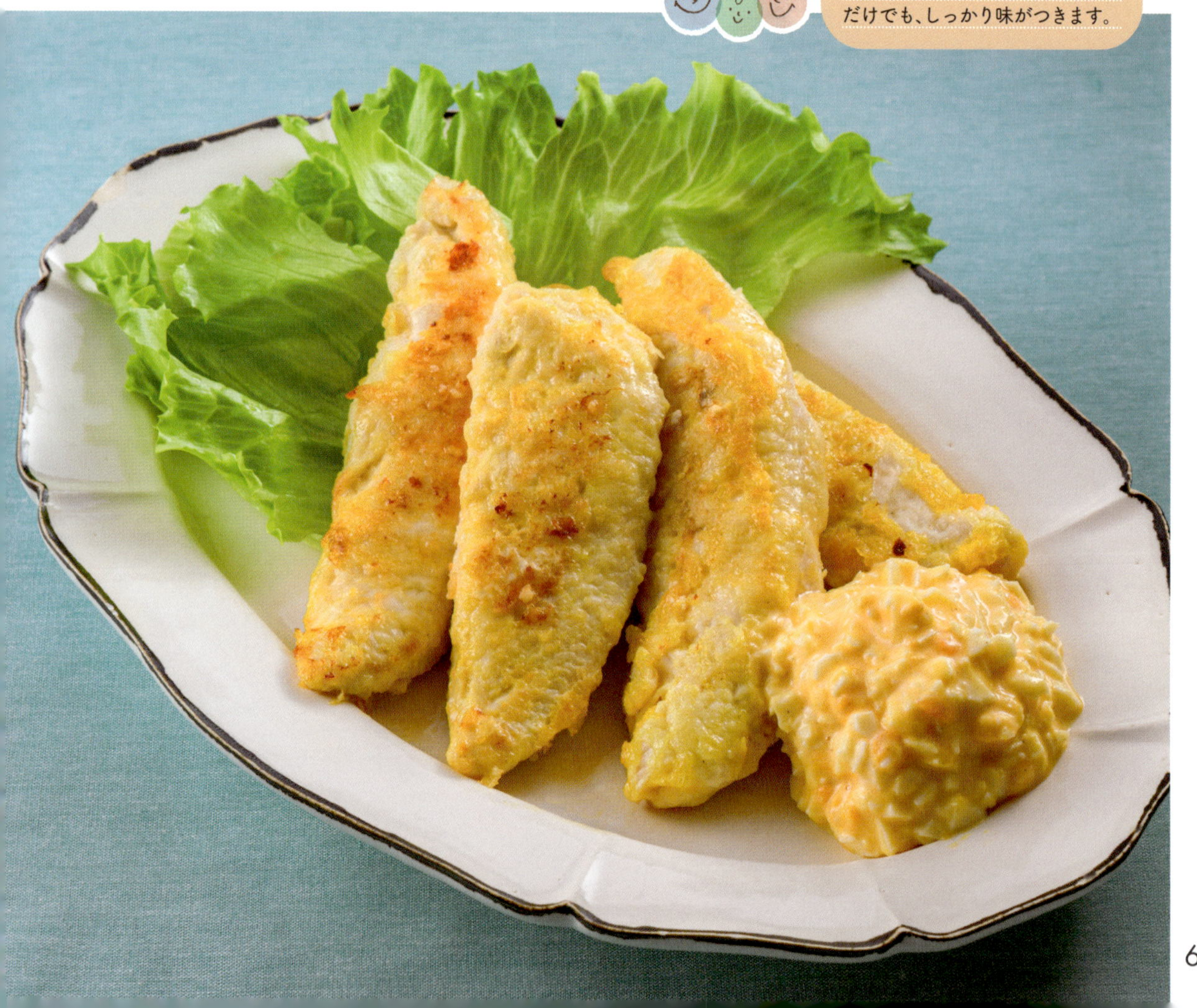

そのまま食卓に出せる人気おかず

ささみのチーズタッカルビ

225 kcal	糖質 13.7g	●たんぱく質：18.7g ●脂質：9.8g ●食物繊維：1.9g ●塩分：1.4g

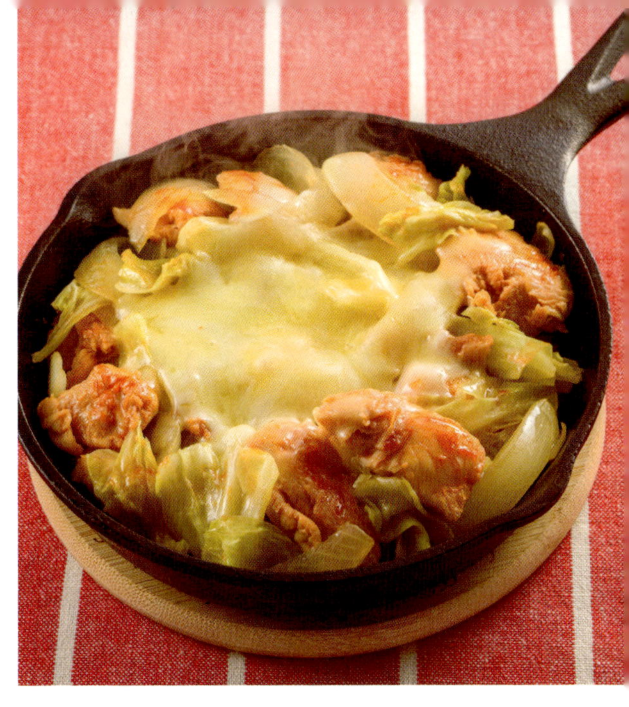

材料（2人分）

鶏ささみ（すじなし）…4本（160g）
キャベツ…3枚（150g）
玉ねぎ…1/2個（100g）
ごま油…大さじ1
A コチュジャン…大さじ1
砂糖、しょうゆ…各小さじ1
おろしにんにく…小さじ1/2
ピザ用チーズ…20g

作り方

1 ささみはひと口大に切って保存袋に入れ、Aを加えてもみ込む。
2 キャベツはざく切り、玉ねぎはくし形切りにする。
3 フライパンにごま油を中火で熱して1を炒め、色が変わったら2を加えてさらに炒め合わせる。中央にピザ用チーズを加えてふたをし、1〜2分蒸し焼きにする。

家族で楽しむコツ

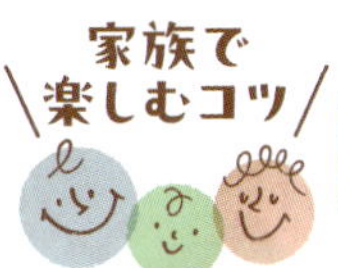

辛さだけでなく甘みもあるコチュジャンのたれで、子どもも大人も大好きな味わいに。

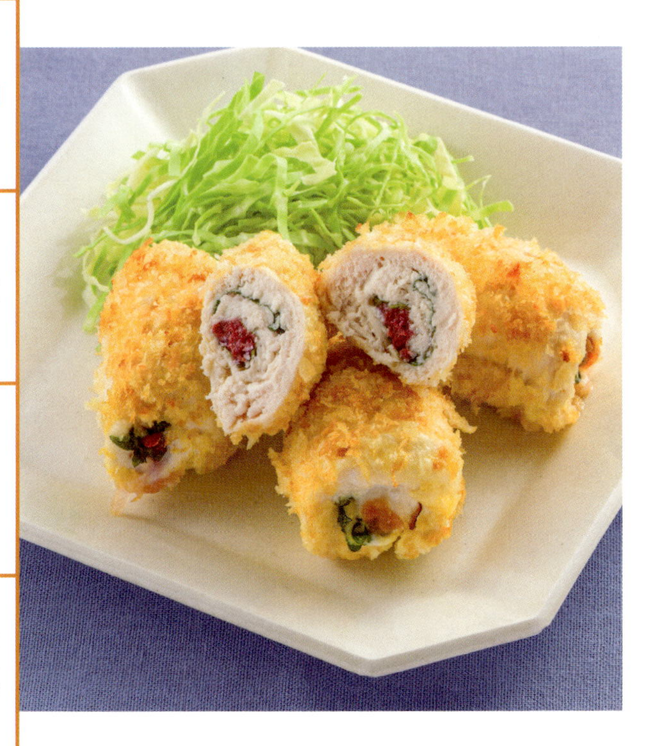

トースターで焼いて脂質をカット

ささみの梅しそカツ風

140 kcal	糖質 9.8g	●たんぱく質：16.6g ●脂質：3.1g ●食物繊維：1.3g ●塩分：0.5g

材料（2人分）

鶏ささみ（すじなし）…4本（160g）
青じそ…4枚
梅干し（種を除いてたたく）…1個分（正味10g）
A パン粉（乾燥）…大さじ2
サラダ油…小さじ1
小麦粉、溶き卵…各適量
キャベツ（せん切り）…2枚分（100g）

作り方

1 ささみは観音開きにして平らにし、1本につき青じそ1枚を並べ、梅干しを等分に塗って巻く。全部で4個作る。
2 フライパンにAを入れて弱火にかけ、パン粉がきつね色になるまで炒めたら粗熱をとる。
3 1に小麦粉をまぶして溶き卵にくぐらせ、2をまぶしてオーブントースターで10分ほど焼く。器に盛ってキャベツを添える。

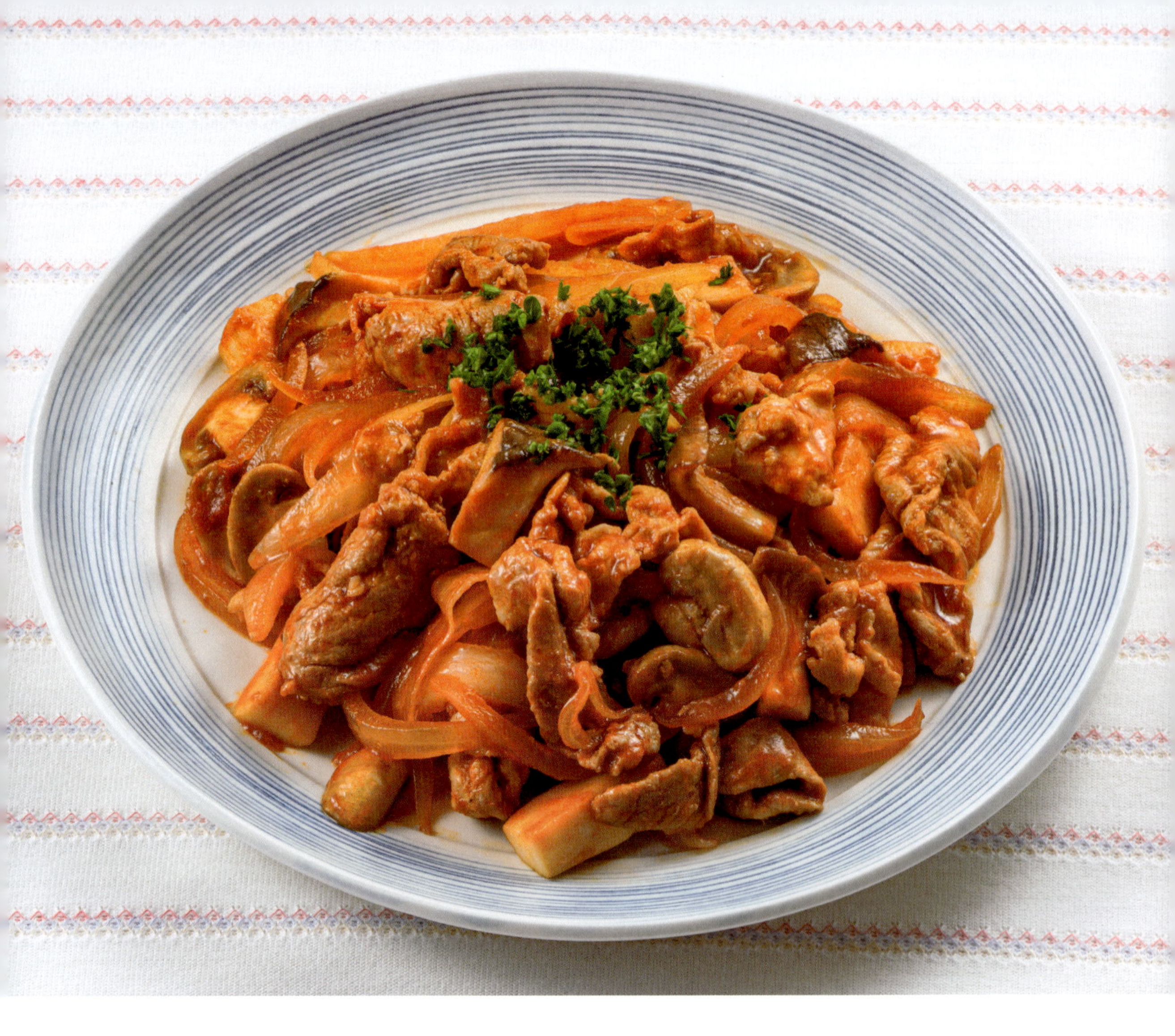

隠し味のしょうゆ&ワインが味の決め手

豚こまときのこのポークチャップ

214 kcal	糖質 12.3g	●たんぱく質：14.2g ●脂質：10.9g ●食物繊維：2.0g ●塩分：1.3g

材料（2人分）

豚こま切れ肉…150g
玉ねぎ…1/2個（100g）
マッシュルーム
…4個（40g）
エリンギ…1本（40g）
バター…10g

A
トマトケチャップ
…大さじ2
赤ワイン…大さじ1
しょうゆ…大さじ1/2

パセリ（みじん切り）…適量

作り方

1 玉ねぎは1cm幅のくし形切り、マッシュルームは薄切り、エリンギは食べやすい大きさに切る。

2 フライパンにバターを溶かし、豚肉、玉ねぎを加えて炒め、肉の色が変わったらきのこを加えてさらに炒める。

3 2に火が通ったら混ぜ合わせたAを加えて軽く煮つめながらからめ、器に盛ってパセリを散らす。

PART 2

食材別 毎日おいしい主菜

肉　魚介　卵　大豆製品

手作りドレッシングの酸味とうまみが◎

豚こま肉の梅しゃぶサラダ

186 kcal	糖質 7.4g	●たんぱく質：14.3g ●脂質：10.6g ●食物繊維：2.0g ●塩分：1.2g

材料（2人分）

豚こま切れ肉…150g
水菜、大根…各100g
A
- ポン酢しょうゆ…大さじ1
- オリーブ油…大さじ1/2
- かつお節…ひとつまみ
- 梅干し（種を除いてたたく）…1個分（正味10g）

作り方

1 水菜はざく切り、大根はせん切りにする。
2 鍋に湯を沸かし、酒大さじ1（分量外）を加えて豚肉をゆで、肉の色が変わったら取り出して冷ます。
3 器に1を盛り、2をのせて混ぜ合わせたAをかける。

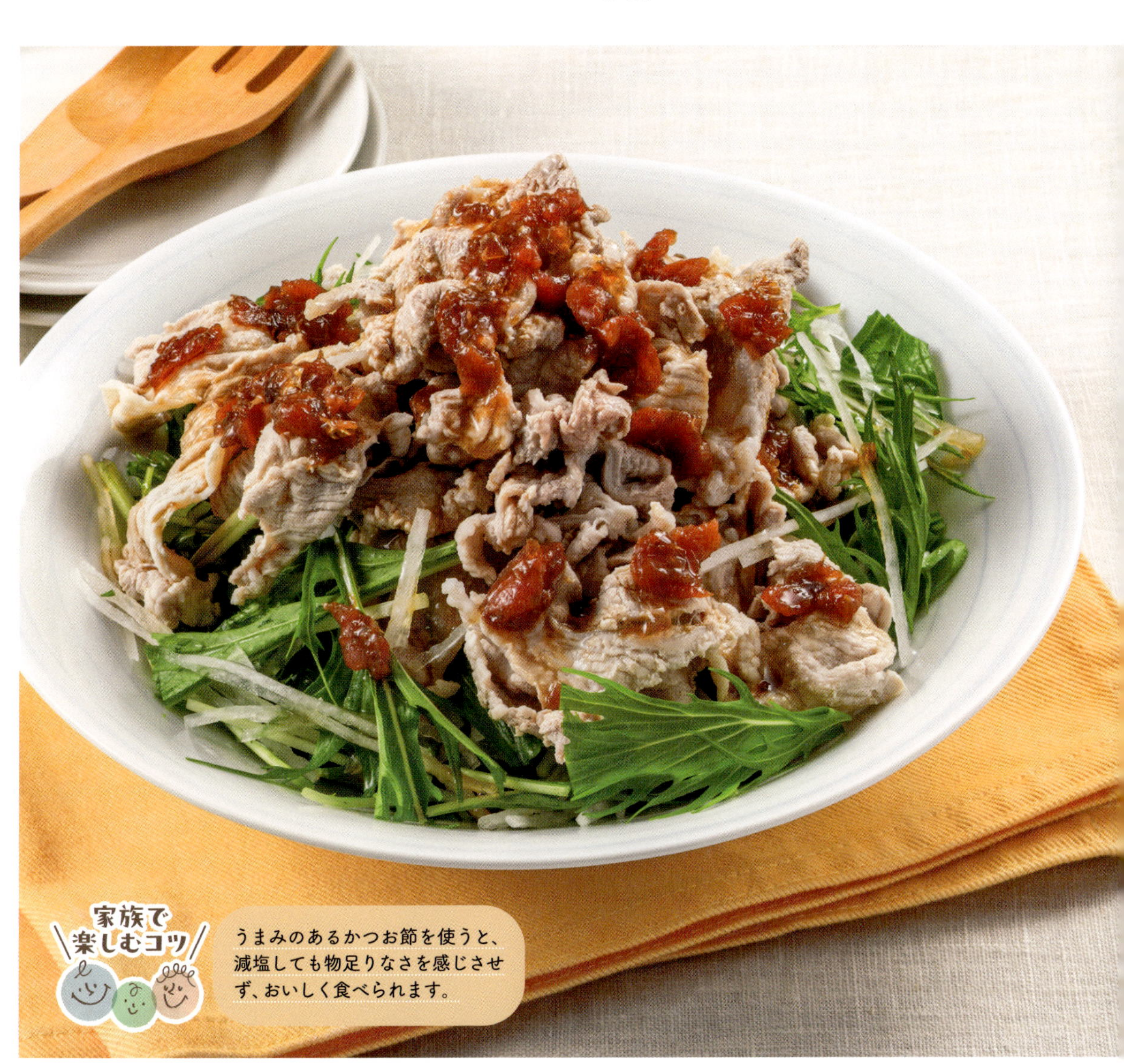

家族で楽しむコツ

うまみのあるかつお節を使うと、減塩しても物足りなさを感じさせず、おいしく食べられます。

やさしい味わいにほっこり

豚ロールレタスの豆乳煮

170 kcal	糖質 6.0g	●たんぱく質：15.7g ●脂質：9.0g ●食物繊維：1.3g ●塩分：1.1g

材料（2人分）

豚もも薄切り肉…8枚（160g）
レタス…4枚（160g）
A 水…1カップ
　コンソメスープの素（顆粒）…小さじ1
　塩…小さじ1/6
　こしょう…少々
無調整豆乳…1/2カップ
パセリ（みじん切り）…適量

作り方

1 レタスはラップで包み、電子レンジで1分30秒ほど加熱し、水にさらして水けをふき取る。

2 レタス1枚につき豚肉2枚を広げてのせる。両端の余分なレタスを折りたたんでから巻く。全部で4個作る。

3 鍋に2、Aを入れて煮立て、ふたをして5分ほど煮たら豆乳を加え、弱火にして温める。器に盛り、パセリを散らす。

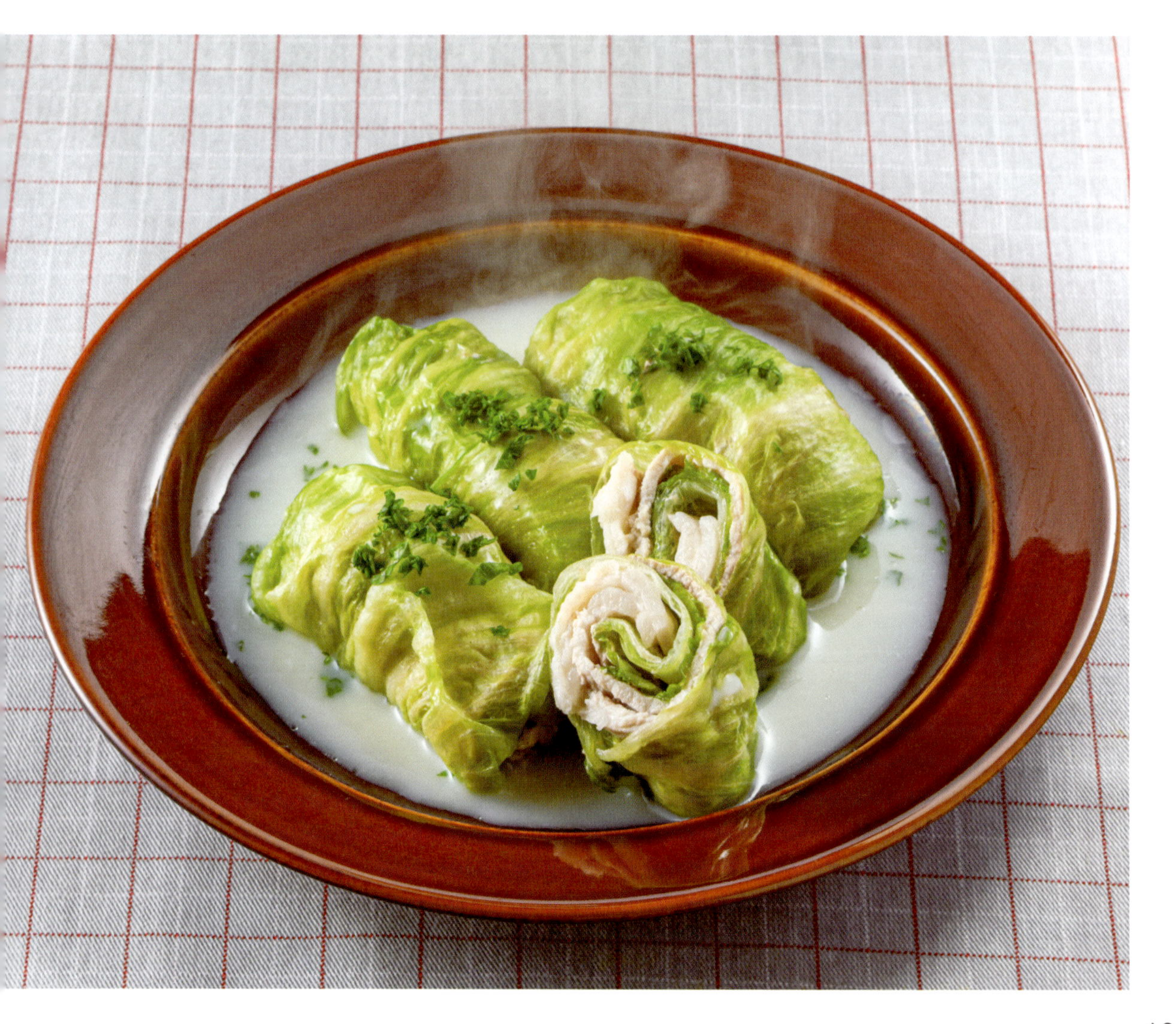

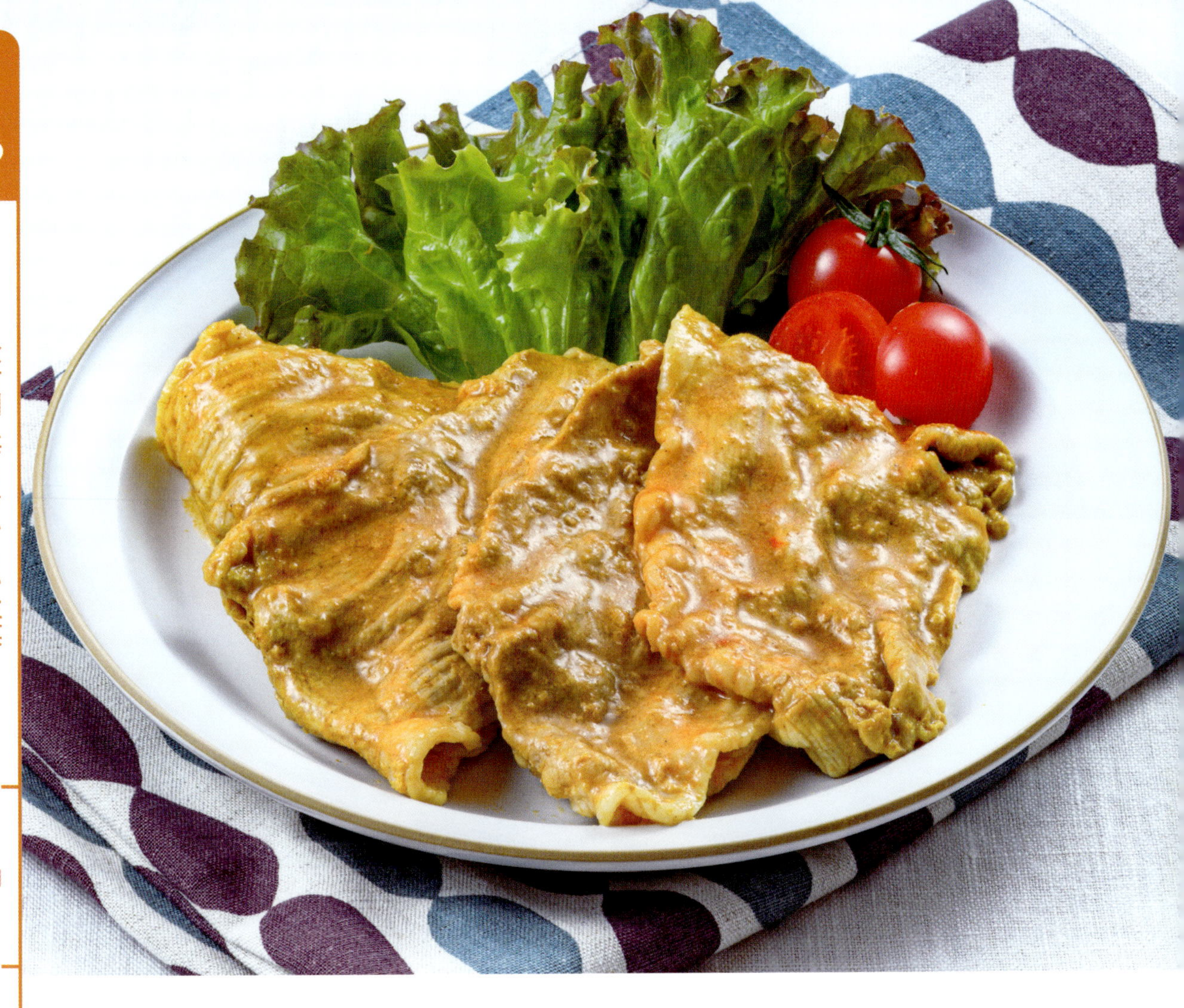

たれに漬けこんでやわらか&濃厚

タンドリーポーク

207 kcal	糖質 9.2g	●たんぱく質：15.0g ●脂質：11.9g ●食物繊維：1.1g ●塩分：1.2g

家族で楽しむコツ

肉にたれをしっかりともみ込み、カレー粉やにんにく、しょうがの風味を効かせることで満足感を得られる味つけに。

材料（2人分）

豚もも薄切り肉…8枚（160g）

A
- プレーンヨーグルト…60g
- トマトケチャップ…大さじ1
- カレー粉…小さじ1
- おろしにんにく、おろししょうが…各小さじ1/2
- 塩…小さじ1/4

サラダ油…大さじ1/2

サニーレタス…1枚（30g）

ミニトマト…4個

作り方

1 保存袋に豚肉、Aを入れてよくもみ込み、20分ほどおく。

2 フライパンにサラダ油を中火で熱し、たれをぬぐった1を加えて両面こんがりと焼き色がつくまで焼く。器に盛り、サニーレタス、ミニトマトを添える。

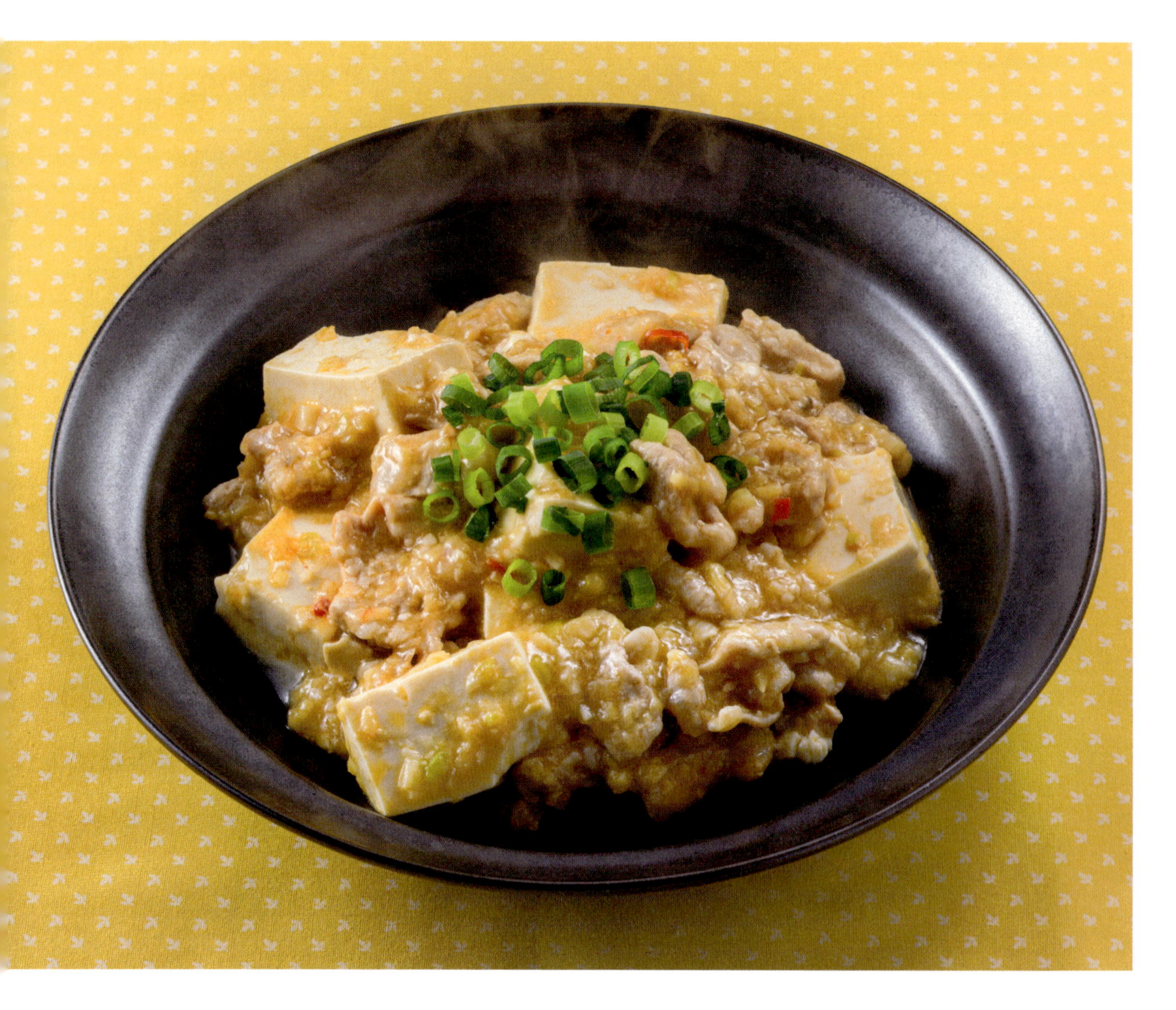

大きめお肉で満足感アップ

豚肉ごろごろ麻婆豆腐

294 kcal	糖質 9.2g	●たんぱく質：18.0g ●脂質：20.0g ●食物繊維：1.8g ●塩分：1.7g

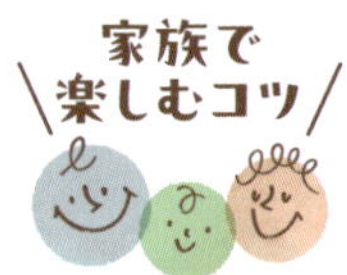

ひき肉の代わりに薄切り肉を使い、しっかりした噛みごたえの満足感のあるおかずに。

材料（2人分）

豚ロース薄切り肉、
　絹ごし豆腐…各150g

A
- ごま油…大さじ1/2
- 豆板醤…小さじ1/2
- 長ねぎ（みじん切り）…40g（正味）
- にんにく、しょうが（それぞれみじん切り）…各1片分

B
- 水…1/2カップ
- みそ…大さじ1/2
- 鶏がらスープの素（顆粒）、しょうゆ、砂糖…各小さじ1/2

C
- 水…小さじ2
- 片栗粉…小さじ1

小ねぎ（小口切り）…適量

作り方

1. 豚肉は2cm幅に切り、豆腐は水けをきってひと口大に切る。
2. フライパンにAを入れて中火にかけ、香りが立ったら豚肉を加えて炒める。
3. 肉の色が変わったらB、豆腐を加えて煮立て、5分ほど煮て混ぜ合わせたCでとろみをつける。器に盛り、小ねぎを散らす。

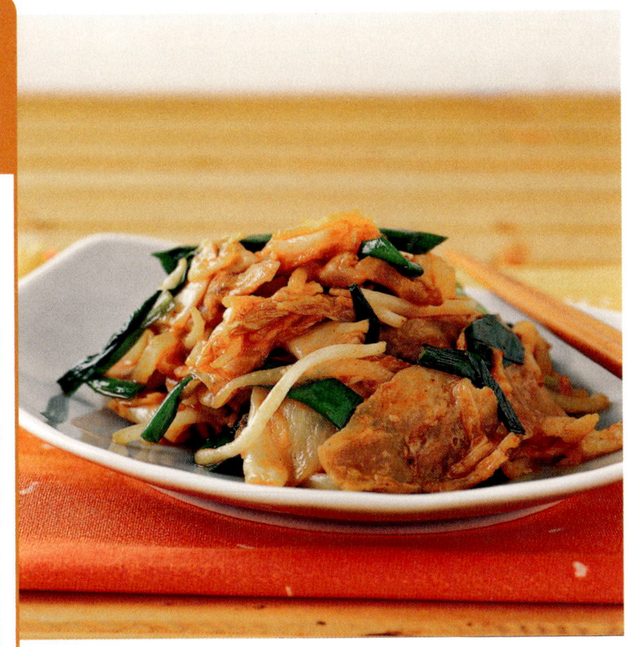

家族で楽しむコツ

キムチで味をしっかりつけた、家族みんなの食欲を刺激するおかずです。

野菜はさっと炒めて食感を残して

豚キムチ炒め

246 kcal	糖質 6.4g	●たんぱく質：12.3g ●脂質：18.4g ●食物繊維：1.8g ●塩分：1.8g

材料（2人分）

豚ロース薄切り肉…120g
にら…1/4束（25g）
もやし…1/4袋（50g）
白菜キムチ…80g
にんにく（みじん切り）…1/2片分
ごま油…大さじ1
A しょうゆ、コチュジャン…各小さじ1
A 砂糖、すりごま（白）…各小さじ1/2

作り方

1 豚肉は4cm幅に切り、にら、キムチはざく切りにする。
2 フライパンにごま油、にんにくを入れて弱火にかけ、香りが立ったら豚肉を加え、強火にして炒める。
3 肉に焼き色がついたら中火にしてキムチ、混ぜ合わせたAを加えてからめる。全体になじんだら、もやし、にらを加えてさっと炒め合わせる。

レンジにおまかせで完成

豚肉と白菜のレンジ重ね蒸し

336 kcal	糖質 5.6g	●たんぱく質：11.9g ●脂質：27.9g ●食物繊維：2.5g ●塩分：1.4g

材料（2人分）

豚バラ薄切り肉…8枚（160g）
白菜…3枚（300g）
酒…大さじ1
A 長ねぎ（粗みじん切り）…40g（正味）
A みょうが（粗みじん切り）…1個分（20g）
A しょうゆ、酢…各大さじ1

作り方

1 白菜1枚の上に豚肉4枚を広げてのせ、その上に白菜、豚肉、白菜の順に同様に重ね、4cm幅に切る。
2 耐熱容器に1を並べ入れ、酒を回しかけてふんわりとラップをし、電子レンジで7分ほど加熱する。器に盛り、混ぜ合わせたAをかける。

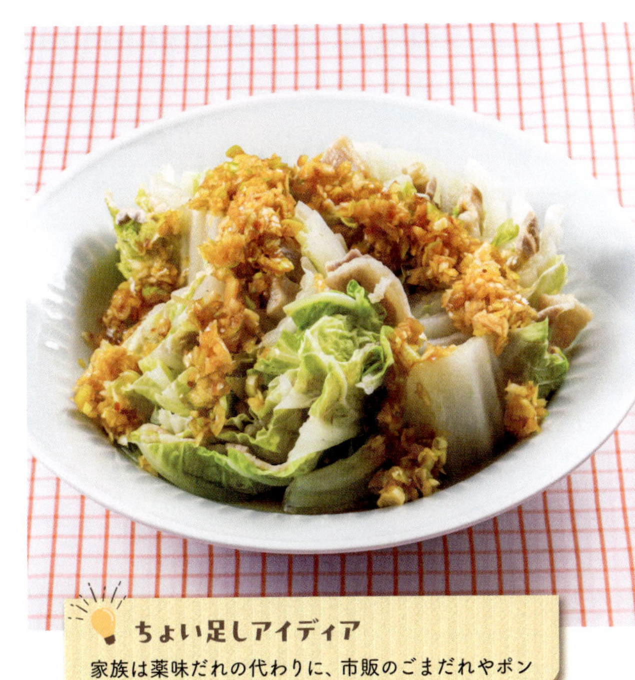

ちょい足しアイディア

家族は薬味だれの代わりに、市販のごまだれやポン酢しょうゆなど、好みの味つけで食べられます。

中華の定番を野菜たっぷりで

カラフルチンジャオロース

296 kcal	糖質 10.2g	●たんぱく質：11.7g ●脂質：22.0g ●食物繊維：1.5g ●塩分：1.6g

材料（2人分）

牛ロース薄切り肉…150g
ピーマン…2個（60g）
パプリカ（赤、黄）…各50g
にんにく（細切り）…1片分
ごま油…大さじ1/2
A オイスターソース、酒…各大さじ1
　しょうゆ…小さじ1

作り方

1 牛肉、ピーマン、パプリカは細切りにする。
2 フライパンにごま油、にんにくを入れて中火にかけ、香りが立ったら牛肉を加えて炒める。
3 肉の色が変わったらピーマン、パプリカを加えて炒め合わせ、混ぜ合わせたAを加えてさらに炒める。

家族で楽しむコツ

カラフルで見た目でも楽しめるおかずです。濃厚な味つけにして、お肉少なめでも満腹感を得られやすくしています。

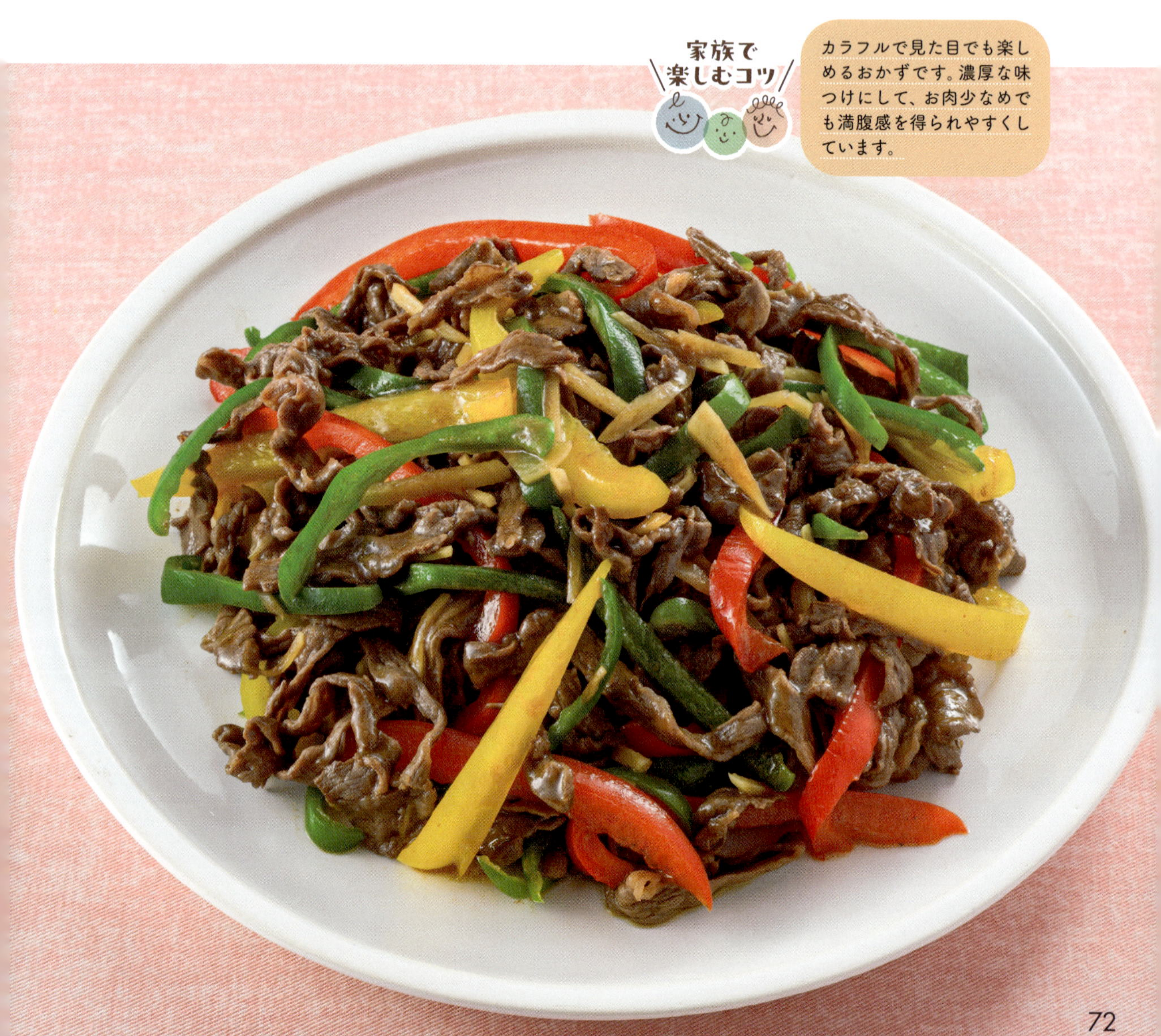

PART 2

食材別 毎日おいしい主菜

肉のうまみを豆腐にしみ込ませて

牛こまのすき煮

252 kcal	糖質 10.6g	●たんぱく質:19.2g ●脂質:13.4g ●食物繊維:2.5g ●塩分:2.0g

材料(2人分)

牛こま切れ肉…150g
長ねぎ…50g(正味)
焼き豆腐…150g
しらたき…100g

A
水…1カップ
しょうゆ、みりん …各大さじ1
和風だしの素(顆粒) …小さじ1

作り方

1 長ねぎは斜め切り、豆腐は食べやすい大きさに切る。しらたきは下ゆでして水けをきり、食べやすい長さに切る。

2 鍋にAを煮立て、牛肉を加えて煮る。肉の色が変わったら1を加えて10分ほど煮る。

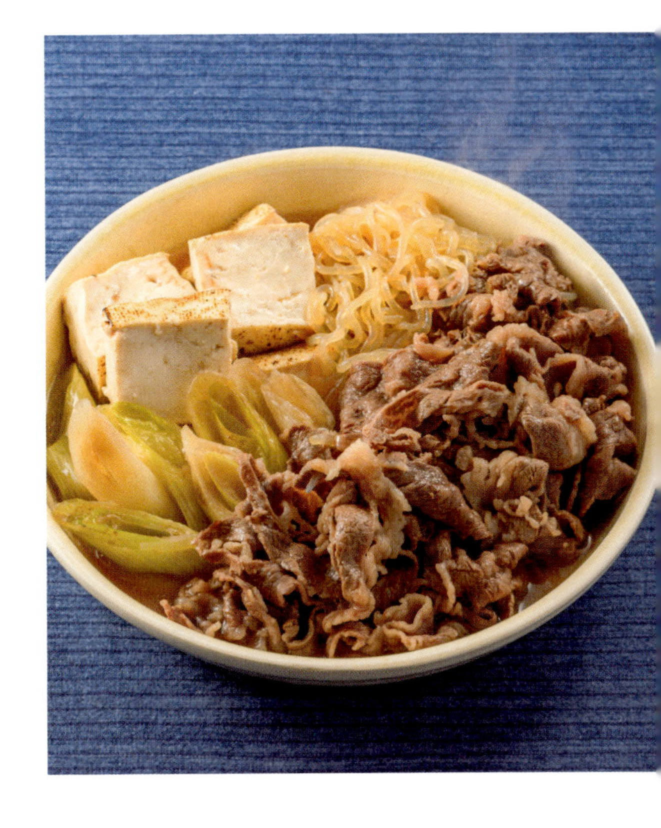

にんにくをたっぷり使った香りのよいおかず

牛肉のにんにく蒸し

182 kcal	糖質 7.0g	●たんぱく質:13.7g ●脂質:9.6g ●食物繊維:1.8g ●塩分:1.4g

材料(2人分)

牛もも薄切り肉…150g
ほうれん草…1/2束(100g)
にんにく(薄切り)…2片分

A
酒、しょうゆ …各大さじ1
砂糖、こしょう …各少々

作り方

1 ボウルに牛肉、Aを入れてよくもみ込む。

2 ほうれん草はざく切りにしてフライパンに敷き、その上に1を広げてにんにくを散らす。

3 ふたをし、中火で8分ほど蒸し焼きにする。

ちょい足しアイディア

家族はバターや粉チーズを足したり、焼肉のたれにつけて食べても。

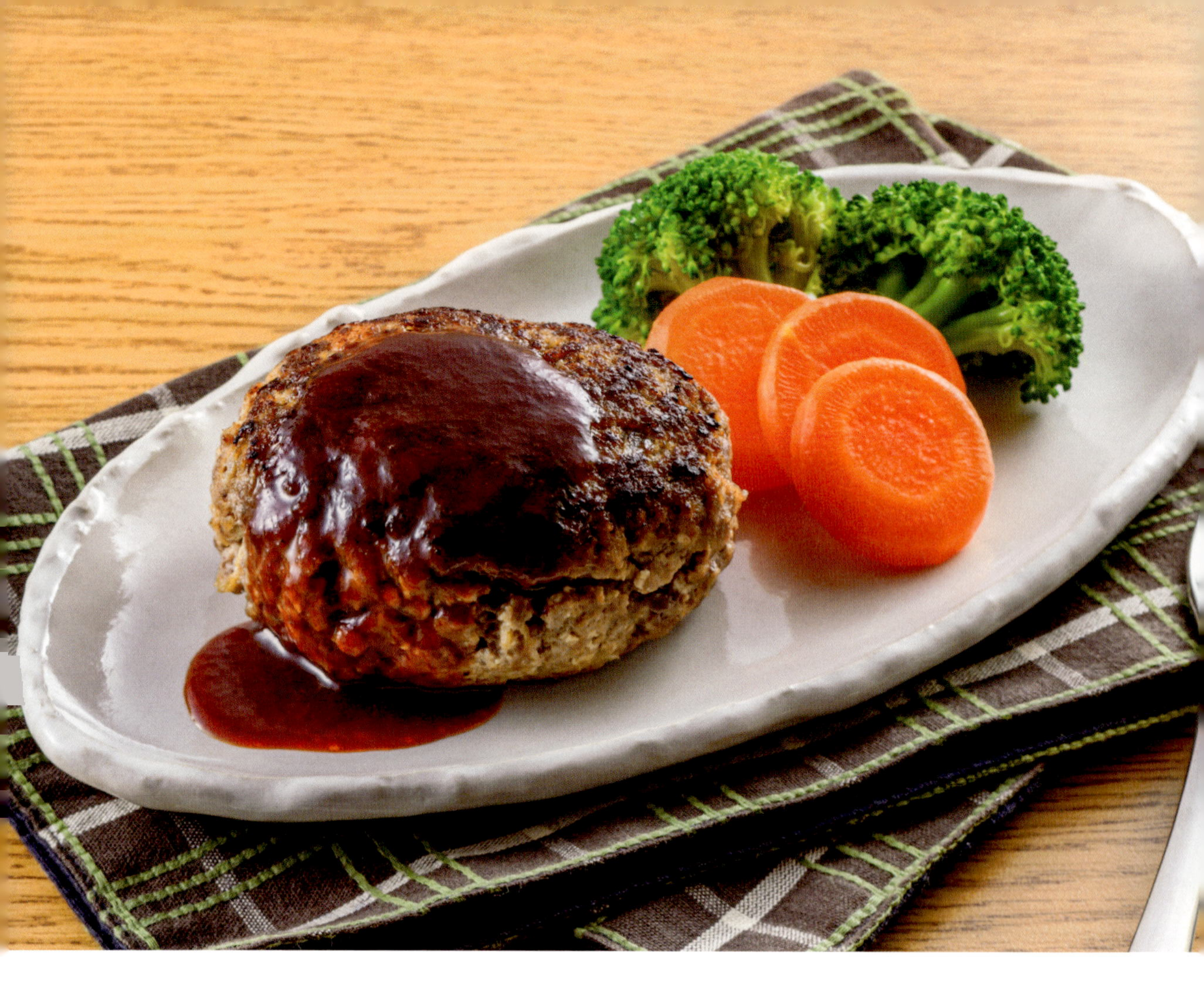

人気の洋風おかずをかさ増ししてヘルシーに

厚揚げ入りハンバーグ

262 kcal	糖質 7.6g	●たんぱく質：13.5g ●脂質：17.4g ●食物繊維：2.4g ●塩分：1.1g

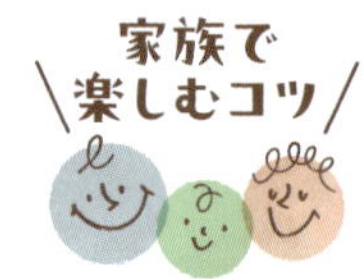

肉の分量を減らして厚揚げを加えると、エネルギー、脂質を抑えながらボリューム感はそのままのジューシーハンバーグに！

材料（2人分）

合いびき肉…150g
厚揚げ…100g
A 玉ねぎ（みじん切り）…1/6個分（30g）
　パン粉、牛乳…各大さじ1
ブロッコリー…60g（正味）
にんじん…1/3本（50g）
サラダ油…小さじ1
B 赤ワイン…1/4カップ
　トマトケチャップ…大さじ1
　しょうゆ…大さじ1/2
　バター…5g

作り方

1 ボウルに厚揚げを入れてつぶし、合いびき肉、Aを加えてよく練り混ぜ、2等分にして楕円形に成形する。
2 ブロッコリーは小房に分け、にんじんは輪切りにしてそれぞれ塩ゆで（分量外）し、水けをきる。
3 フライパンにサラダ油を中火で熱し、1を入れて両面こんがりと焼き、ふたをして8分ほど蒸し焼きにし、火が通ったら器に盛る。
4 同じフライパンにBを入れて軽く煮つめ、3にかけて2を添える。

しょうゆマヨソースが新しいおいしさ！

鶏ひき肉のお好み焼き風

348 kcal	糖質 14.0g	●たんぱく質：19.7g ●脂質：23.2g ●食物繊維：1.5g ●塩分：1.3g

材料（2人分）

鶏ひき肉…150g
キャベツ…3枚（150g）
A　溶き卵…2個分
　　小麦粉…大さじ2
サラダ油…小さじ2
B　マヨネーズ…大さじ1
　　しょうゆ…小さじ2
かつお節、青のり…各適量

作り方

1 キャベツは粗みじん切りにする。
2 ボウルにひき肉、1、Aを入れてよく混ぜる。
3 フライパンに1/2量のサラダ油を中火で熱し、2の1/2量を流し入れて両面こんがりと焼き色がつくまで焼く。全部で2枚焼く。
4 器に盛り、混ぜ合わせたBを塗り、かつお節、青のりをかける。

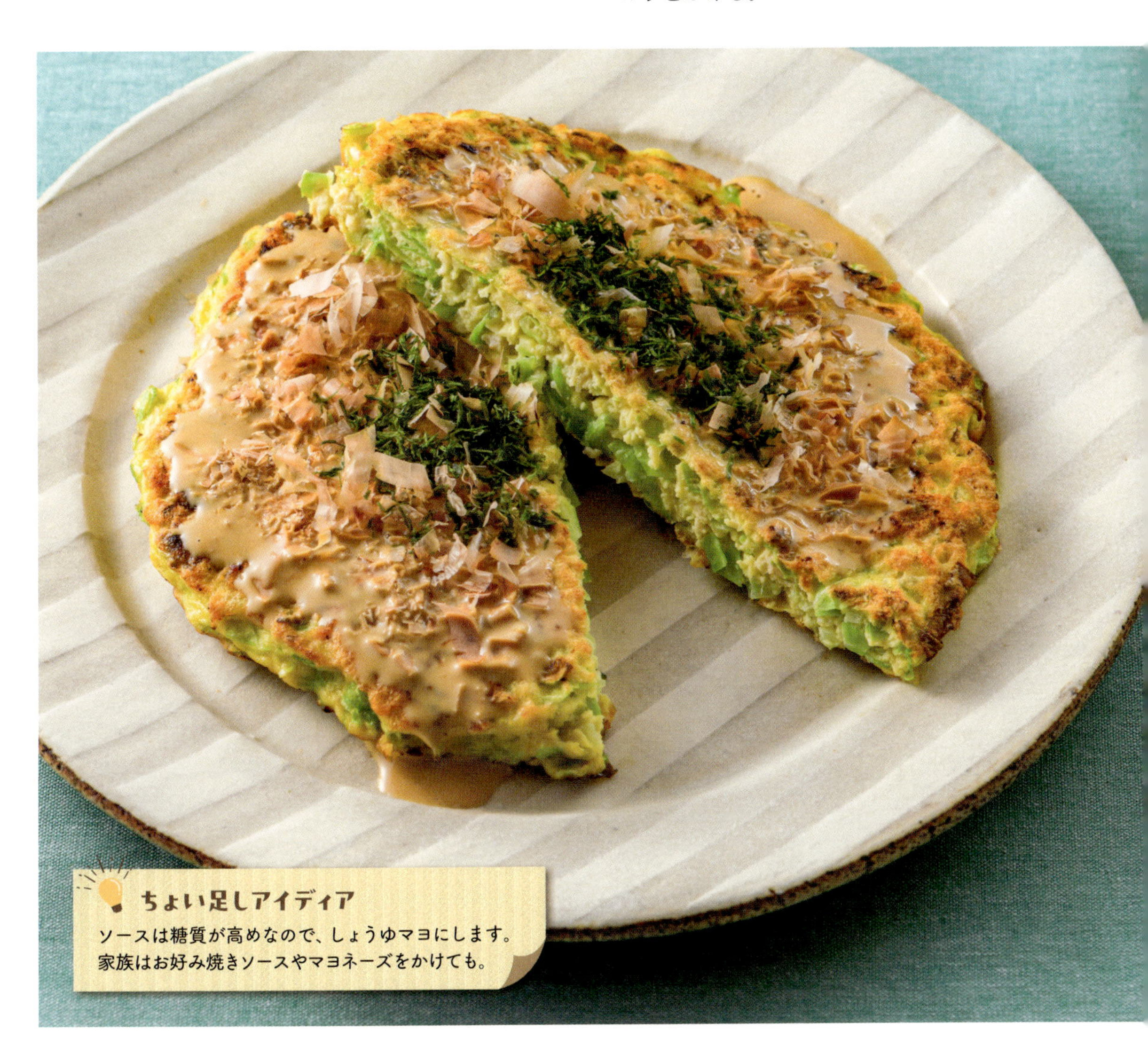

ちょい足しアイディア

ソースは糖質が高めなので、しょうゆマヨにします。
家族はお好み焼きソースやマヨネーズをかけても。

たっぷりの野菜あんでおなか大満足！

鮭の和風あんかけ

203 kcal	糖質 15.3g	●たんぱく質：20.3g ●脂質：6.0g ●食物繊維：1.8g ●塩分：0.9g

材料（2人分）

生鮭…2切れ（200g）
長ねぎ…50g（正味）
にんじん…1/5本（30g）
しいたけ…2枚（30g）
塩、こしょう…各少々
小麦粉…適量
サラダ油…小さじ1
A だし汁…1/2カップ
　しょうゆ、みりん
　…各小さじ1
B 片栗粉、水
　…各大さじ1/2

作り方

1 鮭は塩、こしょうをふる。長ねぎは斜め薄切り、にんじんはせん切り、しいたけは薄切りにする。
2 1の鮭に小麦粉を薄くまぶし、サラダ油を中火で熱したフライパンで両面焼き色がつくまで焼き、器に盛る。
3 フライパンの汚れをふき取り、1の野菜を中火でさっと炒める。Aを加え、3分ほど煮てBでとろみをつけ、2にかける。

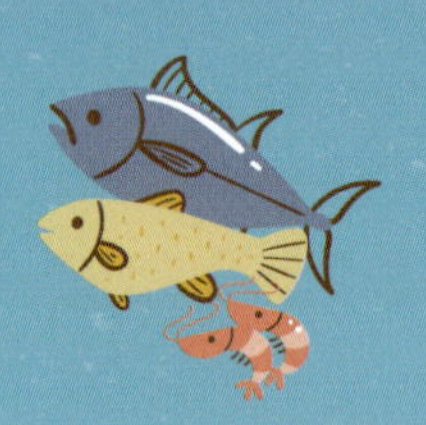

主菜
魚介

魚介は血糖値対策だけでなく丈夫な骨をつくるうえでも重要な、積極的にとりたい食材。スパイスやうまみを効かせて、苦手な人でも食べやすいよう工夫しましょう。

ちょい足しアイディア
家族はあんに酢やみりんを追加して甘酢あんにしても。ごま油をプラスするのもおすすめです。

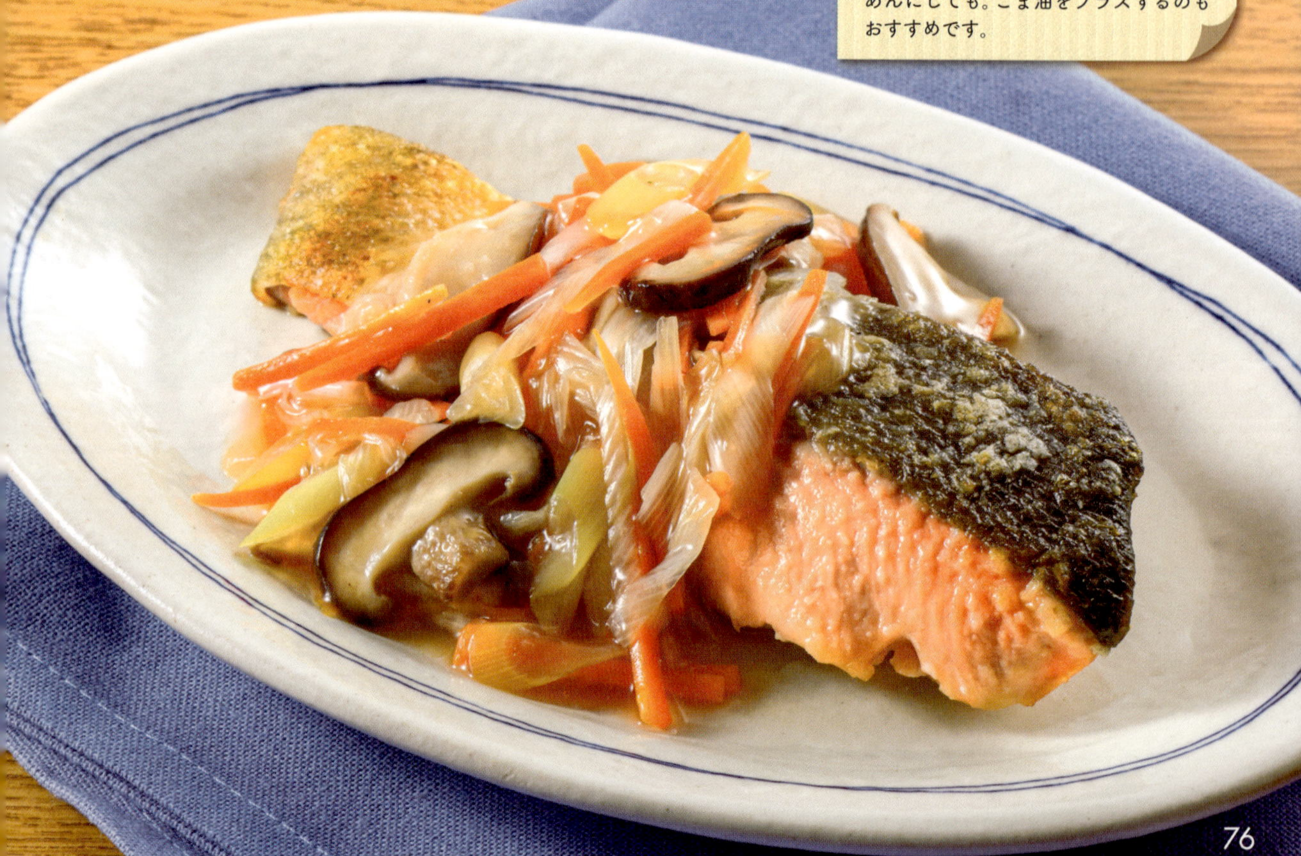

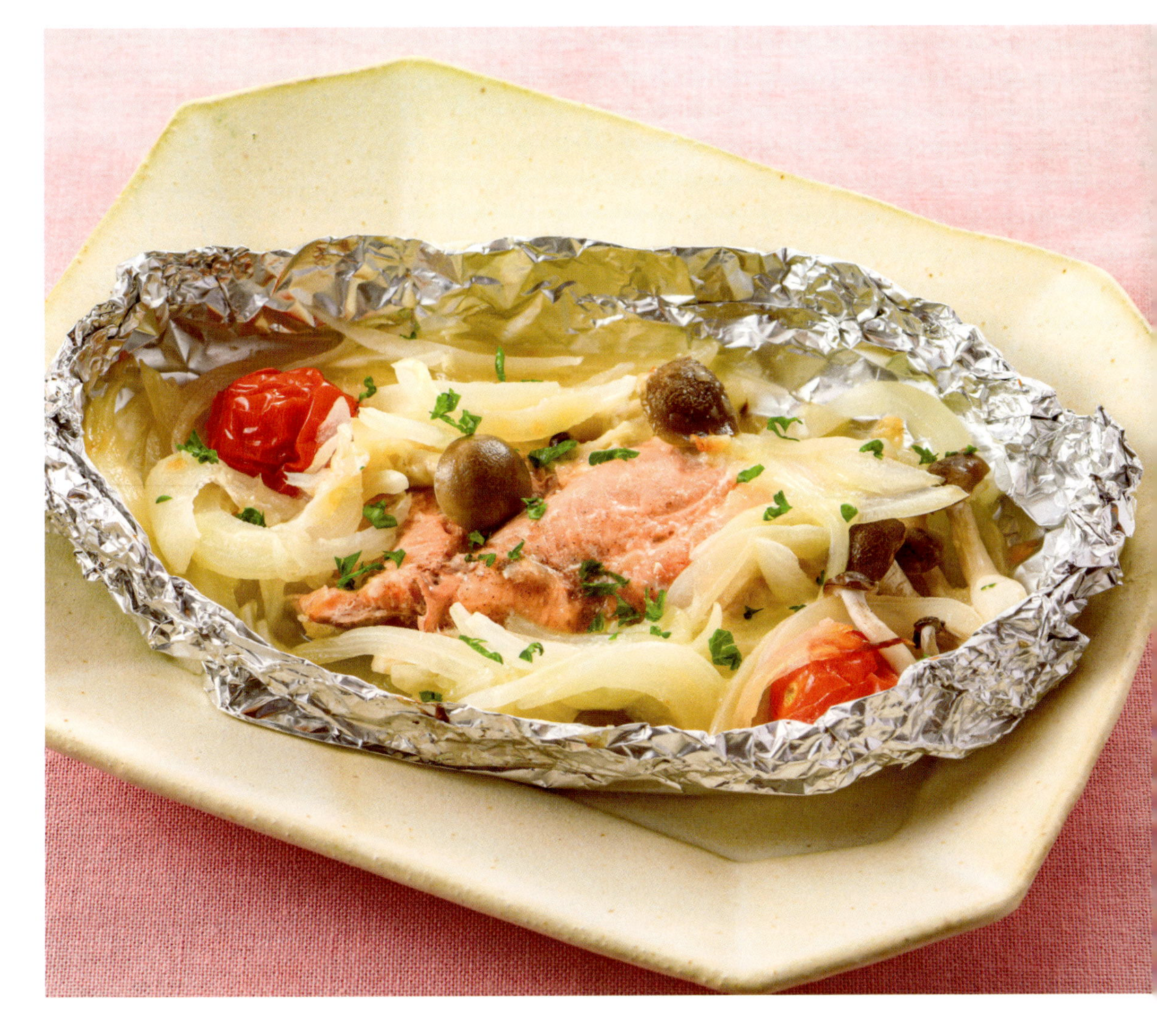

鮭や野菜のうまみをぎゅっと包み込む

鮭の洋風ホイル焼き

204 kcal	糖質 9.0g	●たんぱく質：23.0g ●脂質：7.5g ●食物繊維：1.7g ●塩分：0.9g

材料（2人分）

生鮭…2切れ（200g）
玉ねぎ…1/2個（100g）
しめじ…1/2パック（50g）
ミニトマト…4個
塩、こしょう…各少々
白ワイン…大さじ1
ピザ用チーズ…30g
パセリ（みじん切り）…適量

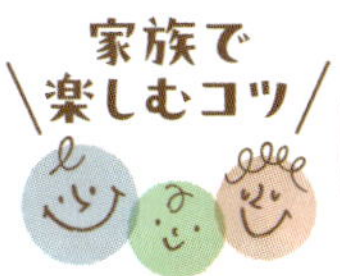

白ワインでコクを出しつつ、アルコールをとばして子どもでも食べられるおかずに。

作り方

1 鮭は塩、こしょうをふる。玉ねぎは薄切り、しめじは小房に分ける。

2 アルミホイルを2枚広げ、1、ミニトマトを等分にのせ、白ワインとピザ用チーズを等分にかけて包む。

3 2をオーブントースターで10分ほど加熱し、パセリを散らす。

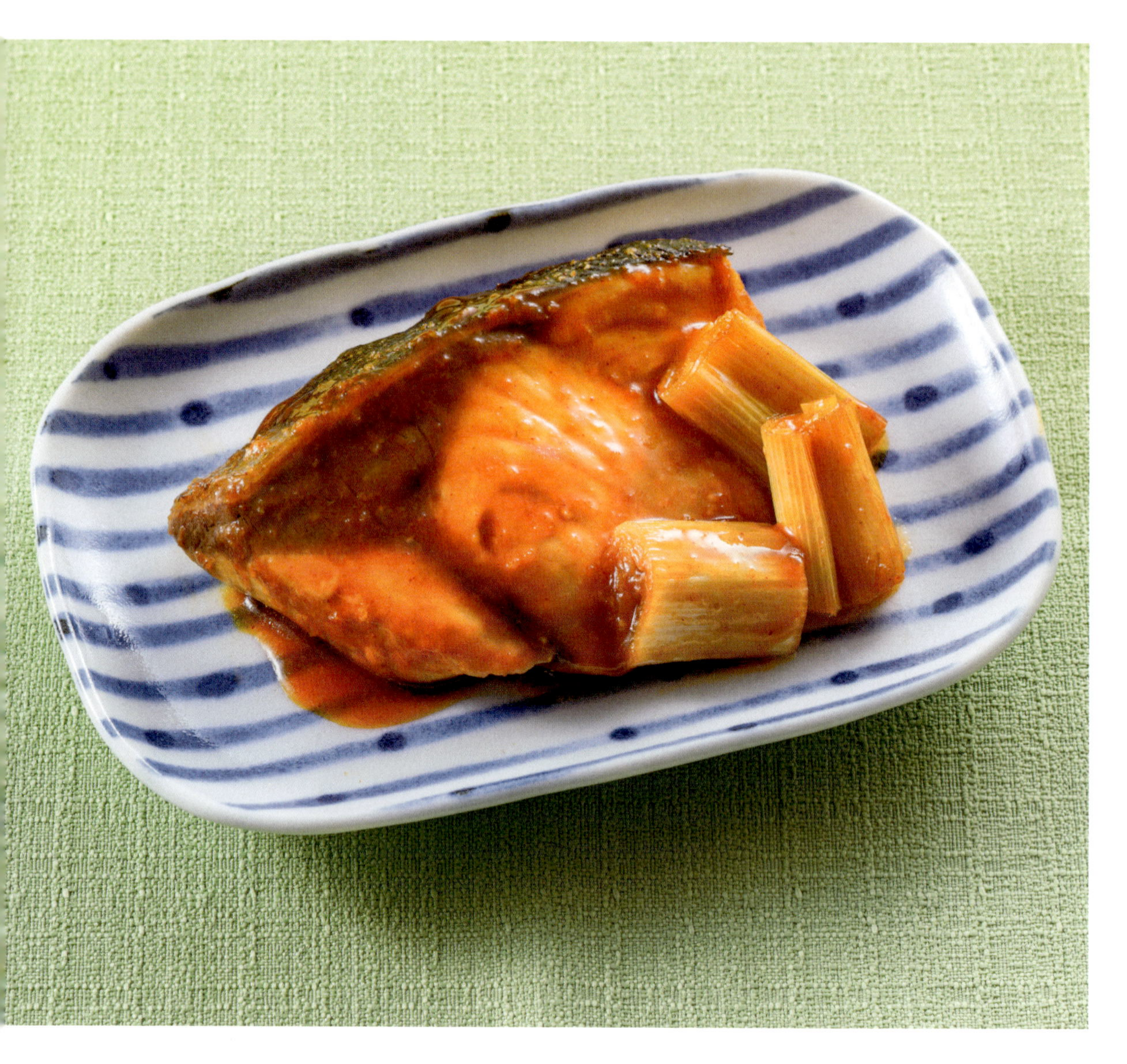

辛みを効かせて魚が苦手な人でも食べやすく

ぶりのコチュジャン煮

251 kcal	糖質 12.4g	●たんぱく質：19.3g ●脂質：13.2g ●食物繊維：0.6g ●塩分：1.0g

材料（2人分）

ぶり…2切れ（200g）
長ねぎ…50g（正味）
塩…少々
A　水…1/2カップ
　コチュジャン、酒…各小さじ2
　しょうゆ、おろしにんにく…各小さじ1/2

ちょい足しアイディア

大根をプラスしていっしょに煮込んでも。韓国風ぶり大根になります。

作り方

1 ぶりは塩をふり、長ねぎはぶつ切りにする。
2 鍋にAを煮立て、1を加えて中火で10分ほど煮汁をからめながら煮る。

漬けて焼くだけでカリッとジューシー

かつおの竜田揚げ風

284 kcal	糖質 16.5g	●たんぱく質：21.4g ●脂質：13.6g ●食物繊維：0.6g ●塩分：1.0g

かつおはまぐろにしてもOK！ さっと火を通すだけで食べられます。レモンを搾ったり、みょうがや青じそのせん切りをのせたりしても。

材料（2人分）

かつお（刺し身用・さく）…200g
A しょうゆ、酒…各小さじ2
　みりん、おろししょうが…各小さじ1
片栗粉、サラダ油…各大さじ2
水菜（ざく切り）…50g

作り方

1 かつおは1.5cm幅に切ってポリ袋に入れ、混ぜ合わせたAを加えて10分ほど漬ける。

2 1の汁けをペーパータオルでふき取り、片栗粉をまぶし、サラダ油を中火で熱したフライパンで両面焼き色がつくまで焼く。器に盛り、水菜を添える。

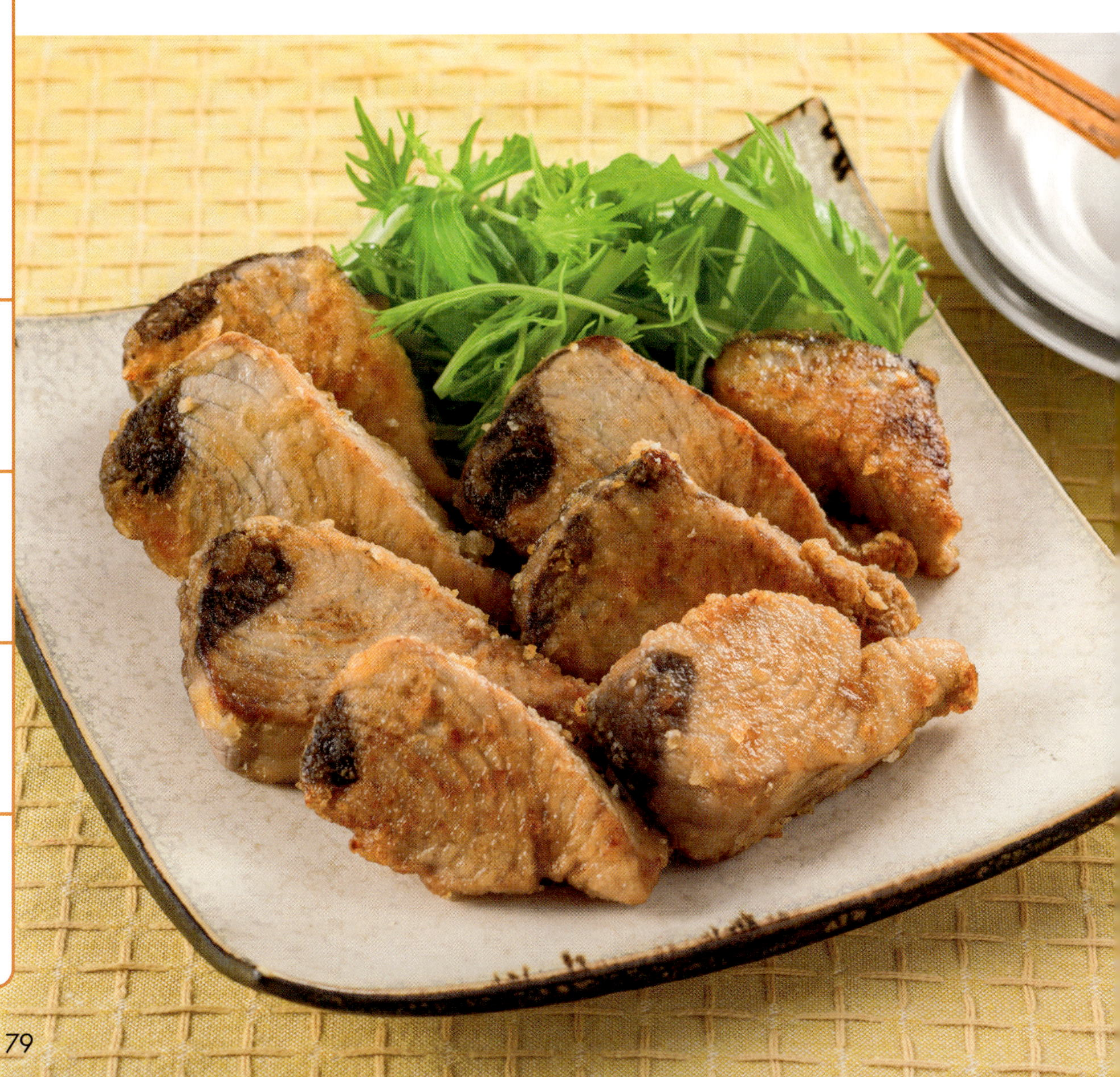

ブロッコリーをプラスしてボリュームと彩りアップ！

えびとブロッコリーの
チリソース

142 kcal	糖質 9.8g	●たんぱく質：14.3g ●脂質：3.8g ●食物繊維：2.3g ●塩分：1.2g

材料（2人分）

むきえび…150g
ブロッコリー…80g（正味）
ごま油…大さじ1/2
A 水…大さじ2
トマトケチャップ、酒…各大さじ1
しょうゆ、砂糖、片栗粉…各小さじ1
おろししょうが、おろしにんにく…各小さじ1/2
豆板醤…小さじ1/3

作り方

1 ブロッコリーは小房に分ける。
2 フライパンにごま油を中火で熱してえびを炒め、色が変わってきたらブロッコリーを加えて2〜3分炒める。
3 2に混ぜ合わせたAを加え、とろみがつくまでからめる。

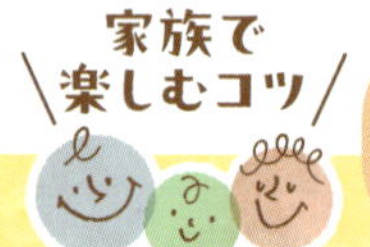

ピリッとした辛さと甘酸っぱさは、家族も満足の味つけです。

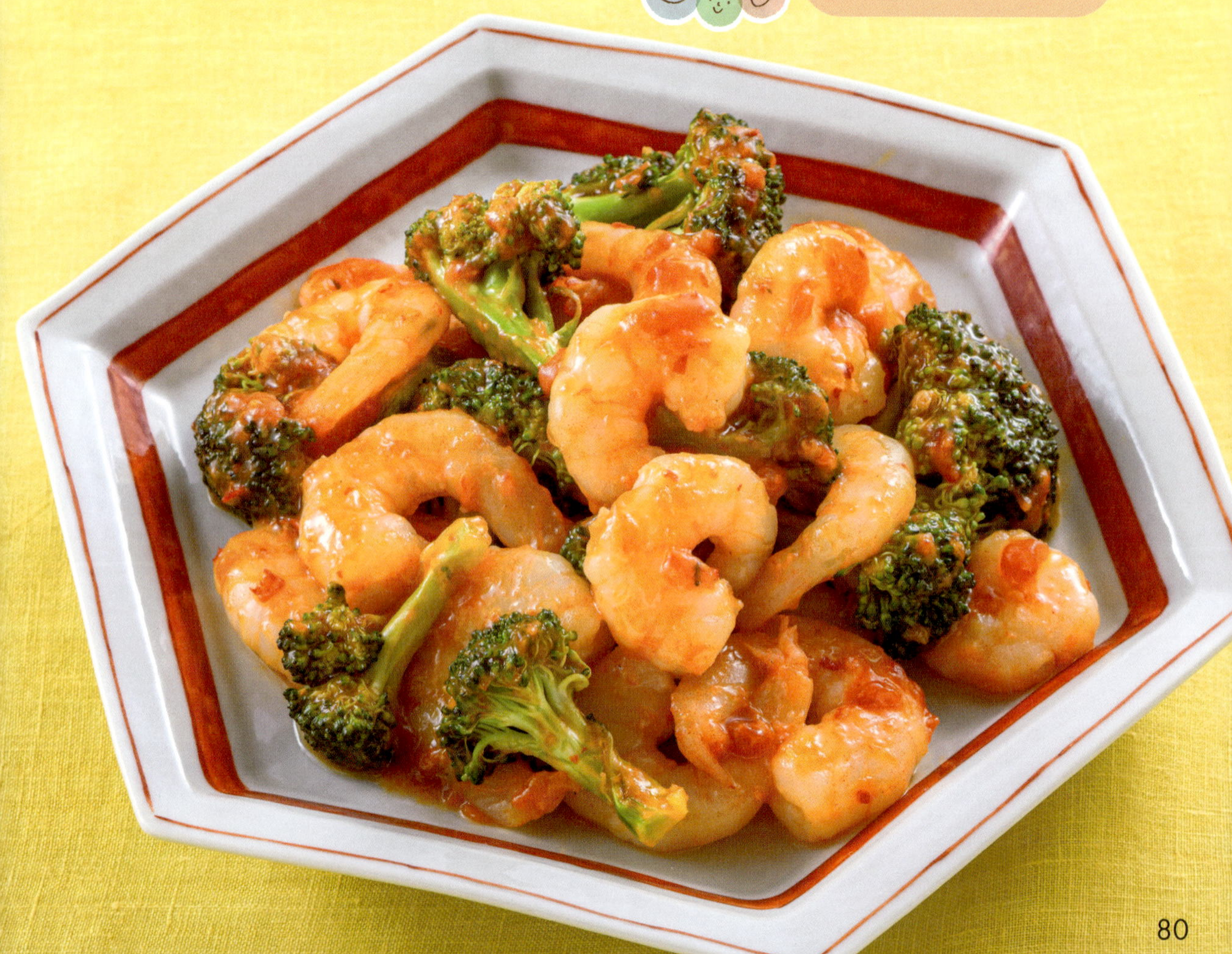

栄養素とうまみがたっぷりのさば缶で簡単料理

さば缶の和風グラタン

291 kcal	糖質 9.7g	●たんぱく質：21.2g ●脂質：17.8g ●食物繊維：2.5g ●塩分：1.8g

材料（2人分）

さば缶（水煮）
…1缶（190g）
長ねぎ…100g（正味）
エリンギ…2本（80g）

A
ピザ用チーズ…30g
マヨネーズ…大さじ1
しょうゆ…小さじ1

作り方

1 さば缶は缶汁をきる。長ねぎはぶつ切り、エリンギは半分の長さに切って縦に4つ割りにする。

2 耐熱容器に1を入れ、混ぜ合わせたAをかけ、オーブントースターで10分ほど焼く。

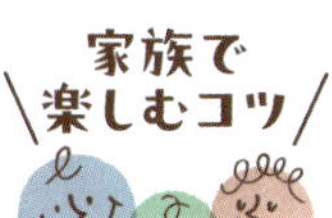

マヨしょうゆ味で魚のにおいを軽減。魚が苦手な人がいても食べやすくなるよう工夫しました。

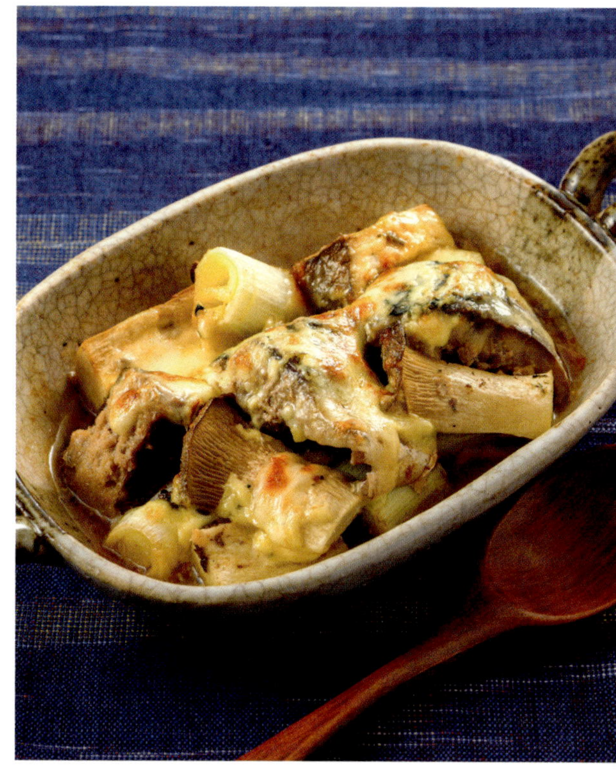

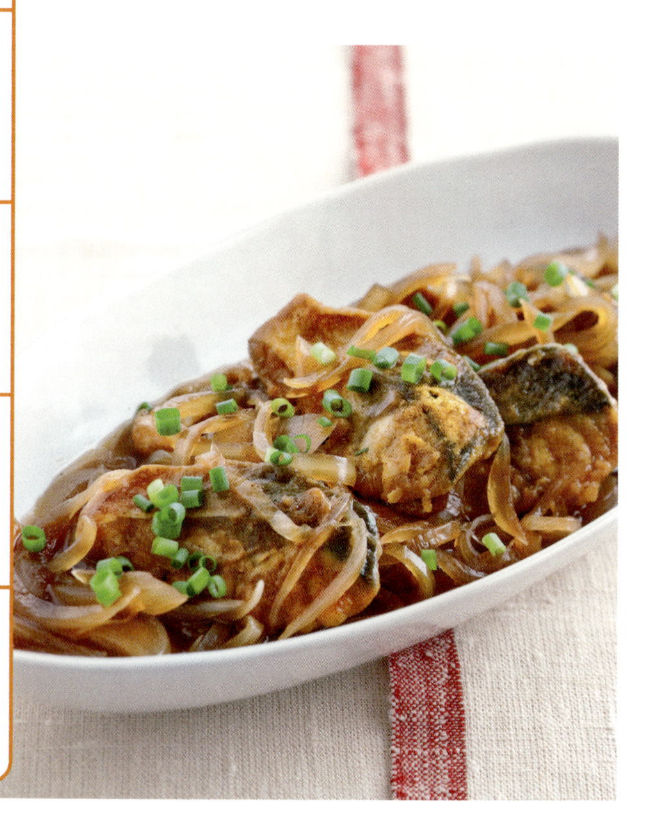

和の味わいにスパイシーな刺激がやみつき！

さば缶と玉ねぎのカレー煮

210 kcal	糖質 9.6g	●たんぱく質：17.3g ●脂質：11.1g ●食物繊維：0.9g ●塩分：1.7g

材料（2人分）

さば缶（水煮）
…1缶（190g）
玉ねぎ…1/2個（100g）
サラダ油…小さじ1

A
水…1/4カップ
しょうゆ…小さじ2
カレー粉、砂糖
…各小さじ1/2

小ねぎ（小口切り）…適量

作り方

1 玉ねぎは薄切りにする。

2 鍋にサラダ油を中火で熱して1を炒め、しんなりとしたらA、さば缶を缶汁ごと加えて煮立て、5分ほど煮る。器に盛り、小ねぎを散らす。

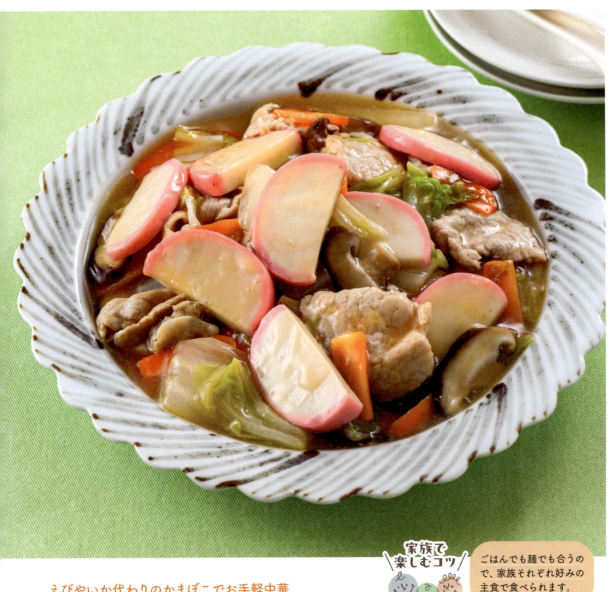

家族で楽しむコツ

ごはんでも麺でも合うので、家族それぞれ好みの主食で食べられます。

えびやいか代わりのかまぼこでお手軽中華

かまぼこ八宝菜

206 kcal	糖質 16.2g	●たんぱく質：14.2g ●脂質：8.4g ●食物繊維：2.4g ●塩分：1.9g

材料（2人分）

かまぼこ（赤）…1本（80g）
白菜…2枚（200g）
にんじん…1/3本（50g）
しいたけ…2枚（30g）
豚こま切れ肉…100g
ごま油…大さじ1/2

A | 水…1カップ
酒、オイスターソース…各大さじ1/2
鶏がらスープの素（顆粒）、砂糖…各小さじ1/2

B | 片栗粉、水…各大さじ1

作り方

1 かまぼこは5mm幅に切る。白菜はざく切り、にんじんは短冊切りにし、しいたけは薄切りにする。

2 フライパンにごま油を中火で熱して豚肉を炒め、色が変わったら1を加えて3分ほど炒める。

3 2にAを加えて5分ほど煮たら、Bでとろみをつける。

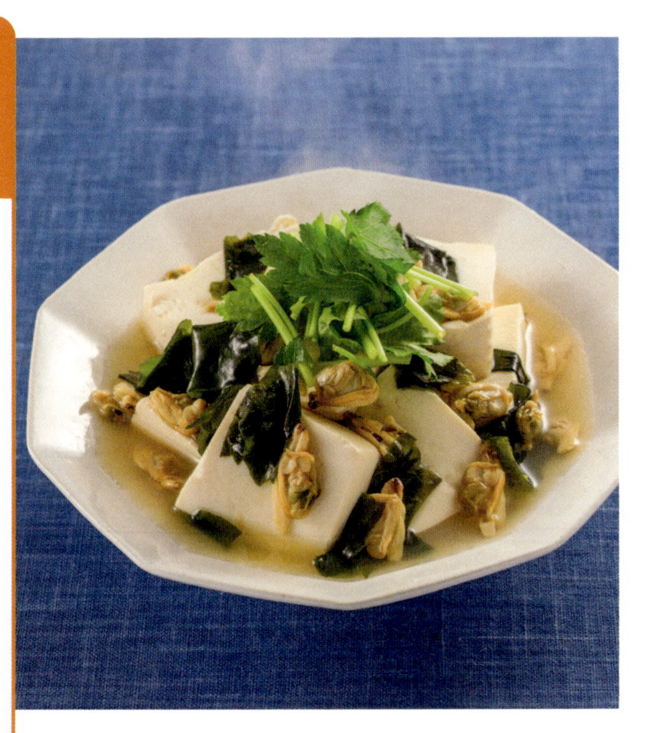

あさり缶を使ったラクラクレンジ蒸し

あさり豆腐

126 kcal	糖質 3.7g	●たんぱく質：13.9g ●脂質：5.3g ●食物繊維：1.8g ●塩分：1.7g

材料（2人分）

あさり缶（水煮）…1缶（130g）
わかめ（乾燥）…2g
絹ごし豆腐…1丁（300g）
A だし汁…1/2カップ
　酒、薄口しょうゆ…各小さじ1
みつば（ざく切り）…適量

作り方

1 わかめはたっぷりの水でもどして水けを絞り、食べやすい大きさに切る。豆腐は厚みを半分に切って縦2cm幅に切る。
2 耐熱容器に1、A、あさり缶を缶汁ごと入れてふんわりとラップをし、電子レンジで4分ほど加熱する。器に盛り、みつばをのせる。

ツナの缶汁をだし代わりにしてコク深く

ツナと厚揚げのピリ辛あん

205 kcal	糖質 5.6g	●たんぱく質：15.1g ●脂質：13.2g ●食物繊維：0.9g ●塩分：0.8g

材料（2人分）

ツナ缶（水煮）…小1缶（70g）
厚揚げ…1枚（200g）
A 水…大さじ3
　酒、しょうゆ…各小さじ1
　砂糖、おろしにんにく、おろししょうが…各小さじ1/2
　豆板醤…小さじ1/3
B 片栗粉、水…各小さじ1
ごま油…小さじ1
小ねぎ（小口切り）…適量

作り方

1 厚揚げはひと口大に切って耐熱容器に入れ、ツナ缶を缶汁ごと、混ぜ合わせたAを加えてふんわりとラップをし、電子レンジで4分ほど加熱する。
2 1に混ぜ合わせたBを加えて混ぜ、さらに電子レンジで1分ほど加熱する。
3 2にごま油を加えて器に盛り、小ねぎを散らす。

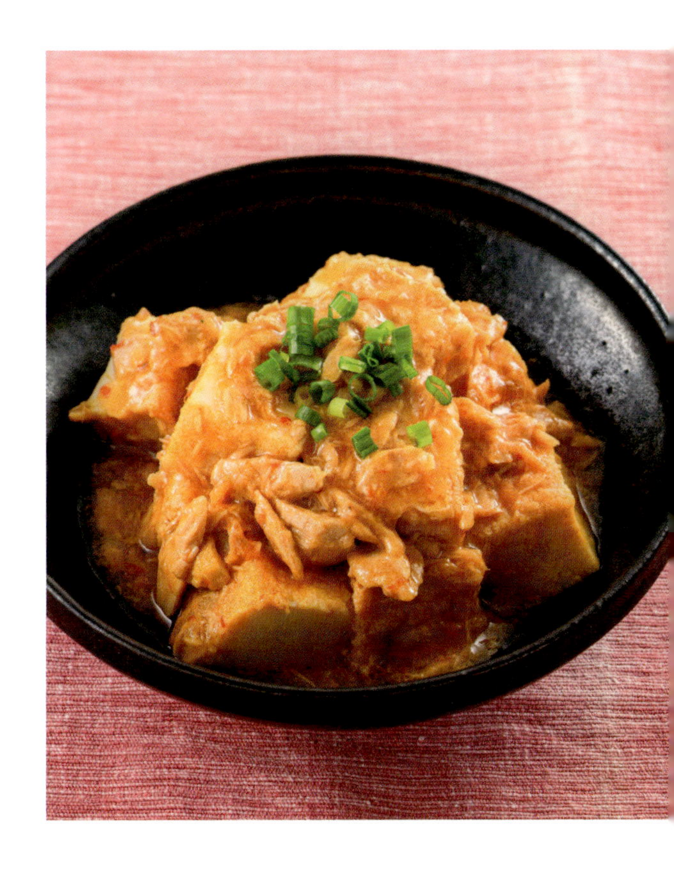

甘辛お肉が卵にマッチ！

肉入りボリューム卵焼き

232 kcal	糖質 7.1g	●たんぱく質：16.2g ●脂質：15.0g ●食物繊維：0.0g ●塩分：1.0g

材料（2人分）

卵…3個
牛切り落とし肉…80g
A しょうゆ、みりん …各大さじ1/2
サラダ油…小さじ1
だし汁…大さじ2

作り方

1 耐熱容器に牛肉、Aを入れて軽くもみ込んでから広げ、ふんわりとラップをして電子レンジで2分30秒ほど加熱する。
2 ボウルに卵を割りほぐし、だし汁を加えて混ぜる。
3 卵焼き器を中火で熱し、サラダ油をひいて2の1/2量を流し入れ、半熟状になったら手前に1をのせて奥へと向かって巻く。
4 残りの2も流し入れ、奥から手前に向かって巻き、卵焼きを作る。

主菜

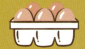

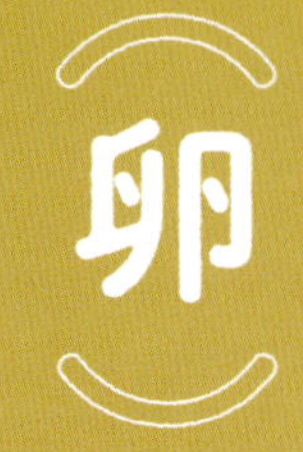

卵

栄養価が高く調理が簡単な卵。どんな食材や味つけとも相性◎。主菜としてはもちろん、朝ごはんやお弁当の「あと1品」にも役立ちます。

家族で楽しむコツ

具の牛肉にしっかりと味つけをすれば、卵にはだし汁だけでOK。ボリュームたっぷりの贅沢な卵焼きです。

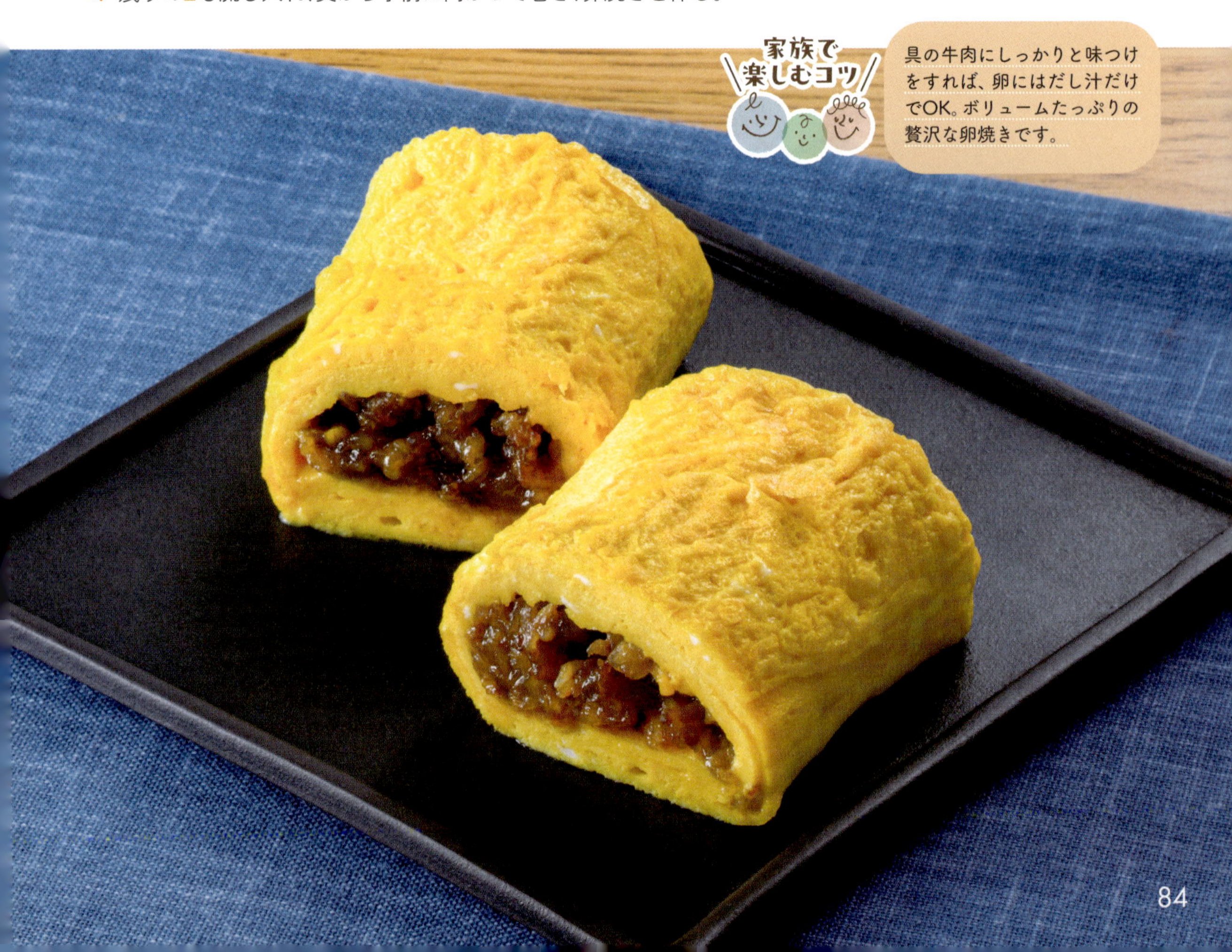

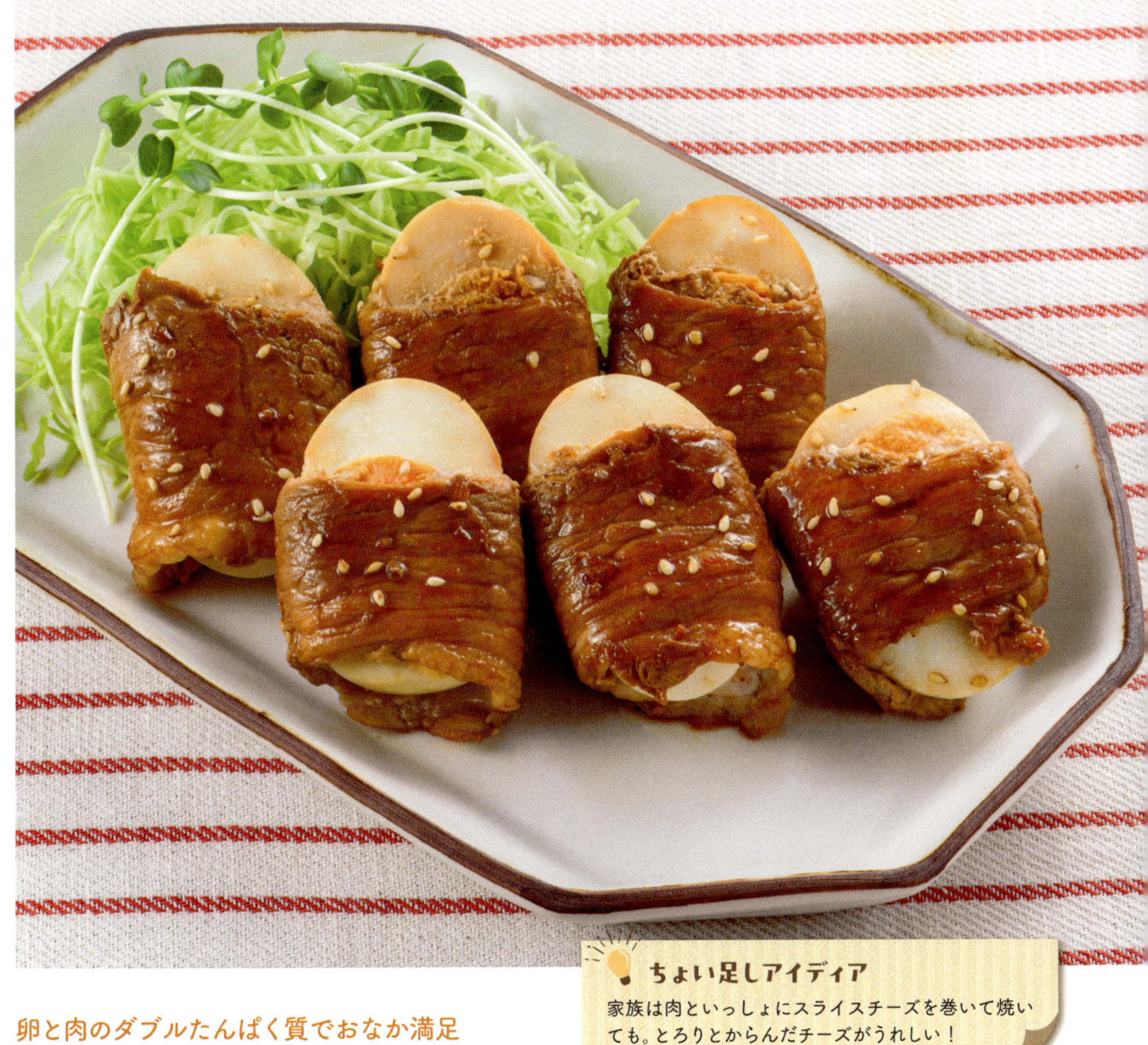

ちょい足しアイディア
家族は肉といっしょにスライスチーズを巻いて焼いても。とろりとからんだチーズがうれしい！

卵と肉のダブルたんぱく質でおなか満足

肉巻き卵

261 kcal	糖質 8.7g	●たんぱく質：20.6g ●脂質：15.7g ●食物繊維：0.9g ●塩分：1.6g

材料（2人分）

ゆで卵…3個
豚もも薄切り肉…6枚（120g）
サラダ油…小さじ1
A しょうゆ…大さじ1
　砂糖…小さじ1
いりごま（白）…少々
キャベツ（せん切り）、貝割れ大根（根元を落とす）…各適量

作り方

1 ゆで卵は殻をむいて縦半分に切り、1切れにつき豚肉1枚を巻きつける。
2 フライパンにサラダ油を中火で熱し、1の巻き終わりを下にして並べ、肉の全面に焼き色がつくまで焼く。
3 2に混ぜ合わせたAを加えてからめ、いりごまをふる。器に盛り、キャベツと貝割れ大根を添える。

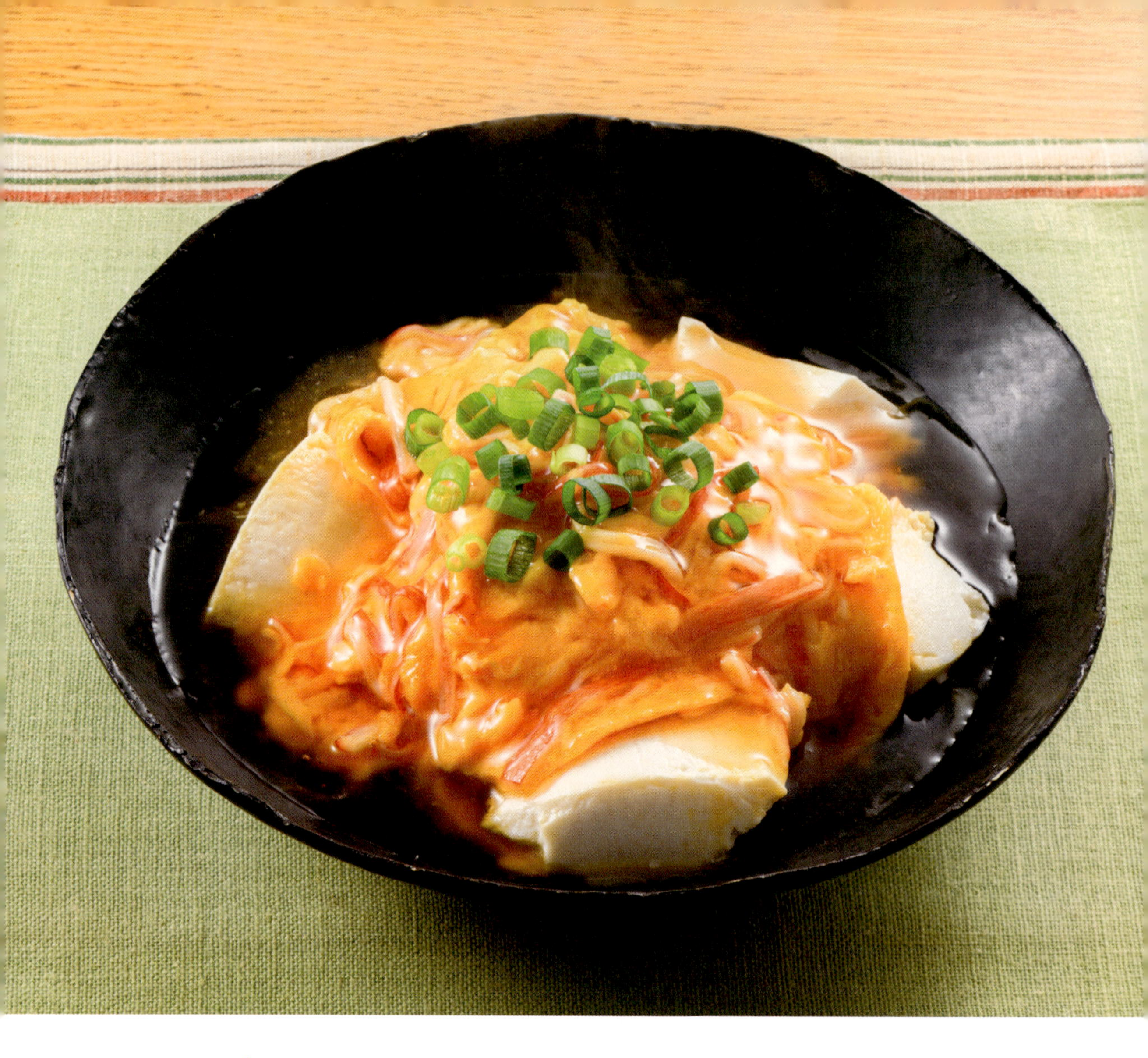

とろっと卵に豆腐を合わせて

かに玉豆腐

240 kcal	糖質 9.2g	●たんぱく質：17.4g ●脂質：14.5g ●食物繊維：0.9g ●塩分：1.6g

材料（2人分）

卵…3個
かに風味かまぼこ
（ほぐす）…4本分（40g）
絹ごし豆腐
…2/3丁（200g）
ごま油…大さじ1/2

A 水…1/4カップ
めんつゆ（3倍濃縮）、酢
…各大さじ1
片栗粉…小さじ1

小ねぎ（小口切り）…適量

作り方

1 ボウルに卵を割りほぐし、かに風味かまぼこを加えて混ぜる。
2 豆腐はペーパータオルで包み、耐熱容器にのせてラップをせずに電子レンジで3分ほど加熱し、スプーンで大きめに崩して器に盛る。
3 フライパンにごま油を中火で熱し、1を流し入れて半熟状になったら2にかける。
4 小鍋にAを入れて混ぜながら火にかけてとろみをつけ、3にかけて小ねぎを散らす。

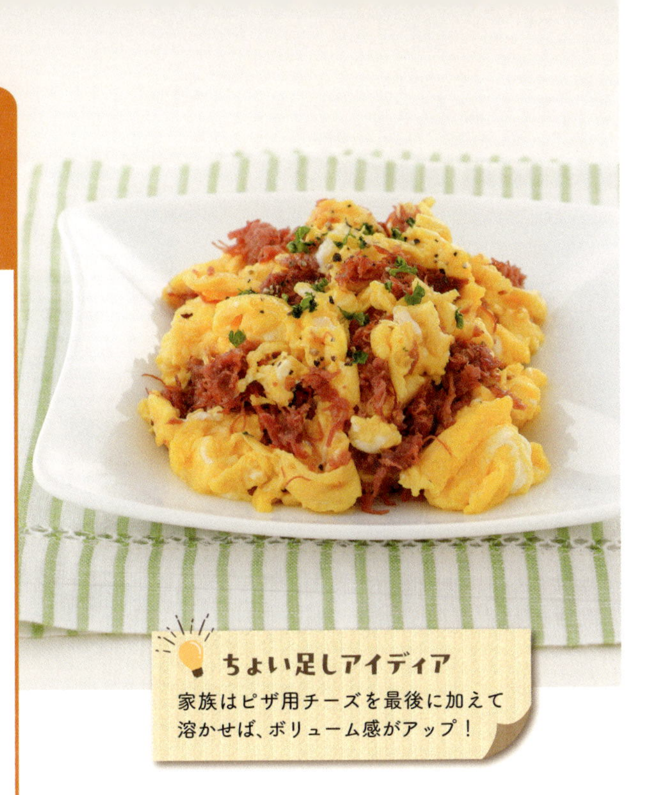

ちょい足しアイディア
家族はピザ用チーズを最後に加えて溶かせば、ボリューム感がアップ！

コンビーフの脂で炒めて調味料いらず！

卵とコンビーフの炒めもの

196 kcal	糖質 3.2g	●たんぱく質：16.7g ●脂質：12.8g ●食物繊維：0.0g ●塩分：1.1g

材料（2人分）

卵…3個
コンビーフ缶…小1缶（80g）
パセリ（みじん切り）…適量
粗びき黒こしょう…少々

作り方

1 ボウルに卵を割りほぐす。
2 フライパンは油をひかずに熱してコンビーフを中火で炒め、1を加えて炒め合わせる。
3 器に2を盛り、パセリを散らして粗びき黒こしょうをふる。

きのこのうまみをまろやかな卵で包む

バターじょうゆのきのこオムレツ

169 kcal	糖質 4.5g	●たんぱく質：10.5g ●脂質：11.6g ●食物繊維：1.7g ●塩分：1.4g

材料（2人分）

卵…3個
しめじ…1/2パック（50g）
しいたけ…3枚（45g）
小ねぎ（小口切り）…3本分（15g）
バター…10g
しょうゆ…小さじ1
こしょう…少々
A 塩…小さじ1/6
A こしょう…少々

作り方

1 しめじは小房に分け、しいたけは4つ割りにする。フライパンに1/2量のバターを溶かし、きのこを中火で炒めてしょうゆを加え、こしょうをふる。
2 ボウルに卵を割りほぐし、1、A、小ねぎを加えて混ぜる。直径20cmのフライパンに残りのバターを中火で溶かし、卵液を流し入れ、菜箸で手早く大きくかき混ぜ、ふたをする。
3 ふちと表面がかたまったら裏返し、ふたをせず全体がかたまるまで7〜8分焼く。

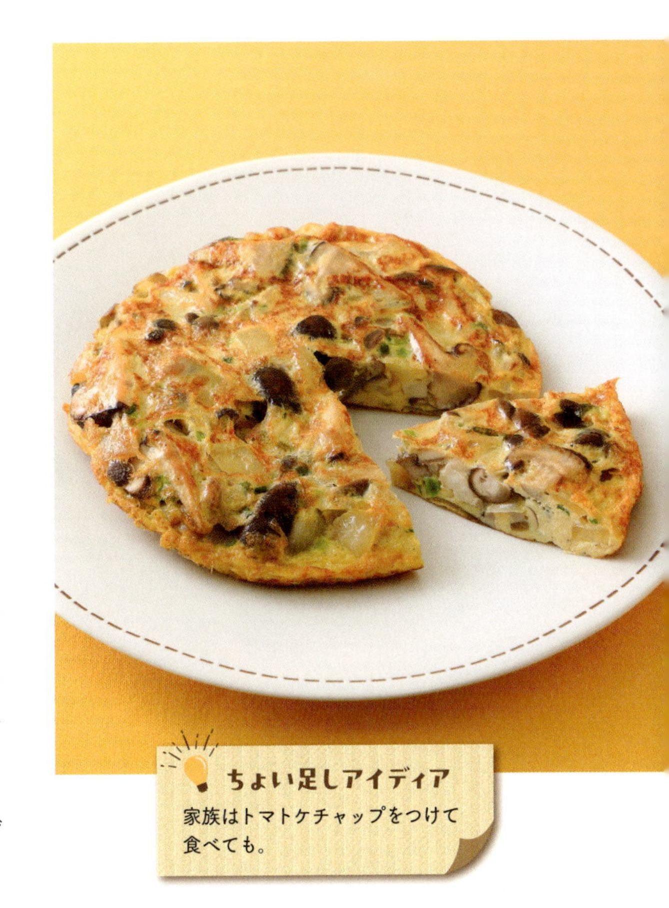

ちょい足しアイディア
家族はトマトケチャップをつけて食べても。

具材たっぷりのシンプルな炒めもの

豆腐のチャンプルー

213 kcal	糖質 5.5g	●たんぱく質：17.7g ●脂質：12.7g ●食物繊維：3.0g ●塩分：1.3g

材料(2人分)

木綿豆腐…2/3丁(200g)
豚こま切れ肉…100g
にら…1/2束(50g)
しいたけ…2枚(30g)
もやし…1/2袋(100g)
サラダ油…大さじ1/2
A しょうゆ…大さじ1/2
　和風だしの素(顆粒)…小さじ1
　こしょう…少々
かつお節…適量

作り方

1 豆腐は水けをふいてひと口大に切り、にらはざく切り、しいたけは薄切りにする。

2 フライパンにサラダ油を中火で熱し、豚肉を炒めて色が変わったら1の野菜ともやしを加え、しんなりするまで炒める。

3 2に豆腐を加えて炒め合わせ、Aで味を調える。器に盛り、かつお節を散らす。

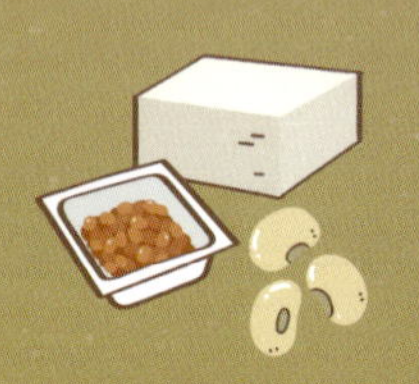

主菜

大豆製品

大豆製品がもったんぱく質、食物繊維、イソフラボンは血糖値の上昇抑制に働きます。様々な食材と組み合わせた、ボリュームたっぷりなおかずを紹介します。

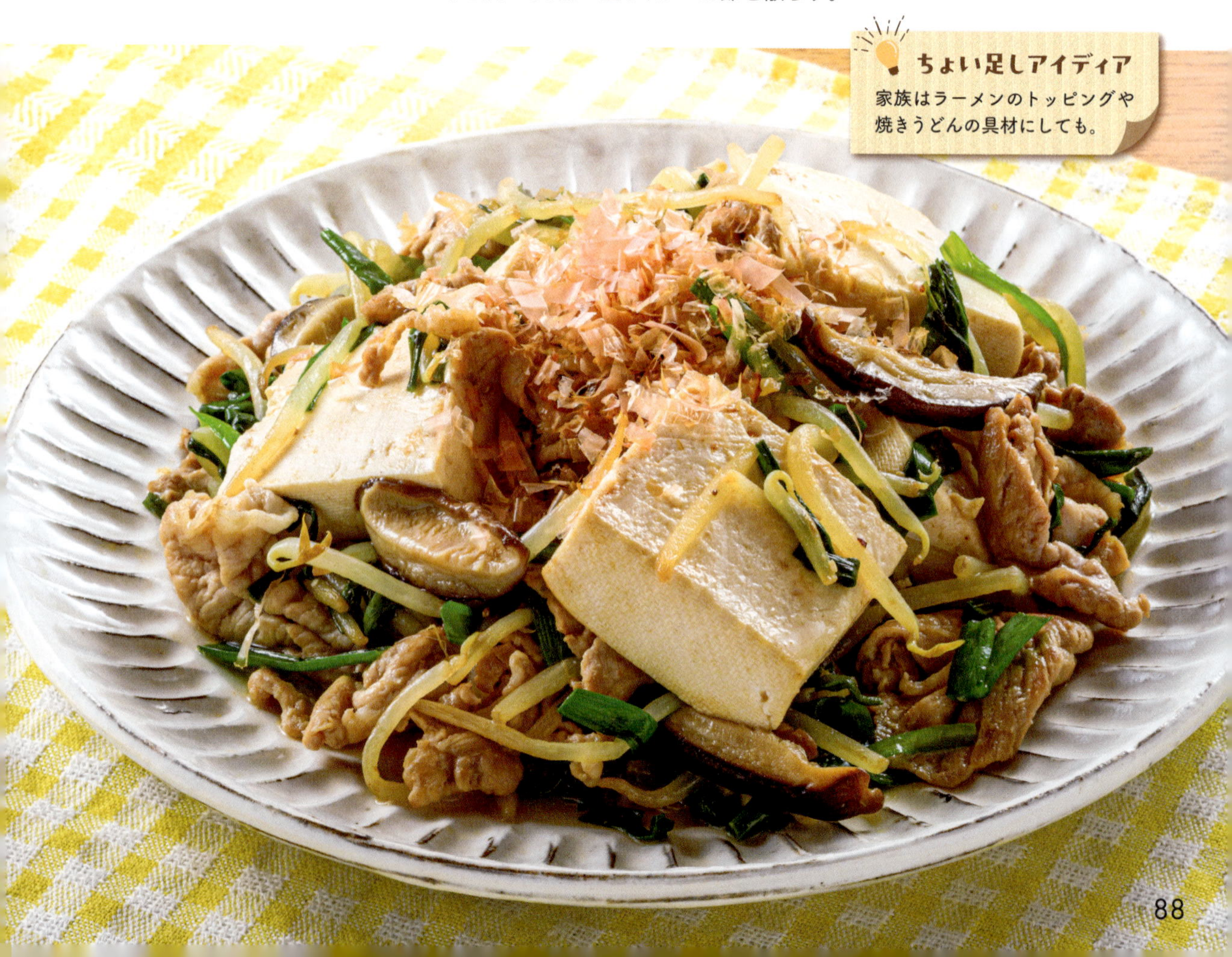

ちょい足しアイディア
家族はラーメンのトッピングや焼きうどんの具材にしても。

PART 2

食材別 毎日おいしい主菜

肉 魚介 卵 大豆製品

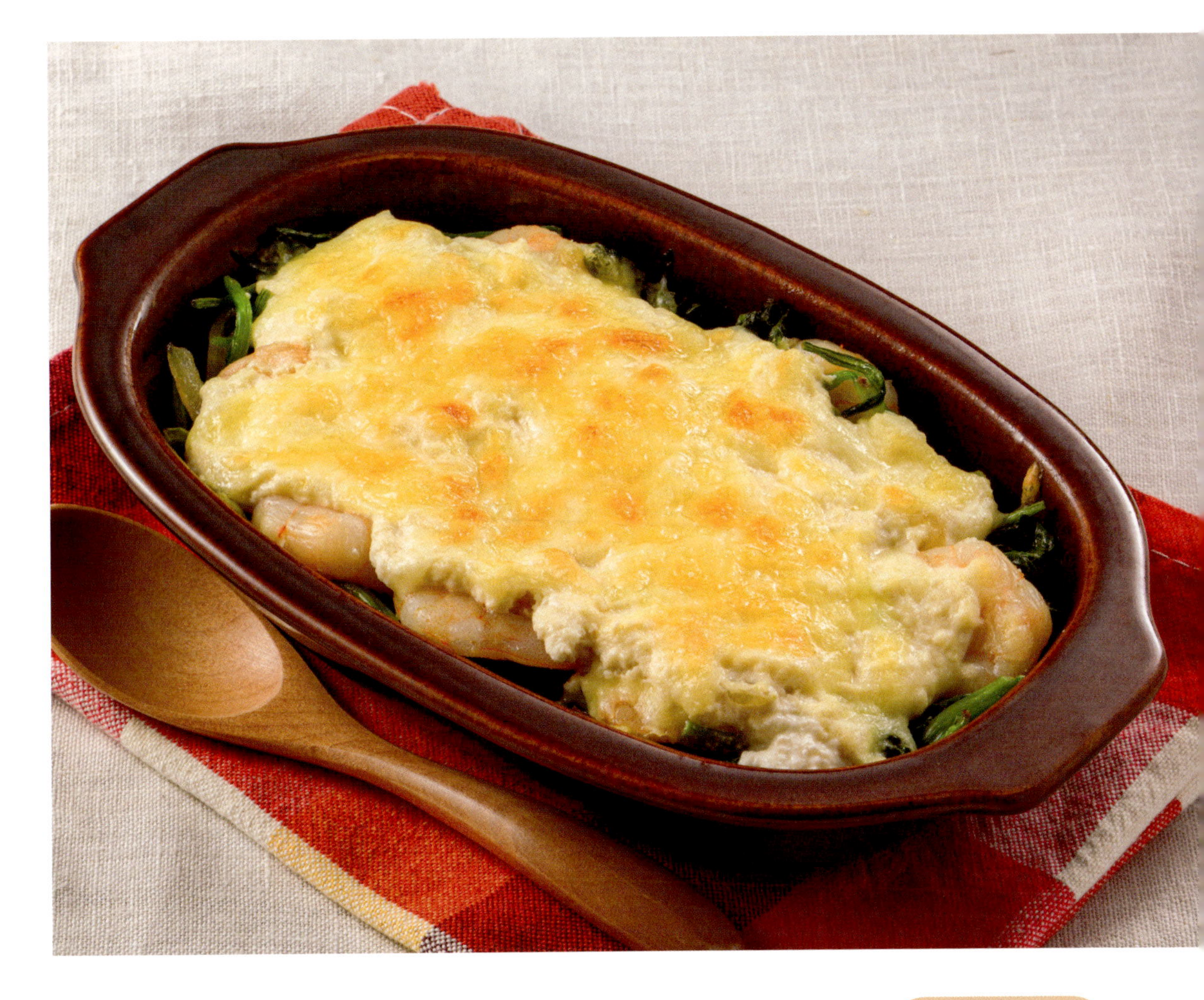

豆腐とマヨネーズのソースがおいしい

えびとほうれん草の豆腐グラタン

340 kcal	糖質 6.3g	●たんぱく質：27.4g ●脂質：22.0g ●食物繊維：2.5g ●塩分：1.9g

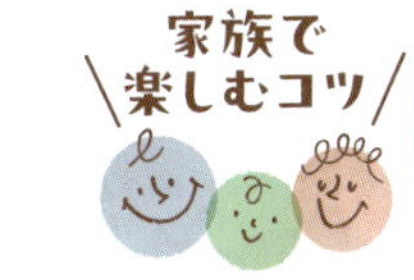

豆腐とは思えない濃厚さ！ 小さな子どもから高齢の方まで食べやすい味つけです。

材料（2人分）

絹ごし豆腐…2/3丁（200g）
むきえび…200g
ほうれん草…1/2束（100g）
玉ねぎ…1/4個（50g）
マヨネーズ…大さじ2
オリーブ油…小さじ1
塩…小さじ1/4
こしょう…少々
バター…適量
ピザ用チーズ…40g

作り方

1 豆腐はペーパータオルで包み、重しをのせて水きりをし、泡立て器でマヨネーズとよく混ぜる。

2 ほうれん草はざく切り、玉ねぎは薄切りにする。

3 フライパンにオリーブ油を中火で熱し、2、えびを炒め、火が通ったら塩、こしょうで味を調える。

4 耐熱容器にバターを薄く塗り、3、1、ピザ用チーズの順にのせ、オーブントースターでこんがりと焼き色がつくまで5分ほど焼く。

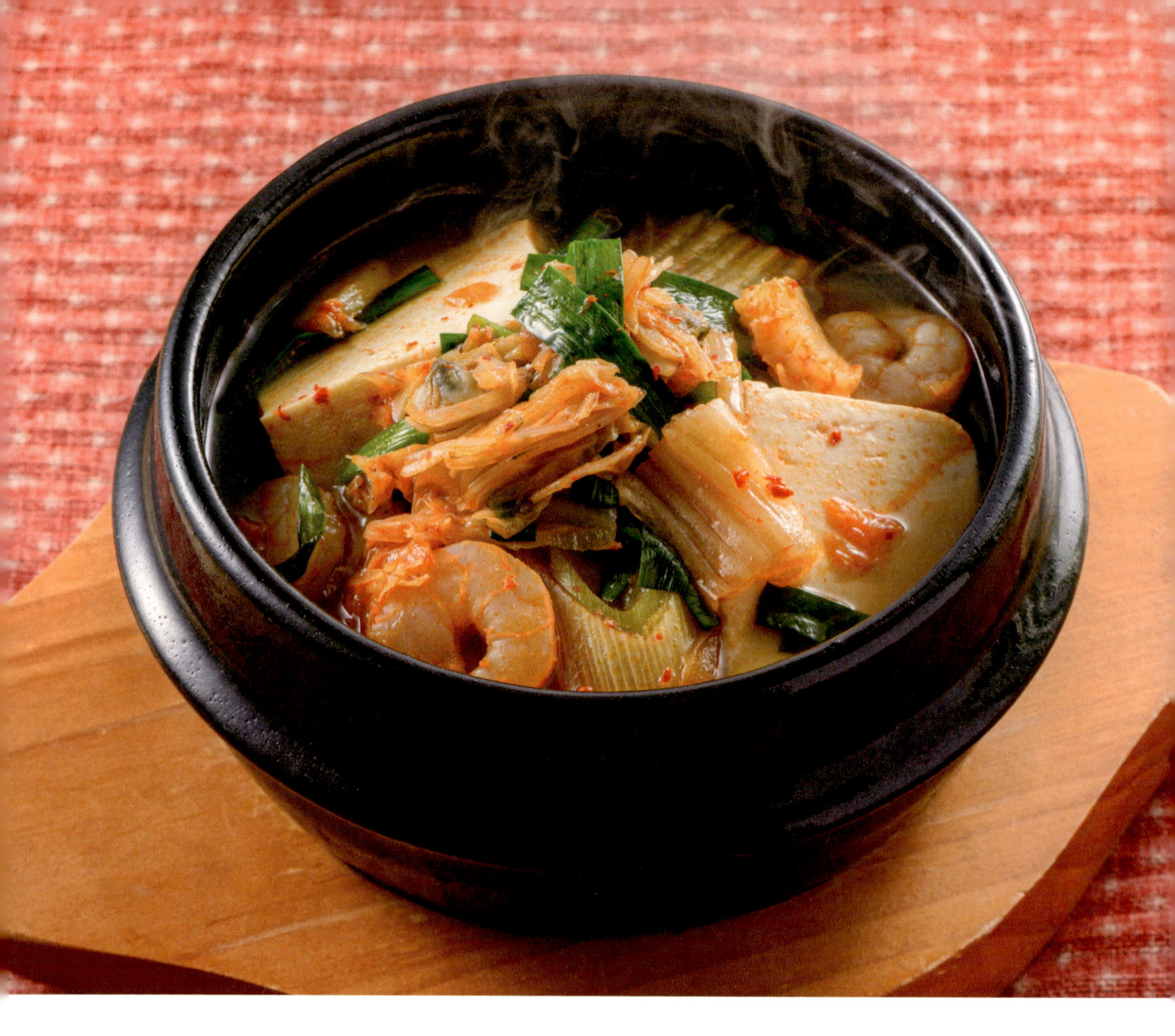

にんにくと豆板醤が香る本格チゲ

海鮮豆腐チゲ

200 kcal	糖質 9.2g	●たんぱく質：19.8g ●脂質：8.5g ●食物繊維：3.6g ●塩分：1.9g

材料（2人分）

木綿豆腐…2/3丁（200g）
長ねぎ…50g（正味）
にら…1/2束（50g）
A にんにく（薄切り）…1片分
ごま油…大さじ1/2
豆板醤…小さじ1/2
白菜キムチ…80g
B シーフードミックス（冷凍）…150g
水…1と1/2カップ

作り方

1 豆腐は水けをきって食べやすい大きさに切る。長ねぎは斜め切り、にらはざく切りにする。Bのシーフードミックスは解凍する。

2 鍋にAを入れて中火で熱し、香りが立ったらキムチを加えてさっと炒める。さらにBを加えて煮立たせる。

3 2に長ねぎ、豆腐を加えて5分ほど煮て、にらを加えてさっと火を通す。

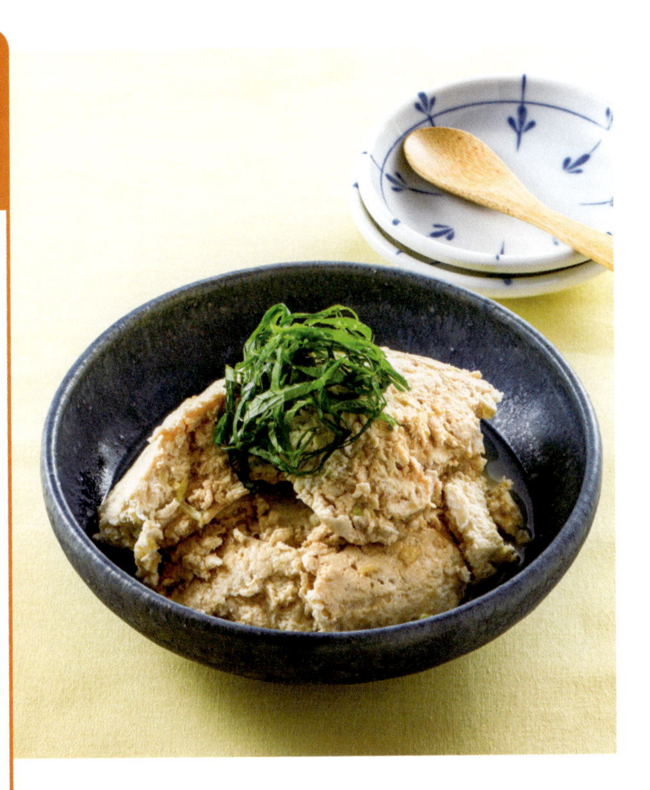

混ぜてレンチンするだけですぐできる

豆腐とひき肉のレンジ蒸し

273 kcal	糖質 7.6g	●たんぱく質：20.2g ●脂質：17.4g ●食物繊維：1.6g ●塩分：1.5g

材料（2人分）

絹ごし豆腐…2/3丁（200g）

A
- 鶏ひき肉…150g
- 溶き卵…1個分
- 長ねぎ（みじん切り）…40g（正味）
- しょうが（みじん切り）…1片分

B
- ポン酢しょうゆ…大さじ2
- ごま油…大さじ1/2

青じそ（せん切り）…適量

作り方

1. 耐熱容器に水けをきった豆腐を入れてつぶし、Aを加えてよく混ぜる。
2. 1にふんわりとラップをして電子レンジで7分ほど加熱する。器に盛り、混ぜ合わせたBをかけて青じそをのせる。

食べてびっくりメンチカツ風

油揚げのキャベツメンチ

362 kcal	糖質 5.8g	●たんぱく質：21.4g ●脂質：27.6g ●食物繊維：1.7g ●塩分：0.9g

材料（2人分）

油揚げ…4枚（80g）
合いびき肉…150g
キャベツ…2枚（100g）
塩、こしょう…各少々
サラダ油…小さじ1
リーフレタス（ちぎる）、レモン（くし形切り）、中濃ソース…各適量

作り方

1. 油揚げは短いほうの1辺を切り落として縦長の袋状に広げ、切り落とした部分は刻む。キャベツは粗みじん切りにする。
2. ボウルにひき肉、刻んだ油揚げ、キャベツ、塩、こしょうを入れてよく練り混ぜ、油揚げに等分に詰め、つま楊枝でとめる。全部で4個作る。
3. フライパンにサラダ油を中火で熱し、2を両面こんがりと焼き、ふたをして蒸し焼きにして火を通す。器に盛り、ソースをかけてリーフレタスとレモンを添える。

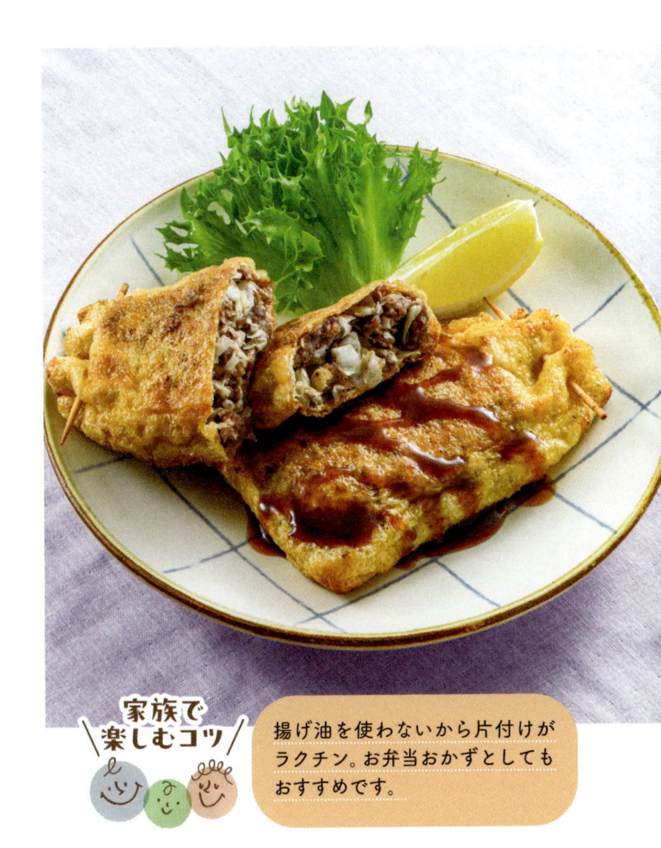

家族で楽しむコツ

揚げ油を使わないから片付けがラクチン。お弁当おかずとしてもおすすめです。

たっぷり大豆と大きめお肉の贅沢なひと皿

大豆のポークビーンズ

249 kcal	糖質 9.7g	●たんぱく質：22.8g ●脂質：11.4g ●食物繊維：8.8g ●塩分：1.4g

材料（2人分）

大豆缶（水煮）…200g
豚ヒレかたまり肉…100g
玉ねぎ…1/2個（100g）
にんじん…1/3本（50g）
サラダ油…大さじ1/2

A
水…1カップ
カットトマト缶…100g
コンソメスープの素（顆粒）…小さじ1

パセリ（みじん切り）、塩、こしょう…各少々

作り方

1 豚肉はひと口大に切り、玉ねぎ、にんじんは1cm角に切る。

2 鍋にサラダ油を中火で熱して1を炒め、肉の色が変わったらA、缶汁をきった大豆を加えて煮立て、10分ほど煮る。

3 塩、こしょうで味を調えて器に盛り、パセリを散らす。

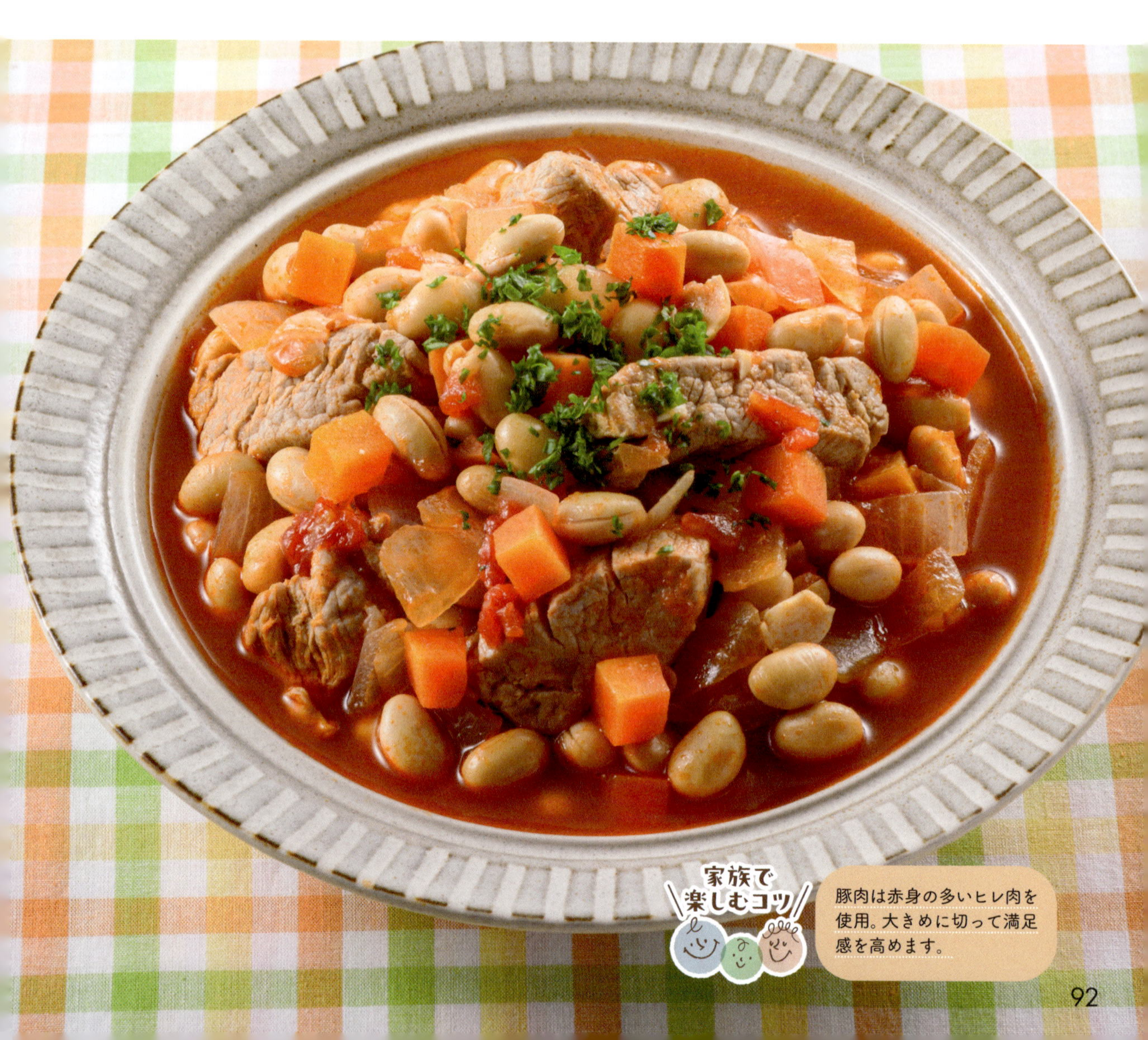

家族で楽しむコツ

豚肉は赤身の多いヒレ肉を使用。大きめに切って満足感を高めます。

納豆と厚揚げのダブルの大豆パワー！

厚揚げの納豆ピザ風

317 kcal	糖質 4.0g	●たんぱく質：21.5g ●脂質：23.1g ●食物繊維：3.7g ●塩分：0.7g

材料（2人分）

厚揚げ…大1枚（300g）
サラダ油…小さじ1
A 納豆…1パック
　小ねぎ（小口切り）…10g
　めんつゆ（3倍濃縮）
　　…大さじ1/2
ピザ用チーズ…20g
刻みのり…適量

作り方

1 厚揚げは厚さを半分に切る。
2 フライパンにサラダ油を中火で熱し、1を両面こんがりと焼く。
3 2の断面を上にして混ぜ合わせたA、ピザ用チーズを等分にのせ、ふたをしてチーズが溶けるまで蒸し焼きにする。器に盛り、刻みのりを散らす。

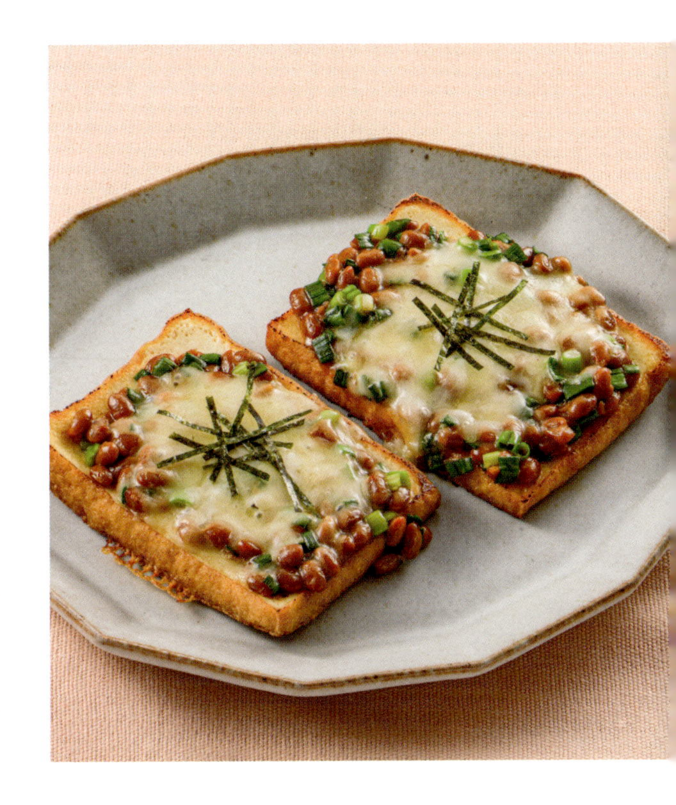

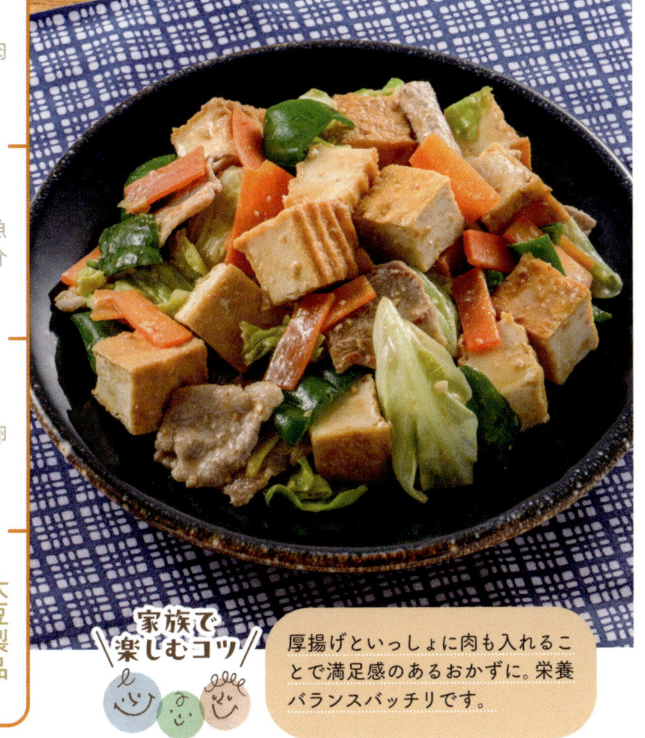

家族で楽しむコツ

厚揚げといっしょに肉も入れることで満足感のあるおかずに。栄養バランスバッチリです。

オイスターソースの香りが食欲をそそる

厚揚げの回鍋肉

342 kcal	糖質 9.3g	●たんぱく質：22.3g ●脂質：22.7g ●食物繊維：3.6g ●塩分：1.5g

材料（2人分）

厚揚げ…大1枚（300g）
豚もも薄切り肉…60g
キャベツ…大1枚（100g）
にんじん…1/3本（50g）
ピーマン…2個（60g）
サラダ油…大さじ1/2
A みそ…大さじ1
　酒…小さじ2
　オイスターソース
　　…小さじ1

作り方

1 厚揚げ、豚肉はひと口大に切り、キャベツはざく切り、にんじんは短冊切り、ピーマンは乱切りにする。
2 フライパンにサラダ油を中火で熱して豚肉を炒め、肉の色が変わったら厚揚げと野菜を加えて炒める。
3 野菜がしんなりしたら混ぜ合わせたAを加えて炒め合わせる。

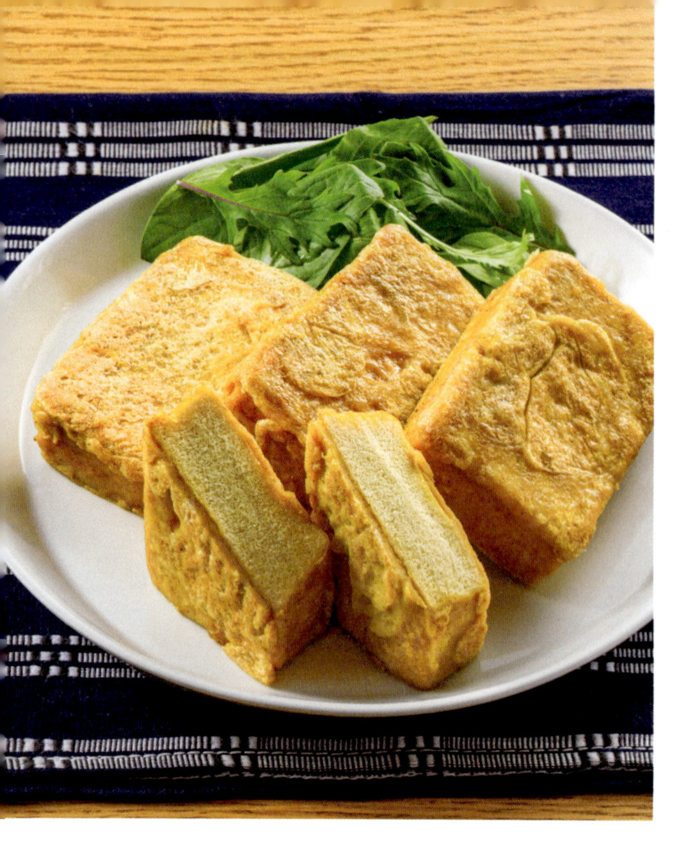

食べごたえバッチリのヘルシーピカタ

高野豆腐のカレーピカタ

210 kcal	糖質 4.6g	●たんぱく質：12.9g ●脂質：15.3g ●食物繊維：0.9g ●塩分：1.4g

材料（2人分）

高野豆腐…2枚（35g）
A 小麦粉…大さじ1
　カレー粉…小さじ1/2
サラダ油…大さじ1
ベビーリーフ…適量
B 溶き卵…1個分
　粉チーズ…小さじ1
　塩…小さじ1/3
　こしょう…少々

作り方

1 高野豆腐は水でもどして半分に切り、混ぜ合わせたAをまぶす。
2 ボウルにBを混ぜ合わせる。
3 フライパンにサラダ油を中火で熱し、1を2にくぐらせて入れ、残りの卵液も流し入れてからめ、両面こんがりと焼き色がつくまで焼く。器に盛り、ベビーリーフを添える。

こんがり焼いて納豆の風味と食感を引き出す

納豆つくね

289 kcal	糖質 12.6g	●たんぱく質：19.1g ●脂質：16.4g ●食物繊維：4.3g ●塩分：1.3g

材料（2人分）

ひきわり納豆…2パック
鶏ひき肉…150g
芽ひじき（乾燥）…5g
サラダ油…大さじ1/2
青じそ…適量
A 片栗粉…大さじ1
　おろししょうが…小さじ1/2
　塩、こしょう…各少々
B しょうゆ、酒…各小さじ2
　砂糖…小さじ1

作り方

1 ひじきはたっぷりの水でもどして水けを絞る。
2 ボウルに納豆、1、ひき肉、Aを加えてよく練り混ぜる。
3 フライパンにサラダ油を中火で熱し、2をスプーンで成形しながら落とし入れ、両面こんがりと焼く。
4 3にBを加えてからめ、青じそを敷いた器に盛る。

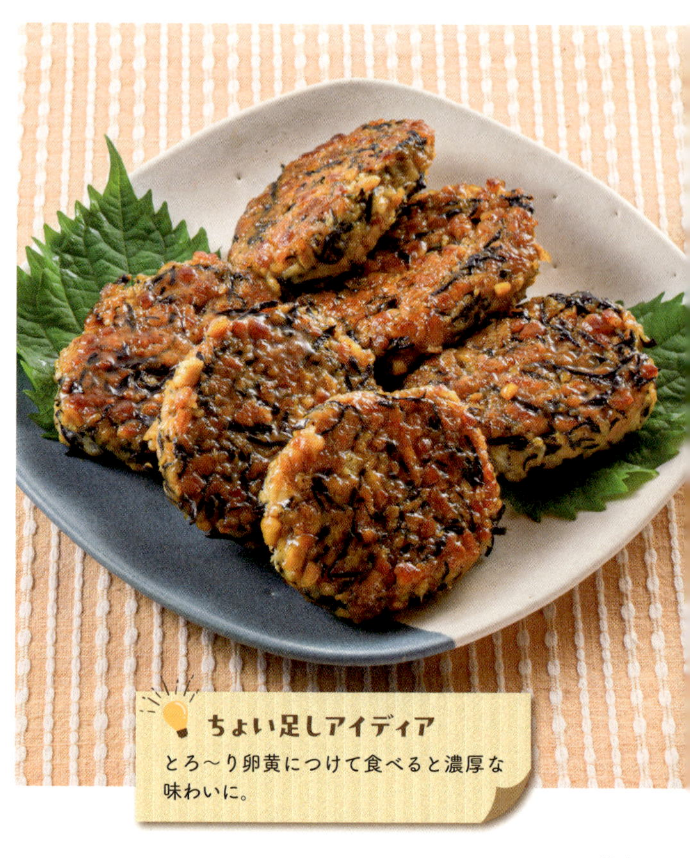

ちょい足しアイディア

とろ〜り卵黄につけて食べると濃厚な味わいに。

PART 3
食材別
毎日おいしい副菜

緑黄色野菜、淡色野菜、
きのこ・海藻類、いも類ごとに
食物繊維がしっかりとれる、
血糖値を上げない副菜を紹介します。
たんぱく質をプラスする、
味つけを工夫するなど、
野菜が得意でない人にも食べやすい
満足感のある内容です。

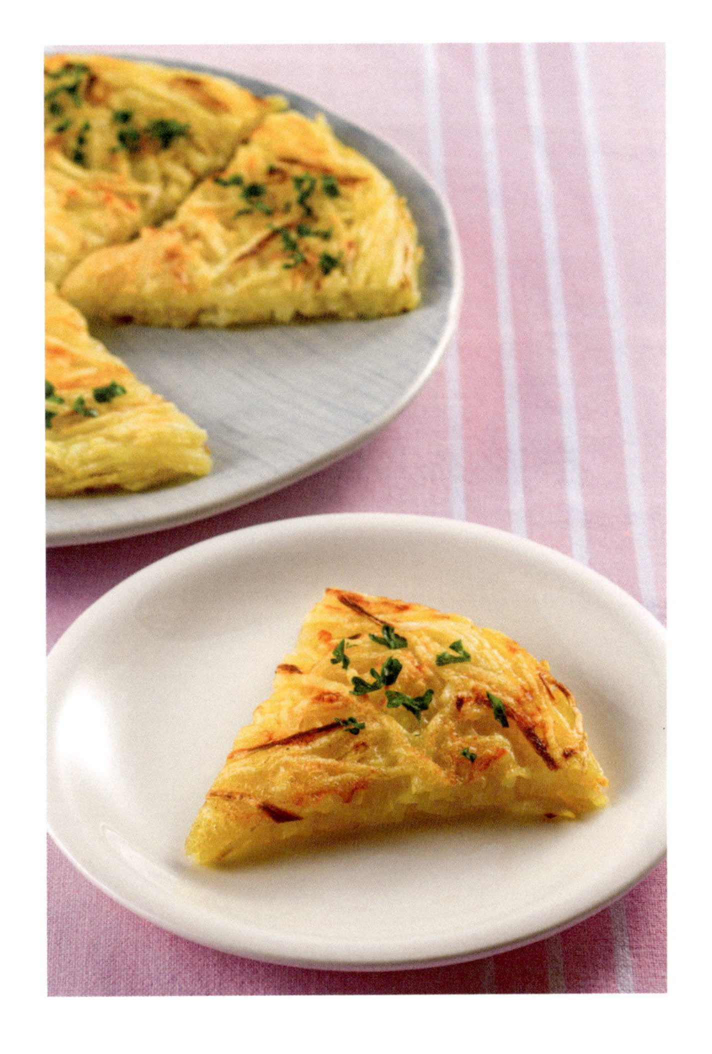

不足しやすい鉄分やカルシウムを補える

ほうれん草の納豆あえ

103 kcal	糖質 3.1g	●たんぱく質：8.2g ●脂質：4.9g ●食物繊維：5.9g ●塩分：0.6g

材料（2人分）

ほうれん草…1/2束（100g）
納豆…2パック
しょうゆ…大さじ1/2

作り方

1 ほうれん草は塩ゆで（分量外）し、水にさらして水けを絞り、3〜4cm長さに切る。
2 ボウルに1、納豆、しょうゆを入れてあえる。

ちょい足しアイディア

練り辛子やわさびなどの辛みをプラスして味にメリハリをつけても。

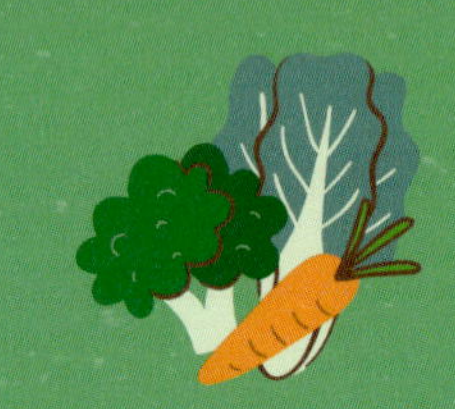

副菜

緑黄色野菜

β-カロテンを豊富に含み、血糖値をコントロールして免疫力を高める健康な体づくりに役立ちます。鮮やかな彩りは見た目からも食事の満足感を高めます。

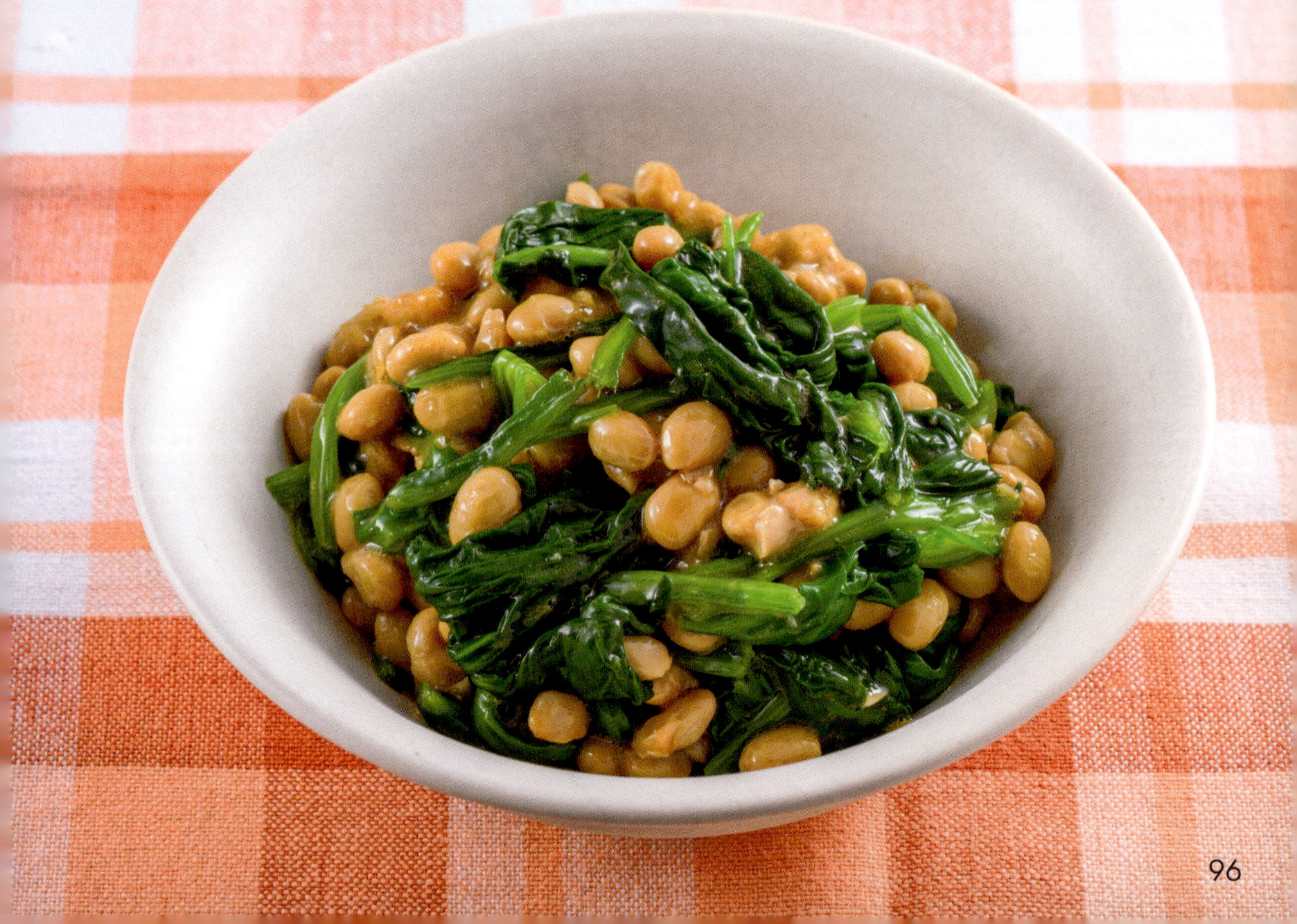

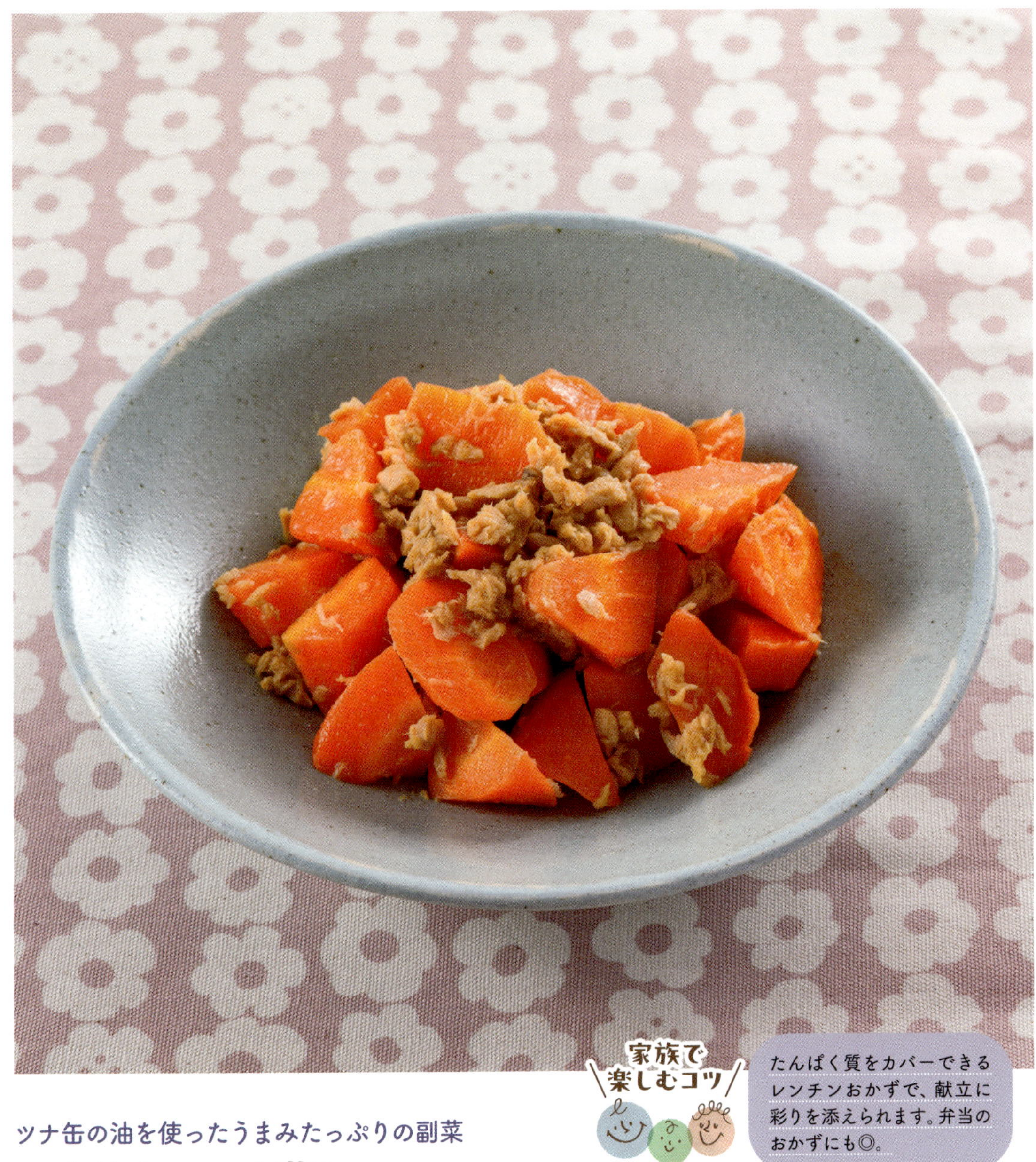

家族で楽しむコツ

たんぱく質をカバーできるレンチンおかずで、献立に彩りを添えられます。弁当のおかずにも◎。

ツナ缶の油を使ったうまみたっぷりの副菜

にんじんのツナ蒸し

70 kcal	糖質 4.9g	●たんぱく質：3.0g ●脂質：3.8g ●食物繊維：1.9g ●塩分：0.7g

材料（2人分）

にんじん…1本(150g)
ツナ缶(油漬け)…小1/2缶(35g)
A 水…大さじ1
　しょうゆ…小さじ1
　こしょう…少々

作り方

1 にんじんは乱切りにする。
2 耐熱容器に1、A、ツナ缶を缶汁ごと入れてふんわりとラップをし、電子レンジで5分ほど加熱する。

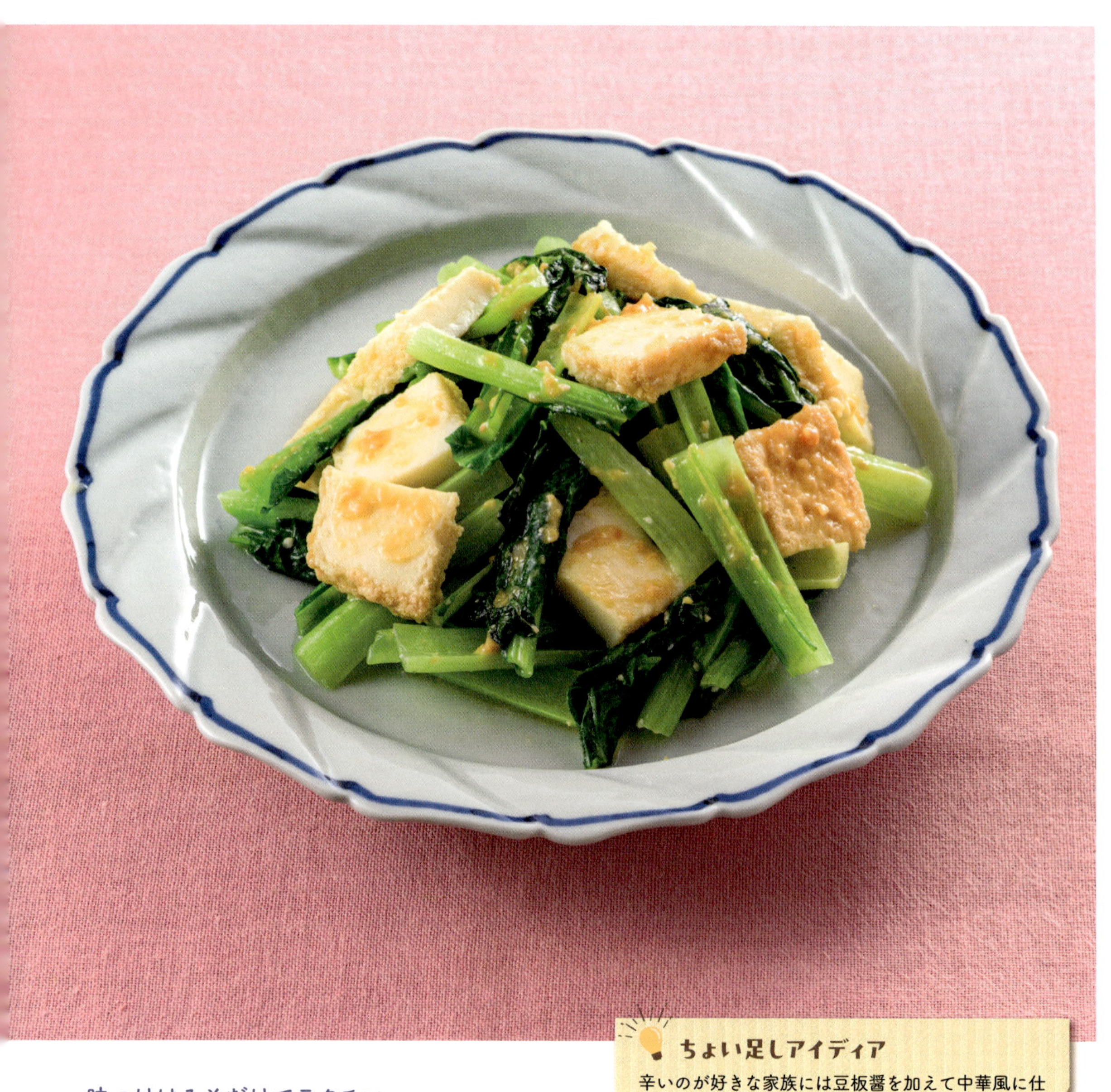

ちょい足しアイディア

辛いのが好きな家族には豆板醤を加えて中華風に仕上げ、ごはんがすすむおかずにしても。

味つけはみそだけでラクチン

小松菜と厚揚げのみそ炒め

128 kcal	糖質 2.5g	●たんぱく質：6.8g ●脂質：9.0g ●食物繊維：2.2g ●塩分：0.5g

材料（2人分）

小松菜…1束（200g）
厚揚げ…1/2枚（100g）
サラダ油…大さじ1/2
A｜酒…大さじ1
　｜みそ…大さじ1/2

作り方

1 小松菜はざく切り、厚揚げは厚みを半分に切って縦5mm幅に切る。

2 フライパンにサラダ油を中火で熱して1を炒め、しんなりしてきたらAを加えて1～2分炒め合わせる。

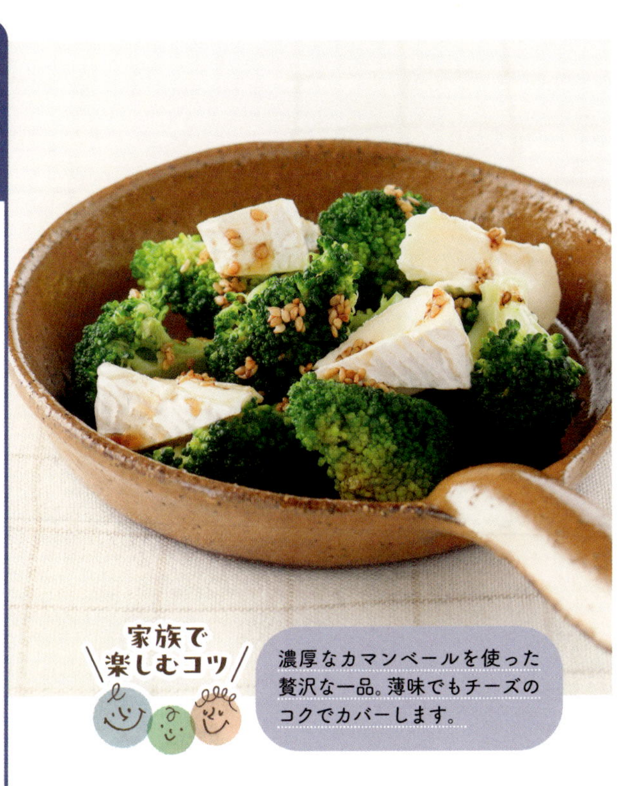

家族で楽しむコツ
濃厚なカマンベールを使った贅沢な一品。薄味でもチーズのコクでカバーします。

チーズのコクと
あっさりとしたごまソースが合う

ブロッコリーとチーズのごまソース

118 kcal	糖質 4.8g	●たんぱく質：7.1g ●脂質：7.0g ●食物繊維：2.5g ●塩分：1.8g

材料（2人分）

ブロッコリー…1/2株（130g）
カマンベールチーズ…1/2個（50g）
A しょうゆ、酢…各大さじ1
いりごま（白）…大さじ1/2
砂糖…小さじ1

作り方

1 ブロッコリーは小房に分けて1〜2分塩ゆで（分量外）する。チーズは放射状に4等分に切る。
2 器に1を盛り、混ぜ合わせたAをかける。

だしとごま油の風味がブロッコリーにしみる

ブロッコリーと大豆の炒め煮

139 kcal	糖質 5.0g	●たんぱく質：6.6g ●脂質：9.3g ●食物繊維：4.6g ●塩分：1.7g

材料（2人分）

ブロッコリー…1/2株（130g）
大豆缶（水煮）…60g
ごま油…大さじ1
A だし汁…大さじ4
みそ…大さじ1
しょうゆ、砂糖…各小さじ1

作り方

1 ブロッコリーは小房に分ける。大豆缶は缶汁をきる。
2 鍋にごま油を熱し、1を炒め合わせ、全体に油が回ったら混ぜ合わせたAを加えてふたをし、弱火にして3分ほど煮る。
3 ふたをはずし、水けをとばすように鍋を揺すりながら煮る。

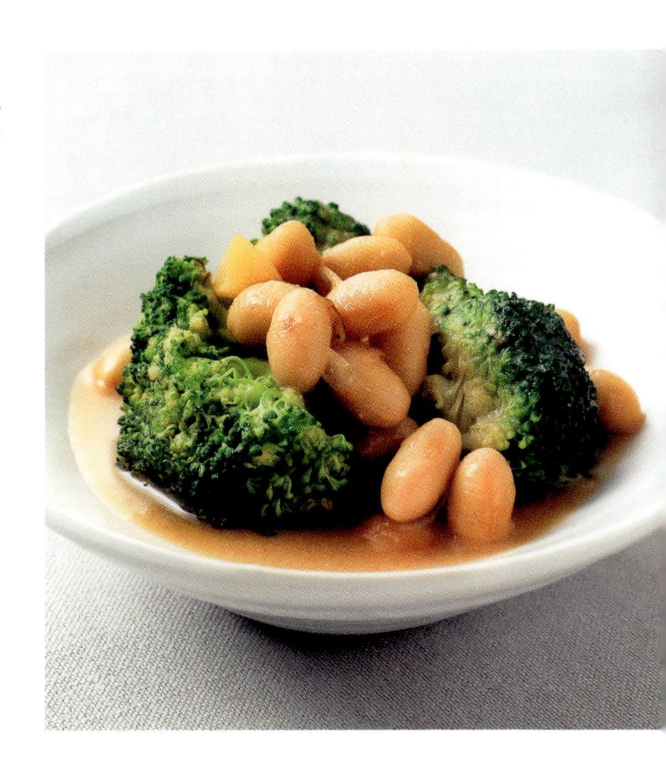

塩分控えめな釜揚げしらすでさっぱりと

トマトのしらすあえ

51 kcal	糖質 4.3g	●たんぱく質：1.7g ●脂質：2.4g ●食物繊維：1.0g ●塩分：0.6g

材料（2人分）

トマト…1個(200g)
釜揚げしらす…15g
A 酢…大さじ1
　しょうゆ、ごま油…各小さじ1
青じそ(せん切り)…適量

作り方

1 トマトはひと口大に切る。
2 ボウルにAを混ぜ合わせ、1、しらすを加えてあえ、器に盛って青じそをのせる。

酢の酸味や青じその風味をいかすと塩分控えめでもおいしさを感じられます。

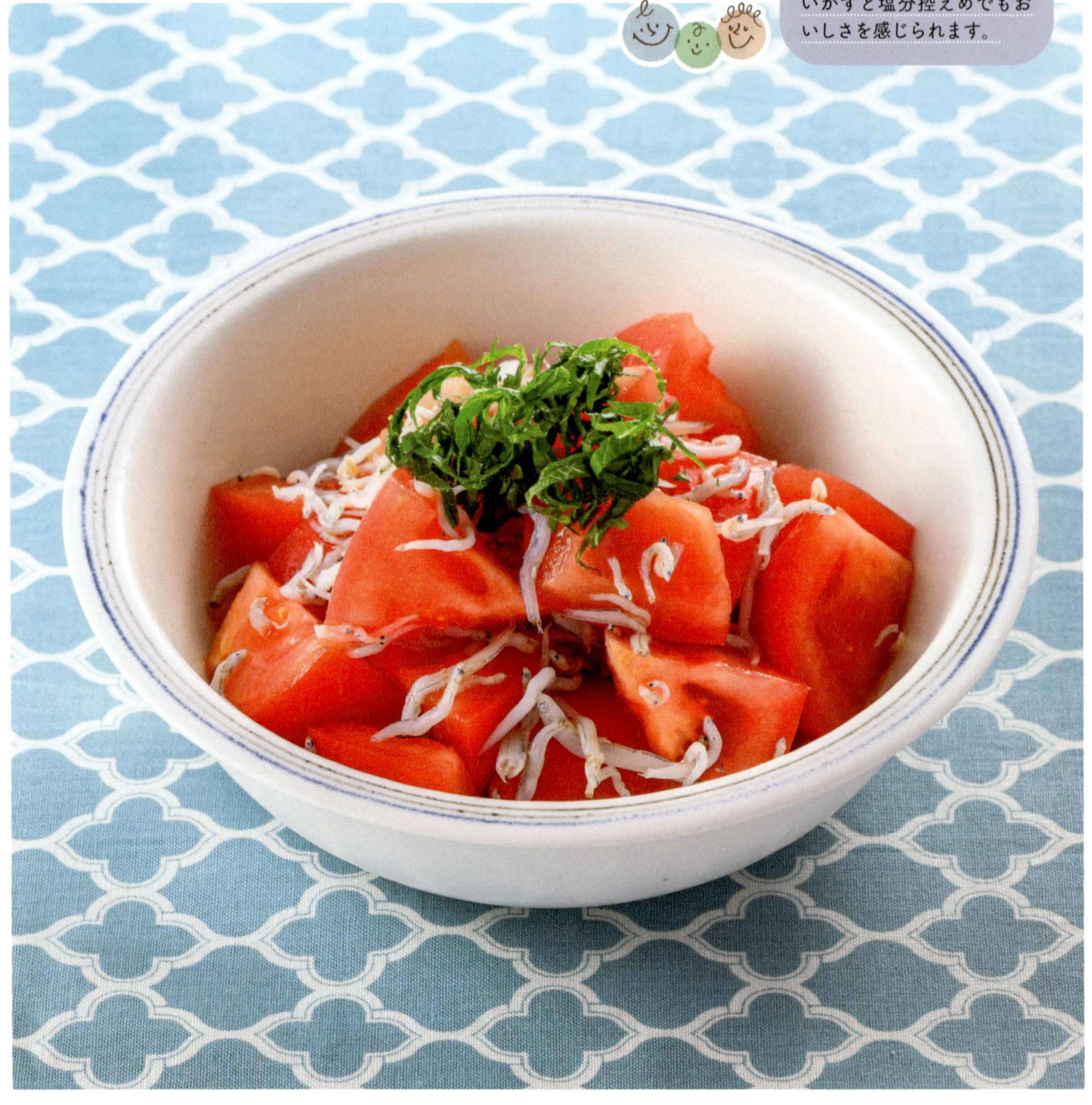

ピリ辛マヨがやみつきになる味わい

ミニトマトとツナの辛子マヨネーズあえ

225 kcal	糖質 7.0g	●たんぱく質：6.2g ●脂質：18.7g ●食物繊維：1.1g ●塩分：1.2g

材料（2人分）

ミニトマト…12個（120g）
セロリ…30g（正味）
ツナ缶（油漬け）…小1缶（70g）
A マヨネーズ…大さじ2
　レモン汁、練り辛子…各小さじ2
　塩、こしょう…各少々

作り方

1 ミニトマトは半分に切り、セロリは薄切りにする。ツナ缶は缶汁をきる。
2 ボウルにAを混ぜ合わせ、1を加えてあえる。

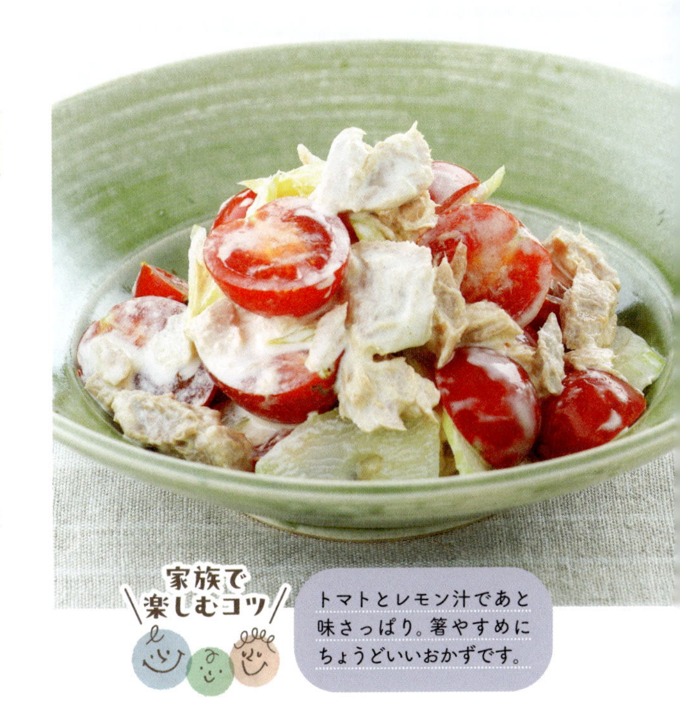

家族で楽しむコツ
トマトとレモン汁であと味さっぱり。箸やすめにちょうどいいおかずです。

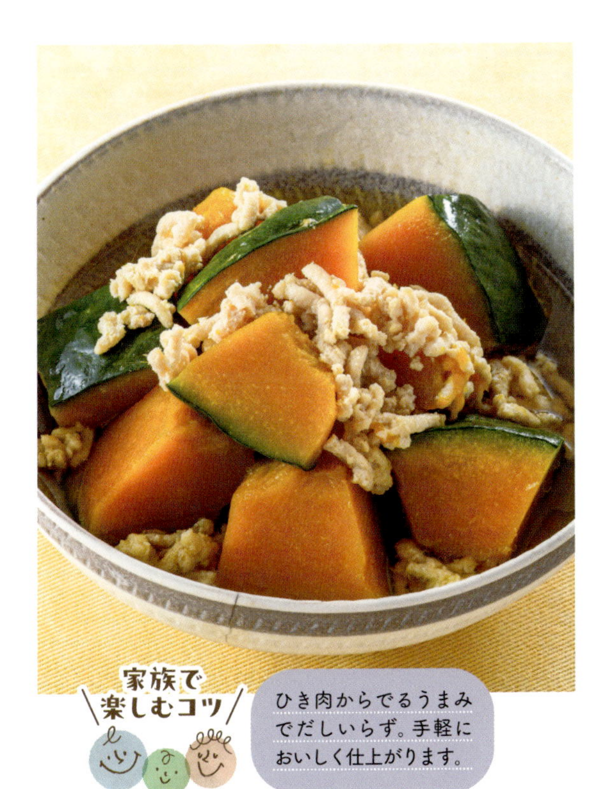

家族で楽しむコツ
ひき肉からでるうまみでだしいらず。手軽においしく仕上がります。

調味料少なめでかぼちゃの甘さを引き立てて

かぼちゃのそぼろ煮

171 kcal	糖質 20.2g	●たんぱく質：7.2g ●脂質：4.6g ●食物繊維：3.2g ●塩分：0.7g

材料（2人分）

かぼちゃ…1/6個（200g）
鶏ひき肉…80g
A 水…3/4カップ
　酒、みりん…各大さじ1
　しょうゆ…大さじ1/2

作り方

1 かぼちゃはひと口大に切る。
2 鍋にひき肉とAを入れて中火にかけて混ぜ、煮立ったら1を加えてふたをし、弱火にして6～7分加熱する。

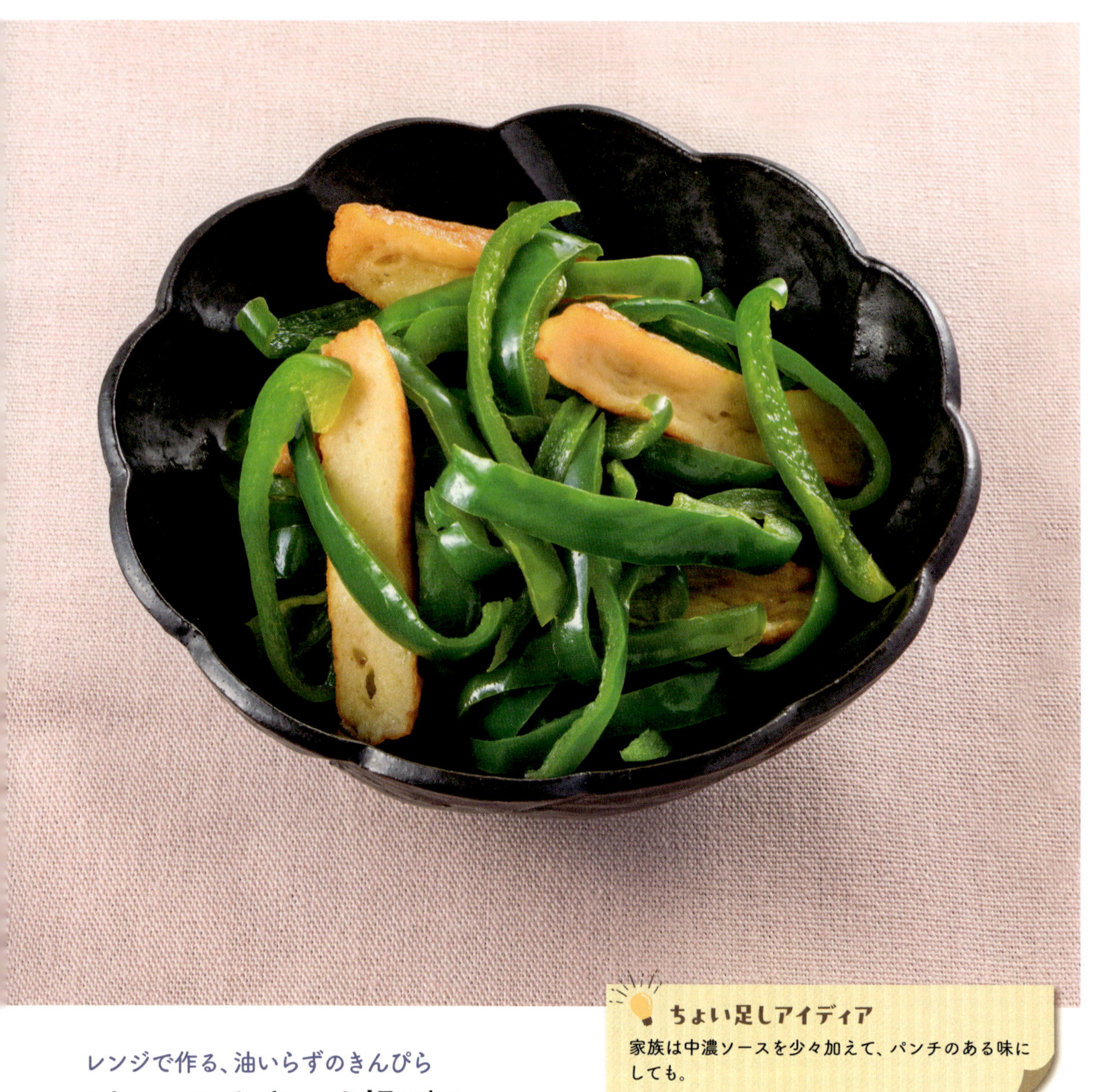

ちょい足しアイディア

家族は中濃ソースを少々加えて、パンチのある味にしても。

レンジで作る、油いらずのきんぴら

ピーマンとさつま揚げのレンジきんぴら

49 kcal	糖質 5.8g	●たんぱく質：3.0g ●脂質：0.6g ●食物繊維：0.9g ●塩分：0.9g

材料（2人分）

ピーマン…3個（90g）
さつま揚げ…小2個（50g）
A｜酒、みりん、しょうゆ…各小さじ1

作り方

1 ピーマンは5〜6mm幅の細切りにし、さつま揚げは1cm幅に切る。
2 耐熱容器に1、Aを入れてふんわりとラップをし、電子レンジで3分ほど加熱する。

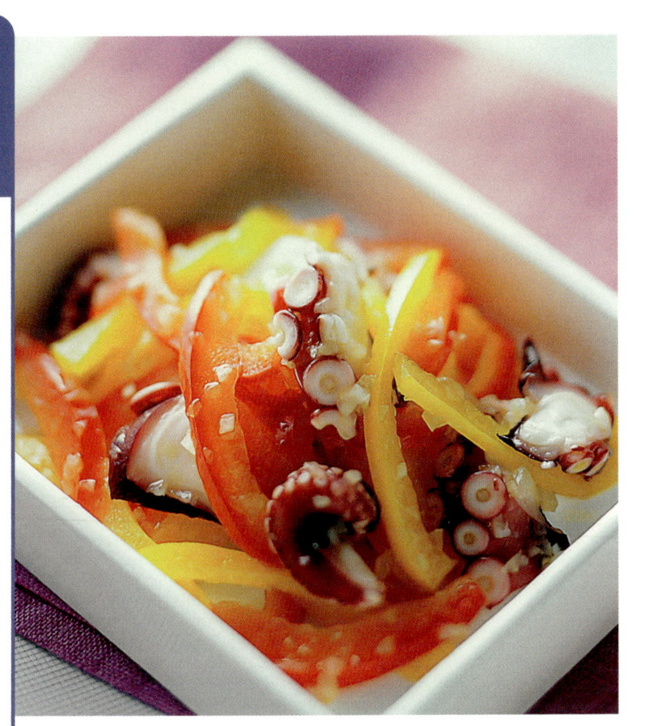

白ワインビネガーで上品な味わい

パプリカとたこのマリネ

164 kcal	糖質 9.5g	●たんぱく質：7.0g ●脂質：10.4g ●食物繊維：1.6g ●塩分：0.5g

材料(2人分)

パプリカ(赤、黄)…各1/2個(各75g)
玉ねぎ(みじん切り)…1/4個分(50g)
にんにく(みじん切り)…1片分
ゆでだこ…80g
A 白ワインビネガー…大さじ2
オリーブ油…大さじ1と1/2
塩、こしょう…各少々

作り方

1 パプリカは細切りにする。たこはそぎ切りにする。
2 耐熱容器にパプリカ、玉ねぎ、にんにくを入れ、ふんわりとラップをして電子レンジで3分ほど加熱する。
3 2の粗熱をとり、たこ、Aを加えて混ぜ合わせ、さらに電子レンジで1分ほど加熱する。

酸味とはちみつのほのかな甘みがマッチ

アスパラガスの洋風おひたし

22 kcal	糖質 3.2g	●たんぱく質：0.8g ●脂質：0.3g ●食物繊維：1.2g ●塩分：0.6g

材料(2人分)

グリーンアスパラガス
…4本(80g)
レモン(国産)
…1/4個(25g)
塩、こしょう…各少々
A 水…1/4カップ
コンソメスープの素(顆粒)、
はちみつ、
粒マスタード
…各小さじ1/2

作り方

1 アスパラガスは根元のかたい部分を切り落とし、1～2分塩ゆで(分量外)する。レモンは輪切りにする。
2 鍋にAを入れて温め、塩、こしょうで味を調える。
3 器に1を盛り、2をかける。

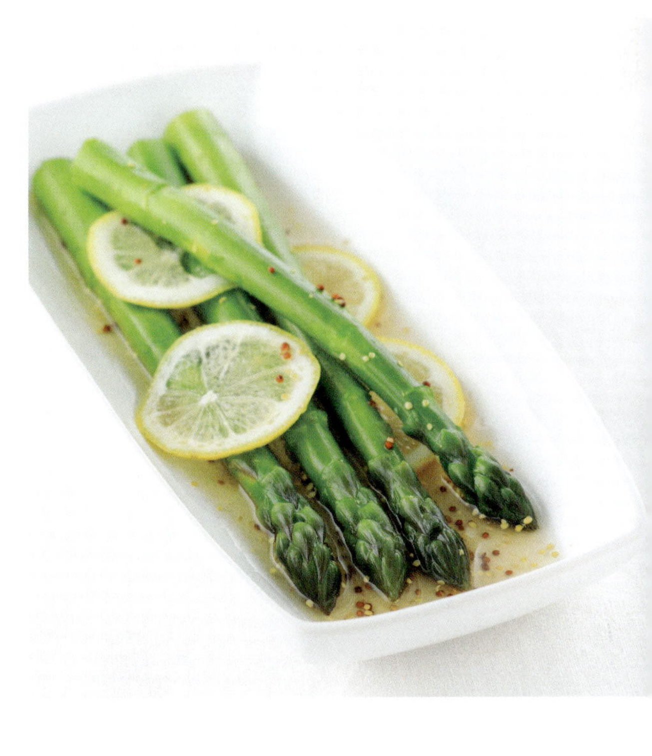

にらの風味と卵のまろやかさが合う！

にらの温玉のせ

92 kcal	糖質 3.5g	●たんぱく質：7.1g ●脂質：5.2g ●食物繊維：1.3g ●塩分：0.7g

材料（2人分）

にら…1束（100g）
温泉卵（市販）…2個
A 水…大さじ1と1/2
　めんつゆ（3倍濃縮）…大さじ1/2

作り方

1 にらは3〜4cm長さに切り、熱湯でさっとゆでて水にさらし、水けを絞って器に盛る。
2 1に温泉卵をのせ、混ぜ合わせたAをかける。

ちょい足しアイディア
家族は甘辛く炒めた豚肉と合わせてごはんにのせ、ボリュームスタミナ丼にしても。

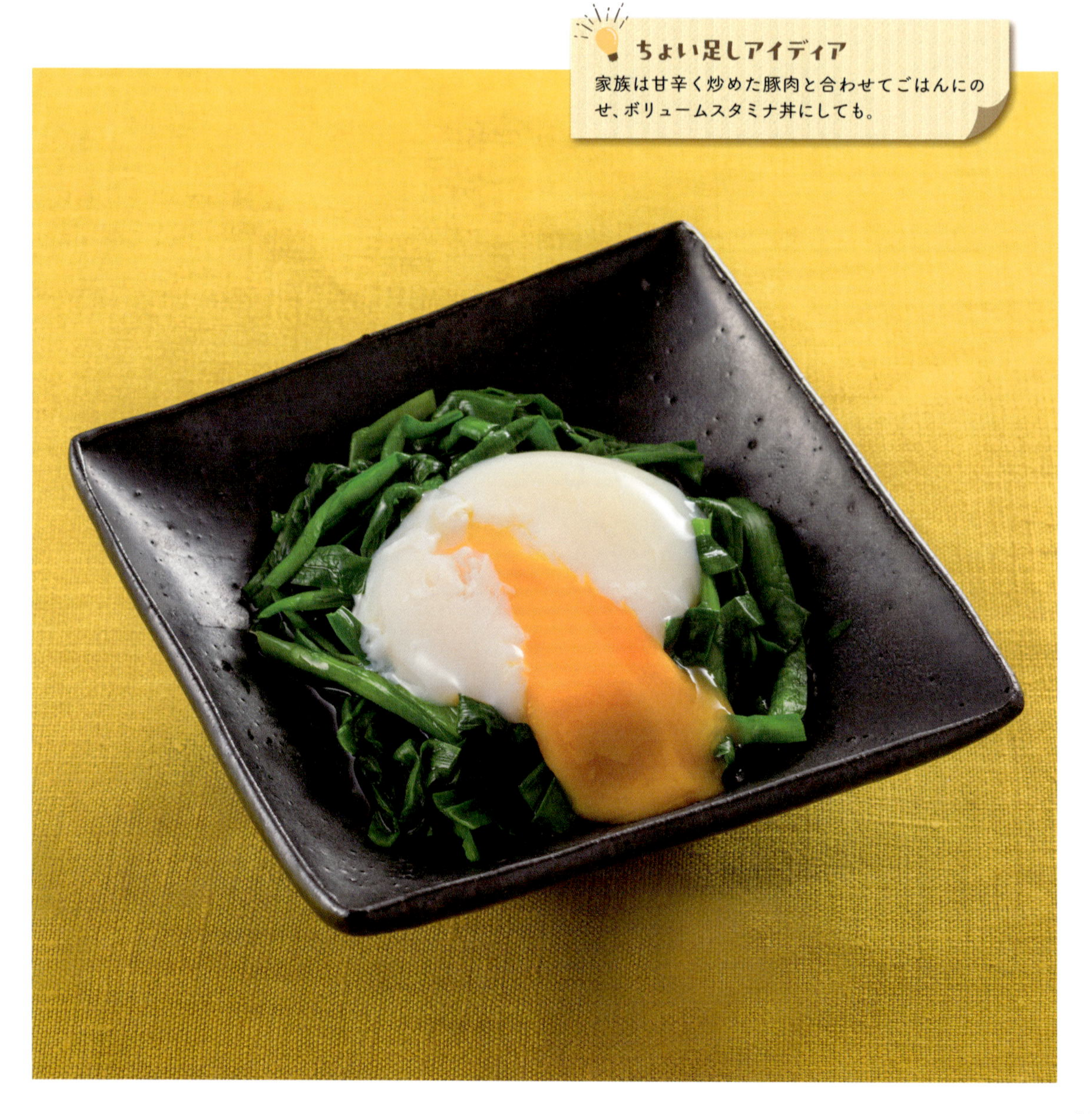

香味野菜をしっかり使って味わい深く

オクラとえびの中華風炒め

120 kcal	糖質 4.0g	●たんぱく質：8.8g ●脂質：7.0g ●食物繊維：2.6g ●塩分：0.6g

材料（2人分）

オクラ…10本（100g）
えび（殻つき）…6尾（120g）
ごま油…大さじ1
塩、こしょう…各適量
A にんにく、しょうが（それぞれみじん切り）…各1/2片分
　赤唐辛子（種を除いて小口切り）…1/2本分

作り方

1 オクラはガクを除いて塩少々（分量外）をふって板ずりし、水洗いして半分に切る。えびは尾を残して殻をむき、背わたを除く。
2 フライパンにごま油を熱してAを入れ、香りが立ったら1を炒め、えびの色が変わったら、塩、こしょうで味を調える。

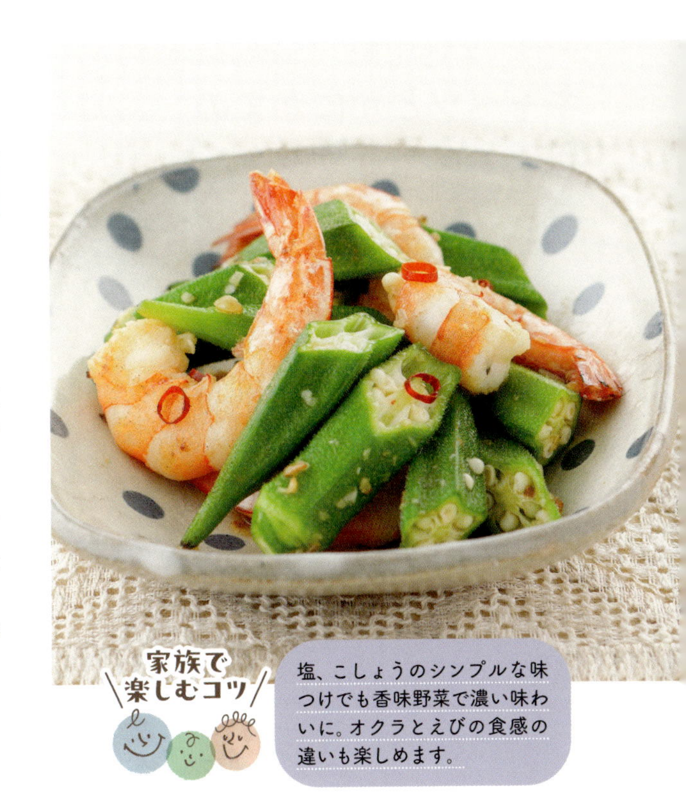

家族で楽しむコツ
塩、こしょうのシンプルな味つけでも香味野菜で濃い味わいに。オクラとえびの食感の違いも楽しめます。

スパイシーな味わいと食感がクセになる

枝豆とくるみのカレー風味

146 kcal	糖質 3.0g	●たんぱく質：7.0g ●脂質：10.8g ●食物繊維：4.8g ●塩分：1.0g

材料（2人分）

枝豆（冷凍・さやなし）…100g
くるみ（素焼き）…20g
A カレー粉…小さじ1
　塩…小さじ1/3

作り方

1 枝豆は解凍する。くるみはフライパンで5分ほどから炒りする。
2 ポリ袋に1、Aを入れて口を閉じ、よくふって混ぜ合わせる。

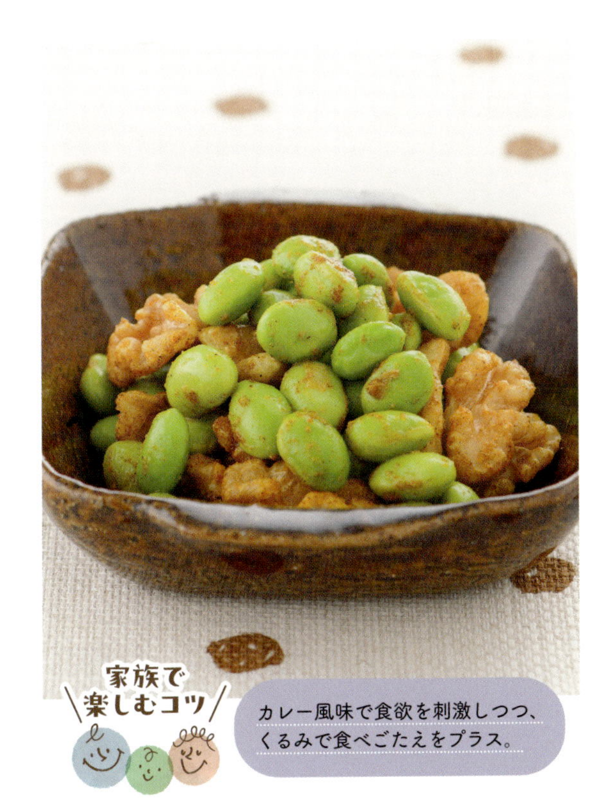

家族で楽しむコツ
カレー風味で食欲を刺激しつつ、くるみで食べごたえをプラス。

副菜

淡色野菜

食物繊維が豊富な野菜が多く食材によってはビタミン、ミネラルをたっぷり含むものも。加熱してかさを減らすなど、調理の工夫で無理なく適量とれるレシピを紹介します。

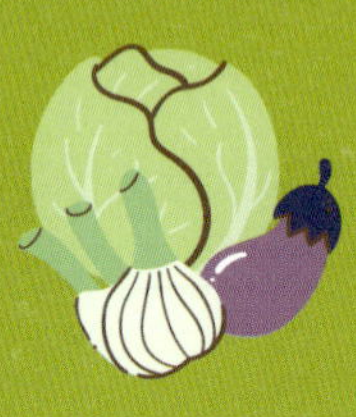

マヨネーズを少し使ってコクを出して

キャベツとかにかまの粒マスタードサラダ

51 kcal	糖質 3.3g	●たんぱく質：1.8g ●脂質：3.2g ●食物繊維：0.8g ●塩分：0.7g

材料（2人分）

キャベツ…2枚（100g）
かに風味かまぼこ…2本（20g）
A | 粒マスタード、マヨネーズ…各大さじ1/2
　| 塩、こしょう…各少々

作り方

1 キャベツは細切りにし、かに風味かまぼこは手でほぐす。
2 ボウルにAを混ぜ合わせ、1を加えてあえる。

ちょい足しアイディア
家族はサラダ用のマカロニをゆでて加えても。

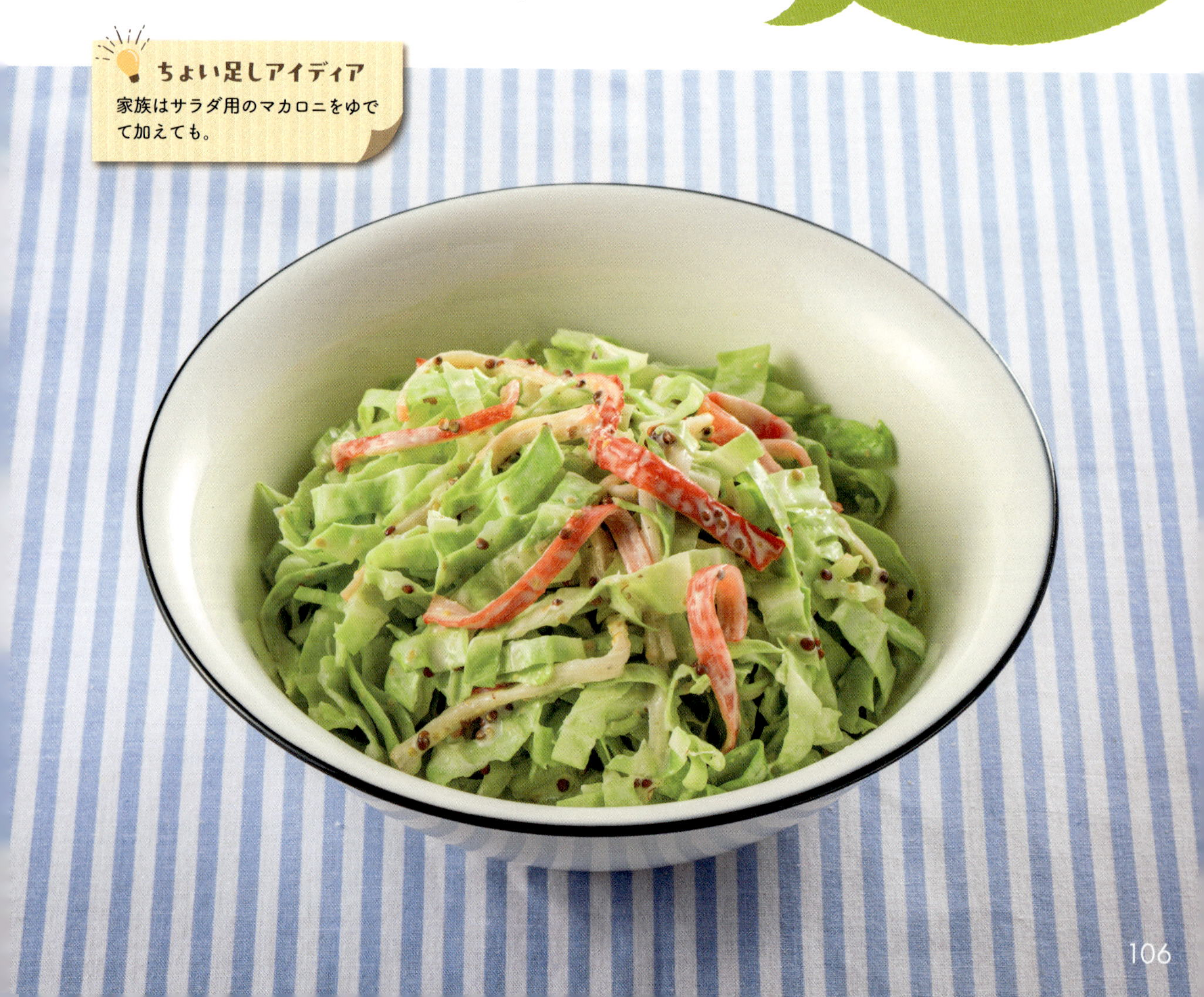

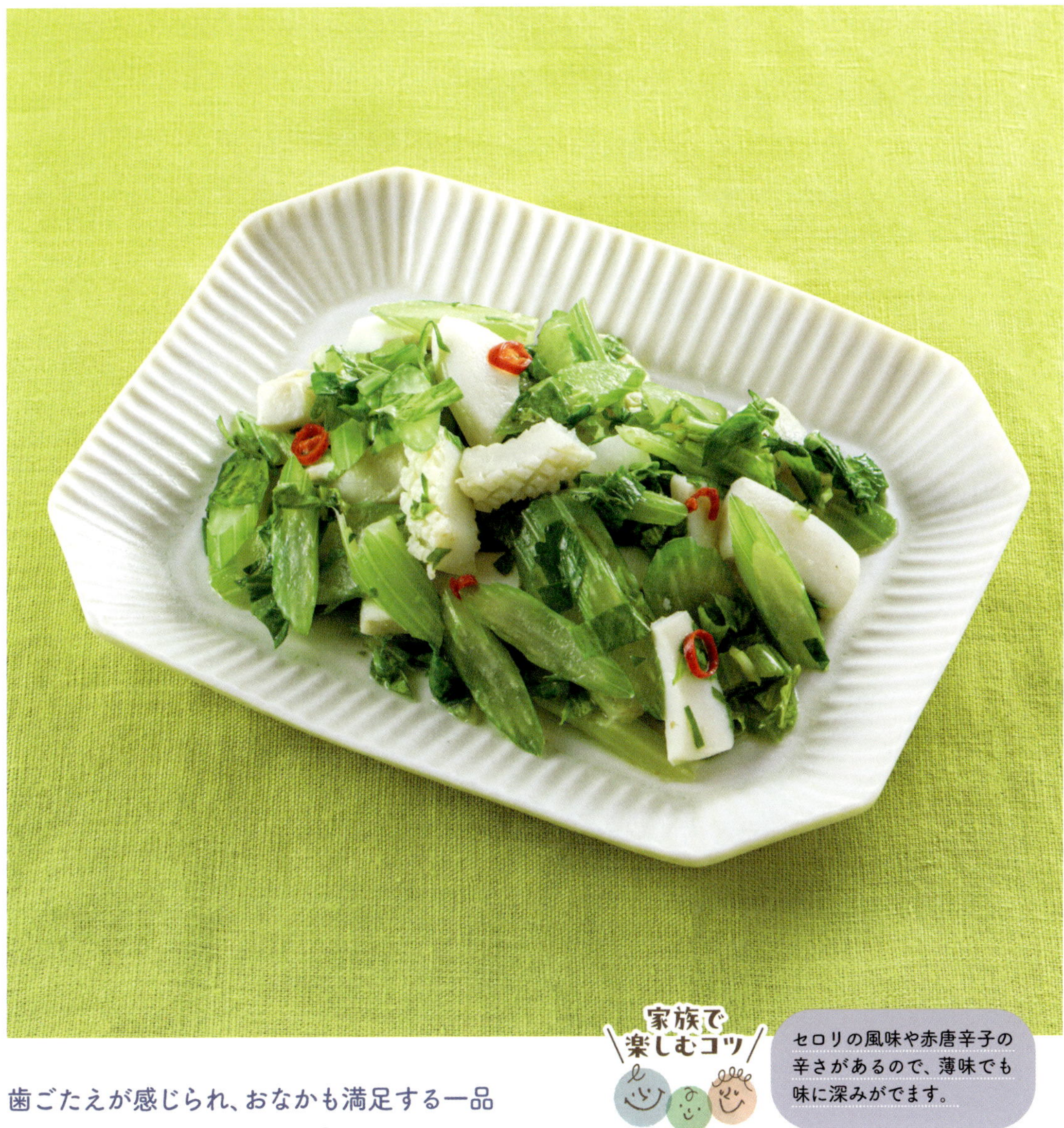

家族で楽しむコツ

セロリの風味や赤唐辛子の辛さがあるので、薄味でも味に深みがでます。

歯ごたえが感じられ、おなかも満足する一品

セロリといかの中華炒め

86 kcal	糖質 1.3g	●たんぱく質：9.2g ●脂質：4.1g ●食物繊維：0.9g ●塩分：0.6g

材料（2人分）

セロリ…100g（正味）
カットいか（冷凍）…100g
A | サラダ油…大さじ1/2
　| おろししょうが…小さじ1/2
　| 赤唐辛子（種を除いて小口切り）…少々
酒…大さじ1
塩…少々

作り方

1 セロリは茎は斜め薄切り、葉は粗く刻む。いかは解凍する。
2 フライパンにAを入れて火にかけ、香りが立ったらいか、セロリの茎、葉の順に加えて酒を回し入れて炒め、塩で味を調える。

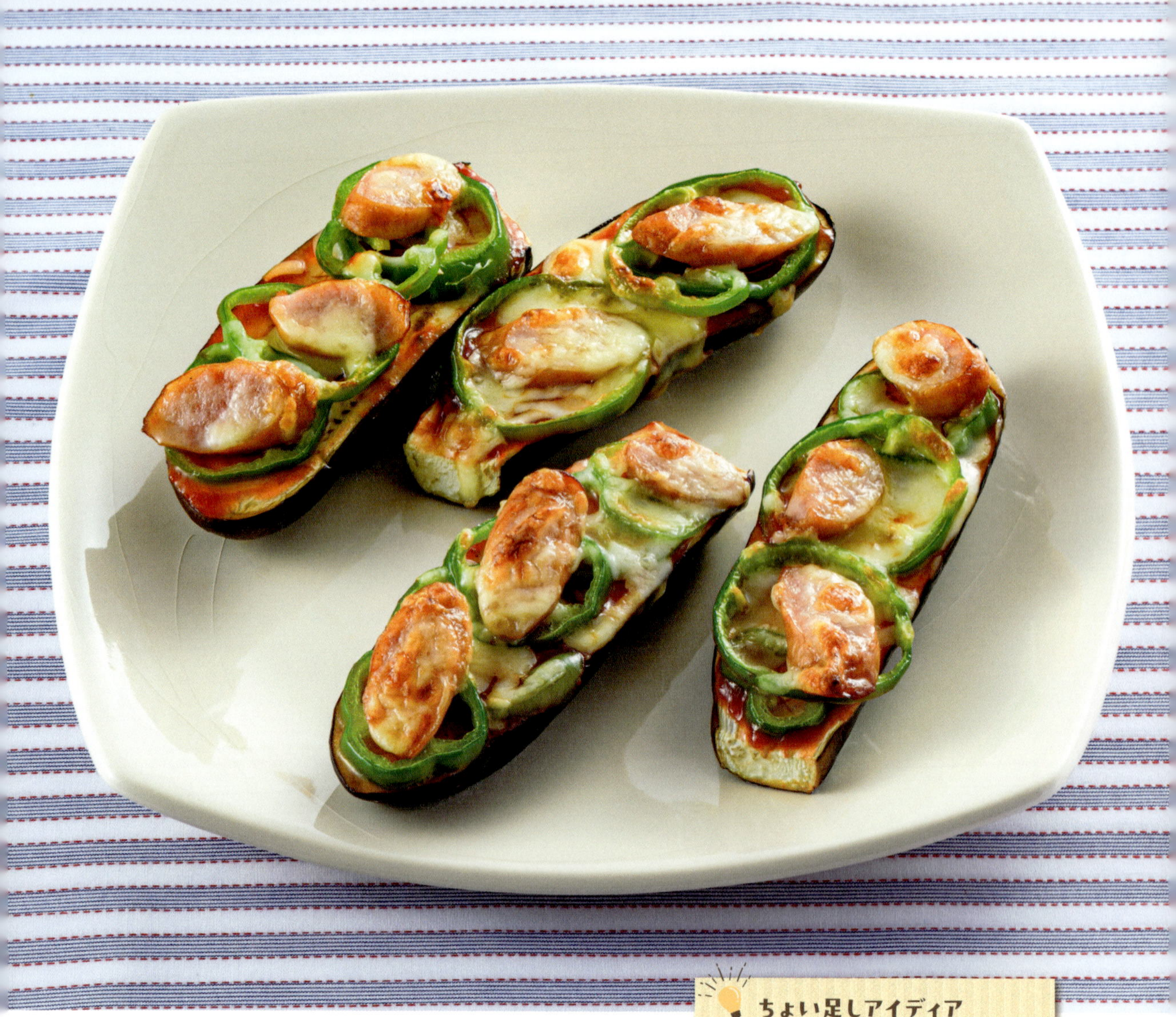

ちょい足しアイディア
マヨネーズをプラスして焼くと、子どもも大好きな味わいに。

なすを生地に見立てたヘルシーピザ

なすのピザ

120 kcal	糖質 5.0g	●たんぱく質：5.0g ●脂質：8.4g ●食物繊維：2.0g ●塩分：1.2g

材料（2人分）

なす…2本（160g）
ピーマン…1個（30g）
ウインナーソーセージ…2本
トマトケチャップ…大さじ1
塩、こしょう…各少々
ピザ用チーズ…20g

作り方

1 なすは縦半分に切り、断面に格子状に切り込みを入れる。ピーマンは輪切り、ウインナーは斜め切りにする。

2 アルミホイルを敷いた天板になすを断面を上にして並べ、ケチャップを塗る。塩、こしょうをふってピーマン、ウインナー、ピザ用チーズの順にのせ、オーブントースターで7～8分焼く。

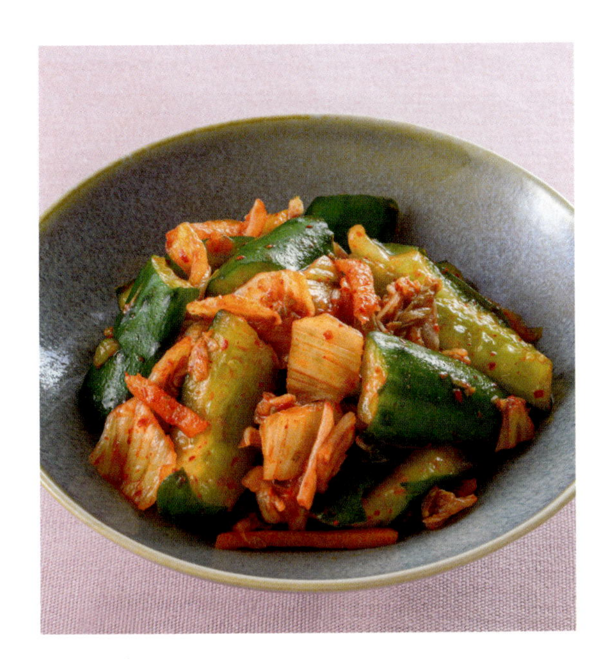

市販の発酵食品を使って血糖値の上昇を抑制

きゅうりのキムチあえ

23 kcal	糖質 1.6g	●たんぱく質:0.9g ●脂質:1.2g ●食物繊維:1.1g ●塩分:0.9g

材料(2人分)

きゅうり…1本(100g)
白菜キムチ…50g
塩…少々
ごま油…小さじ1/2

作り方

1 きゅうりはめん棒でたたいてひと口大に割り、塩をふって10分ほどおいて水けを絞る。キムチは粗く刻む。

2 ボウルに1を入れ、ごま油を加えてあえる。

家族で楽しむコツ

市販のキムチを味つけに使うので、調味料いらずでおいしく仕上がります。

カリフラワーの食感がクセになる

カリフラワーのカレーマヨ炒め

90 kcal	糖質 2.6g	●たんぱく質:1.8g ●脂質:7.5g ●食物繊維:2.4g ●塩分:0.4g

材料(2人分)

カリフラワー…1/2株(300g)
サラダ油…小さじ1
A マヨネーズ…大さじ1
　カレー粉…小さじ1/2
　塩…少々

作り方

1 カリフラワーは小房に分ける。

2 フライパンにサラダ油を中火で熱して1を炒め、焼き色がついたら混ぜ合わせたAを加えて炒め合わせる。

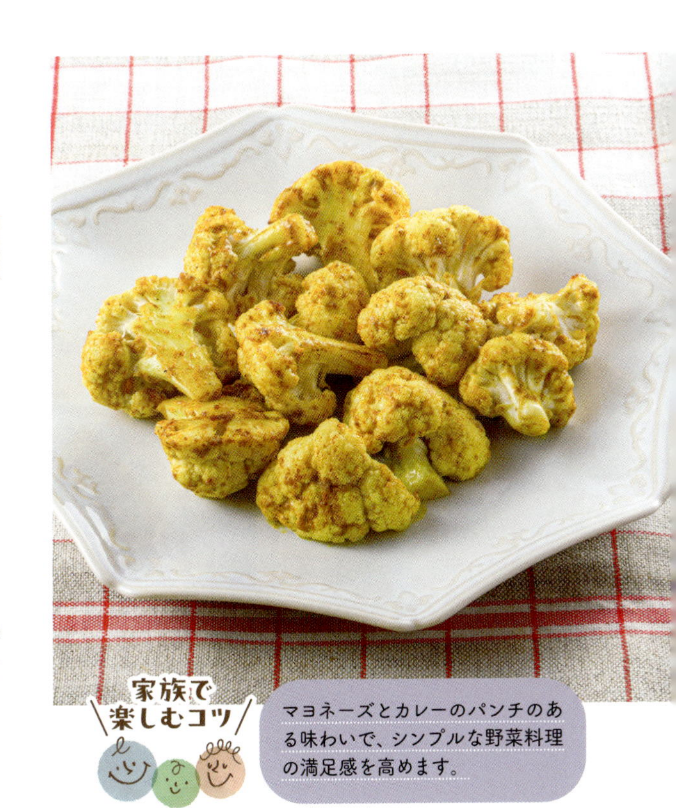

家族で楽しむコツ

マヨネーズとカレーのパンチのある味わいで、シンプルな野菜料理の満足感を高めます。

かつお節の風味が味の決め手！

ゴーヤのおかか豆腐あえ

70 kcal	糖質 1.7g	●たんぱく質：4.5g ●脂質：4.6g ●食物繊維：1.9g ●塩分：0.4g

材料（2人分）

ゴーヤ…1/2本（125g）
木綿豆腐…1/3丁（100g）
A | かつお節…2g
　| しょうゆ、ごま油…各小さじ1

作り方

1 ゴーヤは縦半分に切ってから薄切りにし、熱湯でさっとゆでて粗熱がとれたら水けを絞る。
2 豆腐はペーパータオルで軽く水けをふき、手で崩す。
3 ボウルに1、2、Aを入れてあえる。

ちょい足しアイディア

家族はごはんにのせてだし汁をかけ、お茶漬けにして食べても。

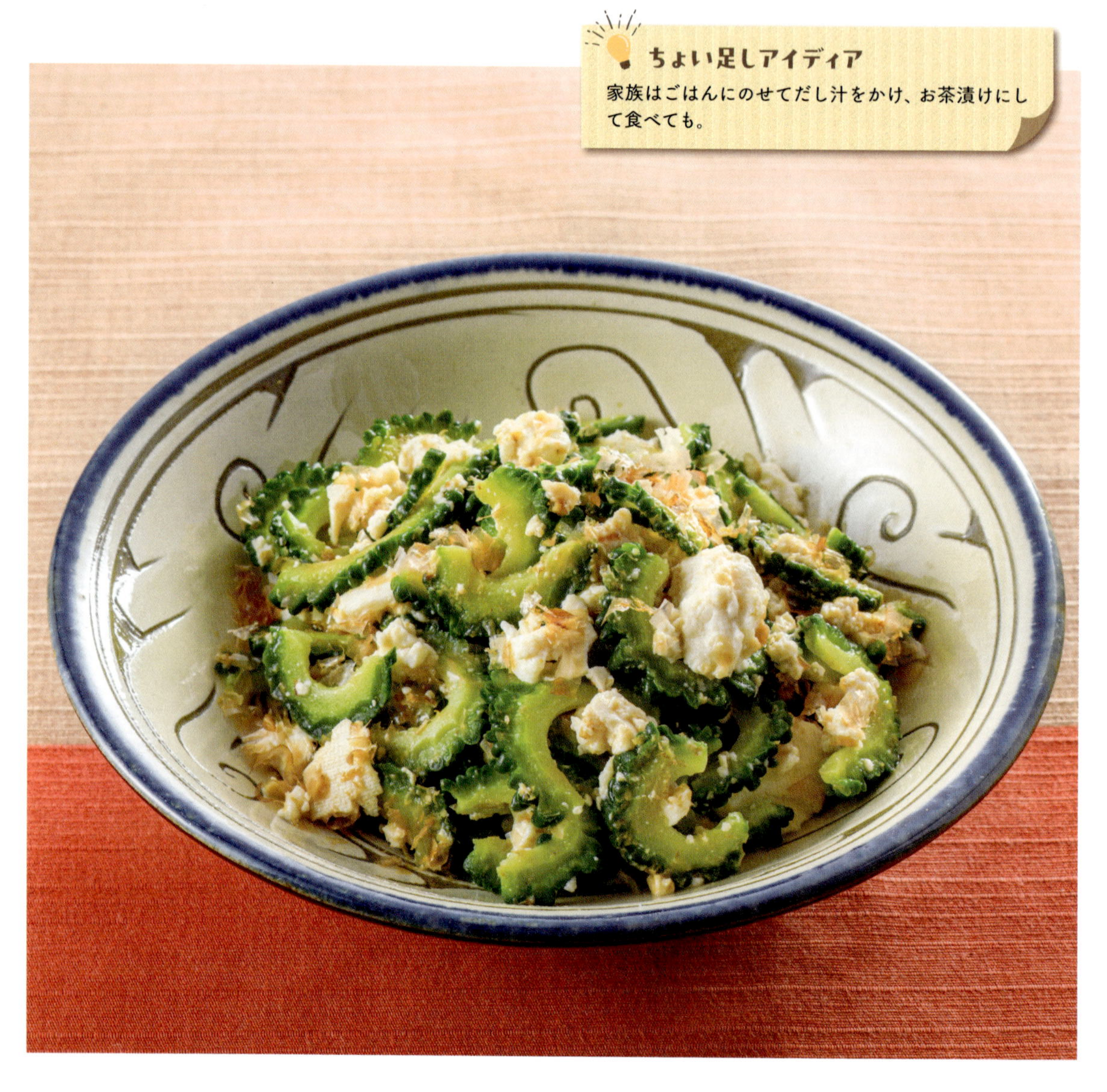

味つきメンマで中華風味をプラスして

白菜とメンマのねぎ塩炒め

88 kcal	糖質 4.1g	●たんぱく質：1.1g ●脂質：6.8g ●食物繊維：2.8g ●塩分：1.1g

材料（2人分）

白菜…3枚（300g）
長ねぎ…30g（正味）
味つきメンマ…30g
ごま油…大さじ1
赤唐辛子（種を除いて小口切り）…少々
塩…小さじ1/3
こしょう…少々

作り方

1 白菜はひと口大に切り、長ねぎは斜め薄切りにする。
2 フライパンにごま油、赤唐辛子を入れて熱し、1、メンマを加えて炒め、塩、こしょうで味を調える。

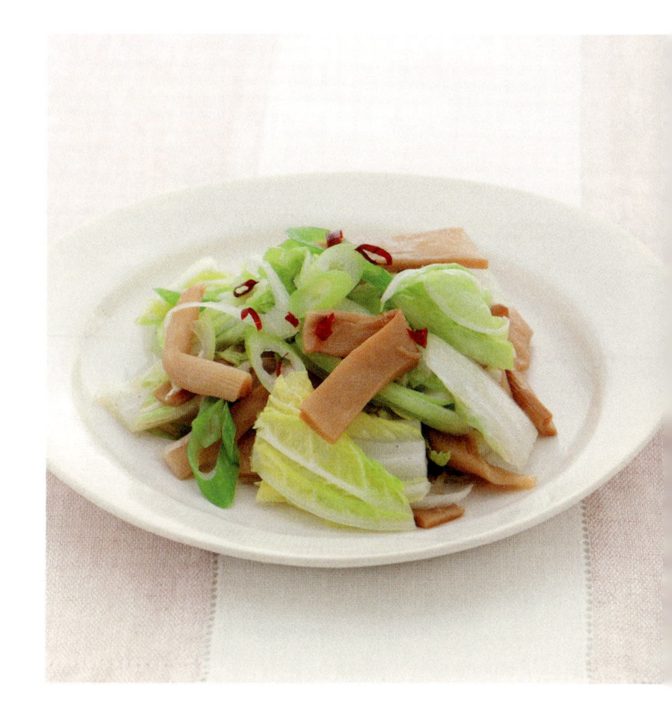

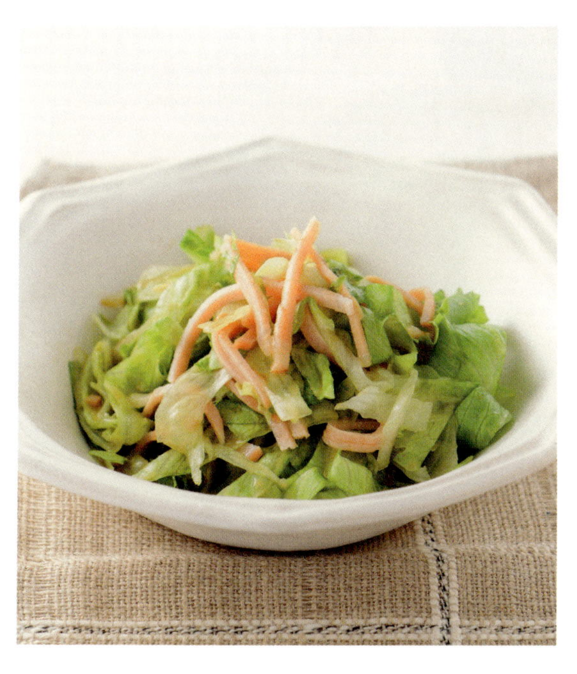

オイスターソースとマヨネーズで絶品あえもの

レタスとハムのオイスターあえ

60 kcal	糖質 3.3g	●たんぱく質：2.5g ●脂質：4.0g ●食物繊維：0.6g ●塩分：1.4g

材料（2人分）

レタス…1/4個（100g）
ロースハム…2枚
A オイスターソース…大さじ1
　マヨネーズ…大さじ1/2

作り方

1 レタス、ハムはそれぞれ細切りにする。
2 耐熱容器に1を入れ、ふんわりとラップをして電子レンジで1分ほど加熱し、混ぜ合わせたAを加えてあえる。

家族で楽しむコツ

レタスから水分が出るので、あえて少し濃いめの味つけに。箸がすすむおかずです。

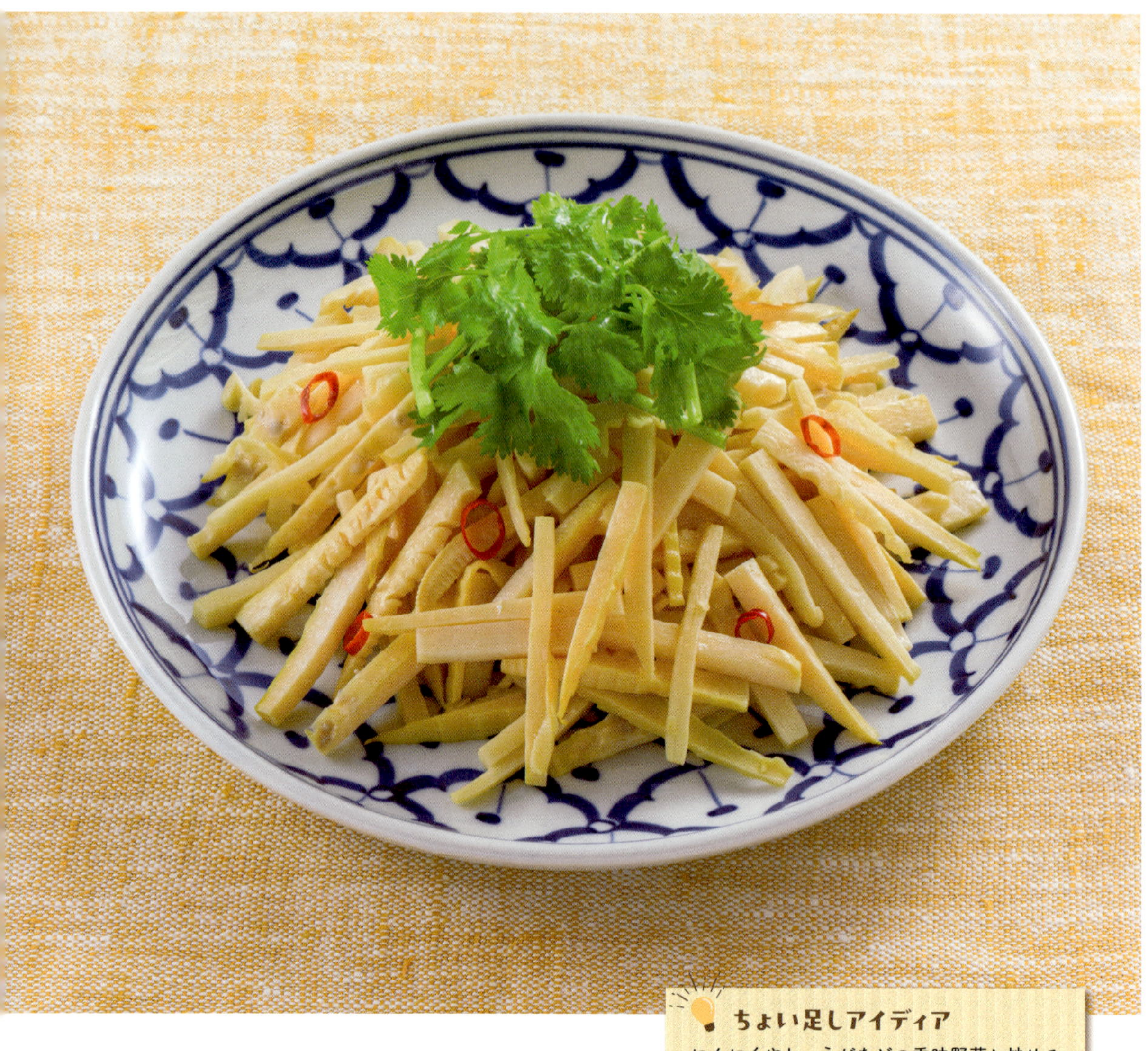

ちょい足しアイディア

にんにくやしょうがなどの香味野菜と炒めるとさらに風味がアップ。家族はラーメンのトッピングにしても。

食物繊維たっぷりのエスニック風メンマ

たけのこのエスニック炒め

53 kcal	糖質 3.0g	●たんぱく質：2.1g ●脂質：2.4g ●食物繊維：2.4g ●塩分：0.6g

材料（2人分）

たけのこ（水煮・細切り）…200g
ごま油…小さじ1
A 酒…大さじ1
　ナンプラー、鶏がらスープの素（顆粒）
　　…各小さじ1/2
　赤唐辛子（種を除いて小口切り）…少々
パクチー（ざく切り）…適量

作り方

1 フライパンにごま油を中火で熱してたけのこを入れ、さっと炒める。
2 1に混ぜ合わせたAを加えて炒め合わせ、器に盛ってパクチーをのせる。

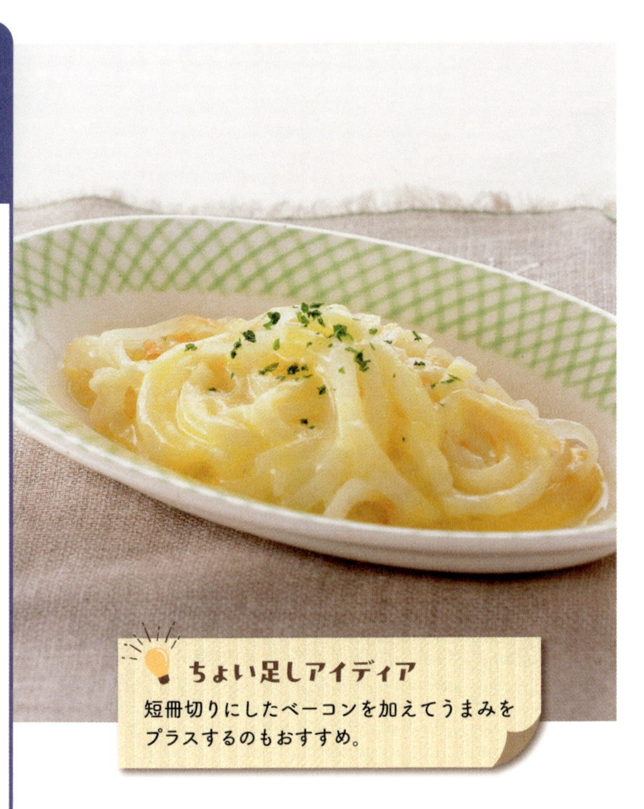

ちょい足しアイディア
短冊切りにしたベーコンを加えてうまみをプラスするのもおすすめ。

しょうゆをかけてあっさりしたあと味に

玉ねぎのチーズバターソテー

130 kcal	糖質 3.7g	●たんぱく質：5.8g ●脂質：9.9g ●食物繊維：0.7g ●塩分：1.0g

材料（2人分）

玉ねぎ…1/2個（100g）
バター…10g
ピザ用チーズ…50g
しょうゆ…小さじ1/2
パセリ（みじん切り）…適量

作り方

1 玉ねぎは薄切りにする。
2 フライパンにバターを溶かし、1を炒め、透き通ってきたらピザ用チーズをのせてふたをし、火を止める。
3 余熱でチーズが溶けたら器に盛り、しょうゆをかけ、パセリを散らす。

塩昆布が効いた甘酢で血糖値をコントロール

玉ねぎの甘酢漬け

58 kcal	糖質 12.2g	●たんぱく質：1.1g ●脂質：0.0g ●食物繊維：1.9g ●塩分：0.5g

材料（2人分）

玉ねぎ…1個（200g）
A 塩昆布…5g
酢、砂糖…各大さじ1
赤唐辛子（種を除いて小口切り）…ひとつまみ

作り方

1 玉ねぎは1cm幅の輪切りにし、耐熱容器に広げてふんわりとラップをし、電子レンジで5分ほど加熱する。
2 1が熱いうちにAを加えて漬け、粗熱がとれたら冷蔵庫で2時間冷やす。

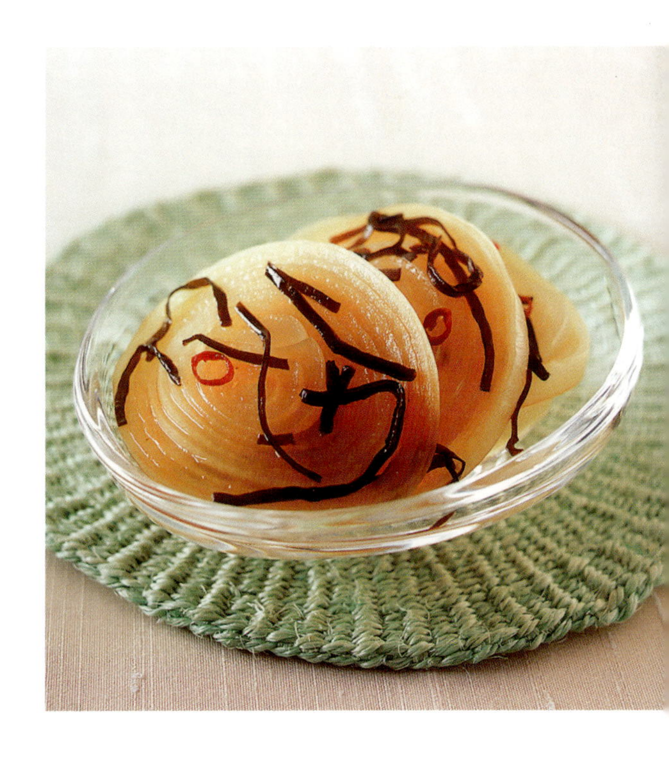

さっと炒めて食感を残します

もやしの卵炒め

119 kcal	糖質 2.8g	●たんぱく質：4.5g ●脂質：9.5g ●食物繊維：2.6g ●塩分：0.9g

材料（2人分）

もやし…1袋（200g）
きくらげ（乾燥）…5g
溶き卵…1個分
ごま油…大さじ1
塩…小さじ1/4
こしょう…少々

作り方

1 きくらげはぬるま湯に10～15分浸してもどし、水けをきってかたい部分を除き、ひと口大に切る。

2 フライパンにごま油の1/2量を中火で熱して溶き卵を入れてさっと混ぜ、半熟状になったら一度取り出す。

3 同じフライパンに残りのごま油を熱し、きくらげ、もやしを順に入れて強火でさっと炒め、2の卵をもどし入れて塩、こしょうで味を調える。

家族で楽しむコツ

きくらげからうまみがでるので、味つけはシンプルでOK。失敗知らずの作りやすい料理です。

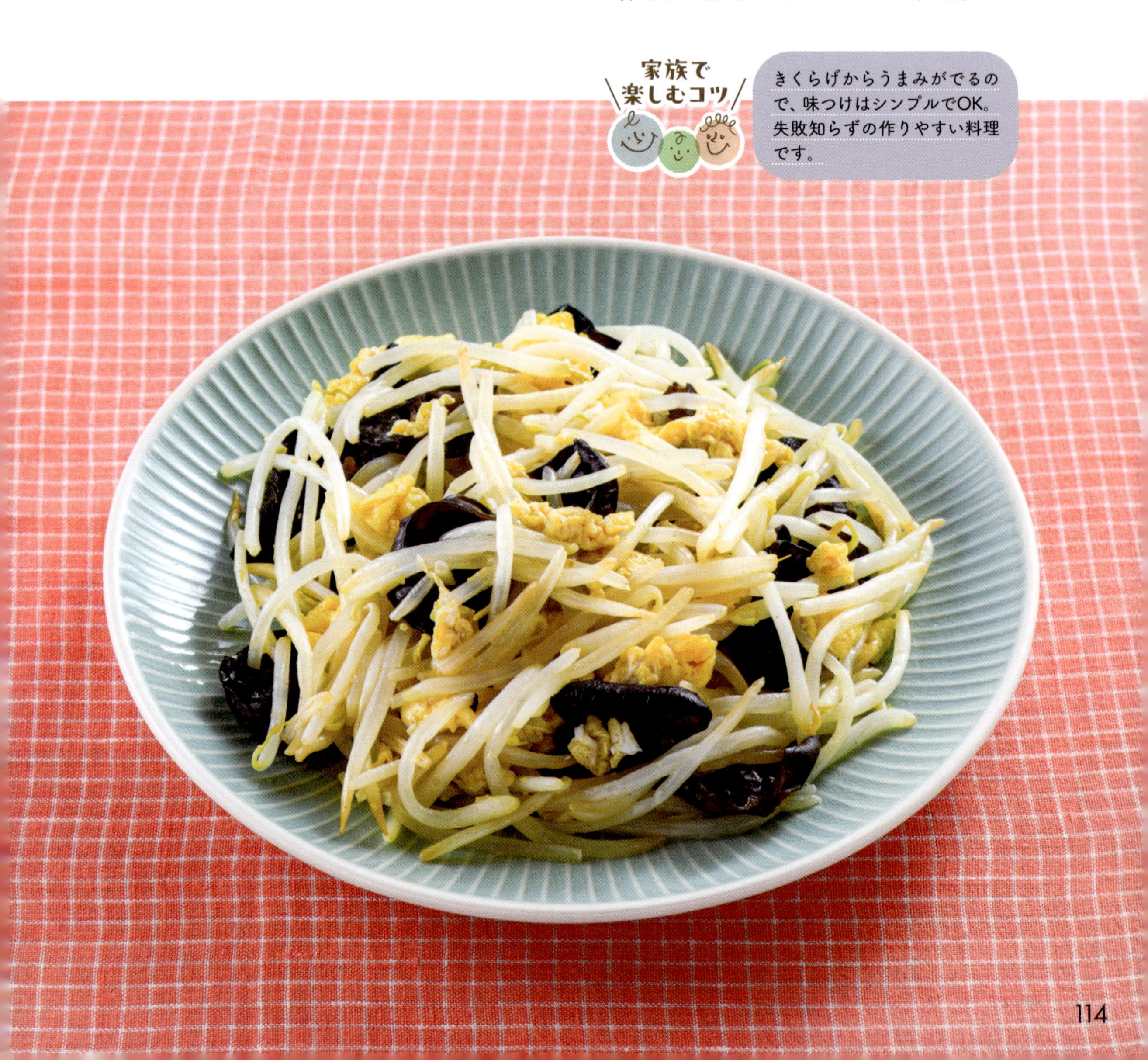

ごま酢の力で体の内側からきれいに！

大根のごまドレサラダ

55 kcal	糖質 3.6g	●たんぱく質：1.0g ●脂質：3.5g ●食物繊維：1.7g ●塩分：0.5g

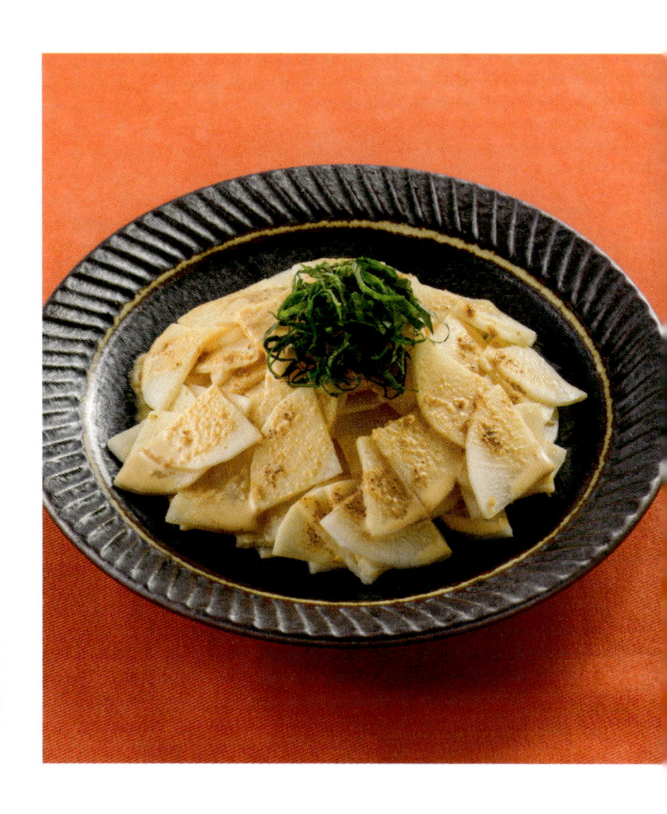

材料（2人分）

大根…1/4本（250g）
A | 酢…大さじ1
　| マヨネーズ、すりごま（白）…各大さじ1/2
　| しょうゆ…小さじ1
青じそ（せん切り）…適量

作り方

1 大根は薄いいちょう切りにして器に盛る。
2 1に混ぜ合わせたAをかけ、青じそをのせる。

ちょい足しアイディア

家族はカッペリーニ、ゆでた豚肉と合わせて和風冷製パスタにしても。

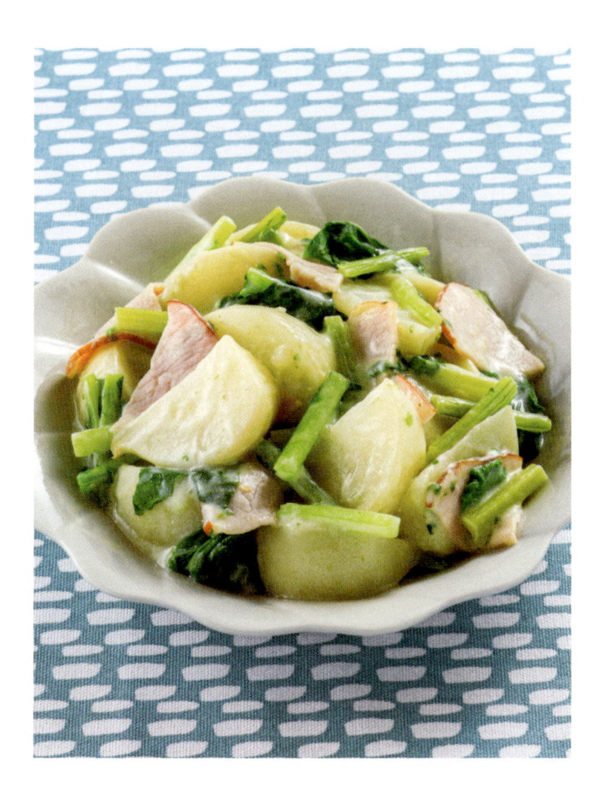

とろとろのかぶと豆乳クリームが相性抜群！

かぶとハムの豆乳クリーム煮

70 kcal	糖質 5.8g	●たんぱく質：4.2g ●脂質：2.8g ●食物繊維：1.9g ●塩分：1.1g

材料（2人分）

かぶ（根）…2個（160g）
かぶ（葉）…1個分（35g）
ロースハム…2枚
A | 水…1/2カップ
　| 鶏がらスープの素（顆粒）…小さじ1
無調整豆乳…1/2カップ
B | 片栗粉、水…各大さじ1/2
塩、こしょう…各少々

作り方

1 かぶは根は皮つきのままくし形切りに、葉は4cm長さに切る。ハムはいちょう切りにする。
2 鍋にA、かぶの根、ハムを入れて中火にかけ、ふたをして5分ほど煮る。さらにかぶの葉を加えて1分ほど煮る。
3 2に豆乳を加えて弱火にして温め、Bでとろみをつけて塩、こしょうで味を調える。

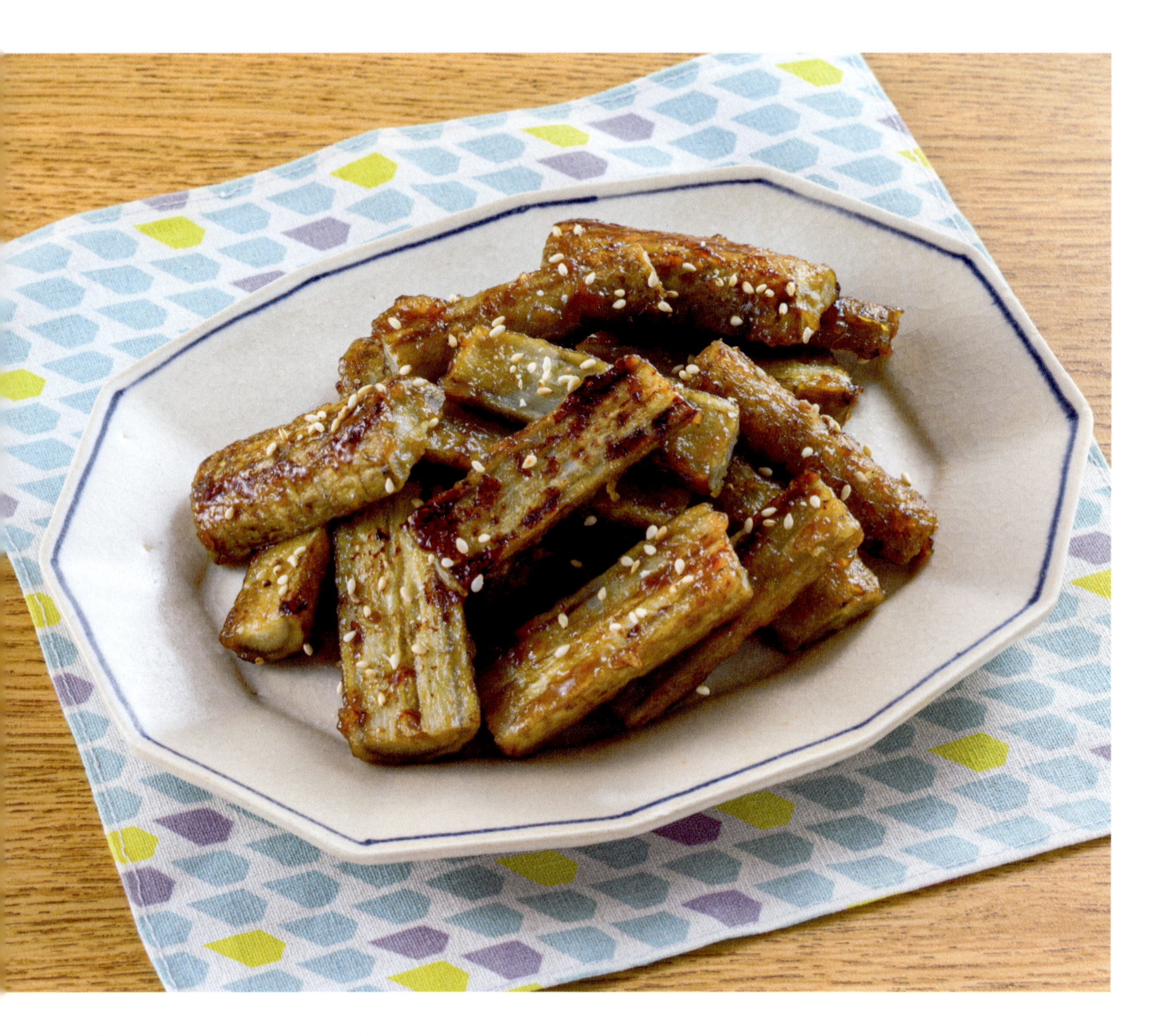

食感のあるごぼうに甘辛だれをからめて

ごぼうの甘辛スティック

146 kcal	糖質 15.3g	●たんぱく質：1.6g ●脂質：7.1g ●食物繊維：4.8g ●塩分：0.9g

材料（2人分）

ごぼう…1本（180g）
サラダ油…大さじ1
A｜片栗粉、小麦粉…各大さじ1/2
B｜しょうゆ、みりん…各小さじ2
いりごま（白）…小さじ1/2

作り方

1 ごぼうは5cm長さに切って縦半分に切り、水に10分ほどさらして水けをふき取り、Aをまぶす。
2 フライパンにサラダ油を中火で熱し、1を入れて転がしながら焼く。
3 火が通ったらBを加えてからめ、器に盛っていりごまを散らす。

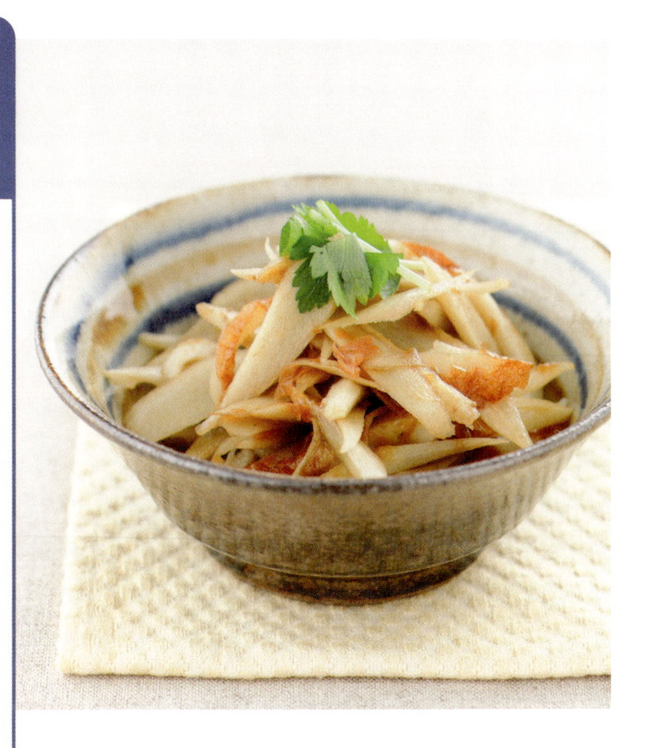

梅干しで糖質の消化・吸収をおだやかに

ごぼうとちくわのポン酢しょうゆあえ

54 kcal	糖質 8.4g	●たんぱく質：3.3g ●脂質：0.1g ●食物繊維：2.5g ●塩分：1.5g

材料（2人分）

ごぼう…1/2本（90g）
ちくわ…小1本（40g）
A｜梅干し（種を除いてたたく）…1個分（正味10g）
　｜ポン酢しょうゆ…大さじ1
みつば…適量

作り方

1 ごぼうはささがきにして水に5分ほどさらす。ちくわは縦に切ってから斜め切りにする。
2 耐熱容器に1を入れ、ふんわりとラップをして電子レンジで2分ほど加熱する。
3 2にAを加えて混ぜ合わせ、器に盛ってみつばをのせる。

スパイシーな辛みであとを引く味わい

れんこんとズッキーニのカレー焼き

157 kcal	糖質 20.6g	●たんぱく質：1.5g ●脂質：6.9g ●食物繊維：2.5g ●塩分：1.1g

材料（2人分）

れんこん…1節（200g）
ズッキーニ…1/2本（85g）
A｜片栗粉…大さじ2
　｜カレー粉…小さじ1
　｜塩…小さじ1/3
オリーブ油…大さじ1

作り方

1 れんこん、ズッキーニはそれぞれ1cm幅の輪切りにする。
2 ポリ袋にAを入れて合わせ、1を加えて口を閉じ、粉をまぶすようにふり混ぜる。
3 フライパンにオリーブ油を中火で熱し、2を入れて両面に焼き色がつくまで焼く。

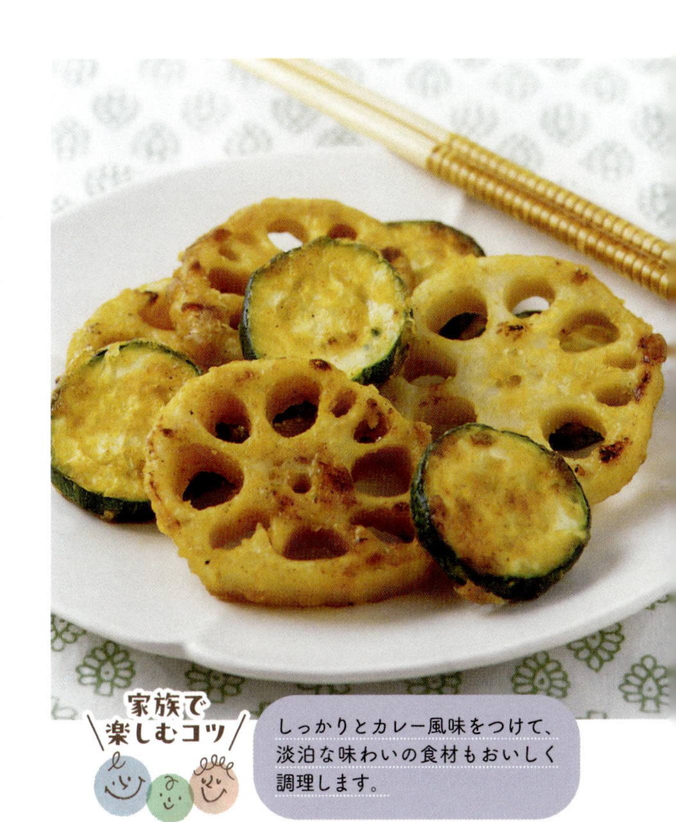

家族で楽しむコツ

しっかりとカレー風味をつけて、淡泊な味わいの食材もおいしく調理します。

副菜

きのこ・海藻類

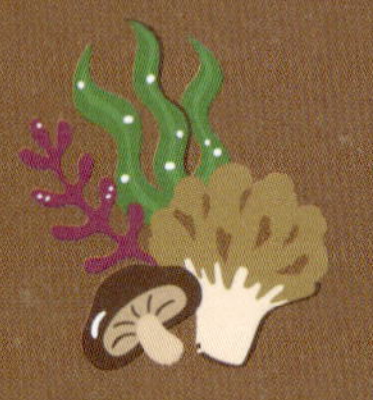

血糖値コントロールに役立つ食物繊維がたっぷり！
食材のもつうまみが料理に深みを与えます。
加熱しても食感が残るので自然と噛む回数が増えます。

にんにくとバターの香りが食欲をそそる

まいたけとささみのガリバタ炒め

88 kcal	糖質 3.4g	●たんぱく質：8.2g ●脂質：4.1g ●食物繊維：1.9g ●塩分：0.6g

材料（2人分）

まいたけ…1パック（100g）
鶏ささみ（すじなし）…2本（80g）
塩…小さじ1/6
A にんにく（薄切り）…1片分
　バター…10g
粗びき黒こしょう…少々

作り方

1 まいたけはほぐし、ささみはひと口大のそぎ切りにする。
2 フライパンにAを入れて弱火で熱し、香りがしてきたら中火にしてささみを加え、肉の色が変わったらまいたけを加える。
3 まいたけがしんなりとしたら、塩、粗びき黒こしょうで味を調える。

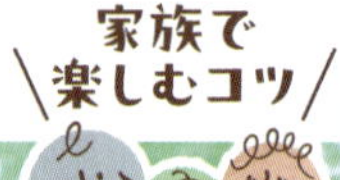

バターやにんにくなどの風味で、薄味でもおいしい、ボリュームのある副菜になります。

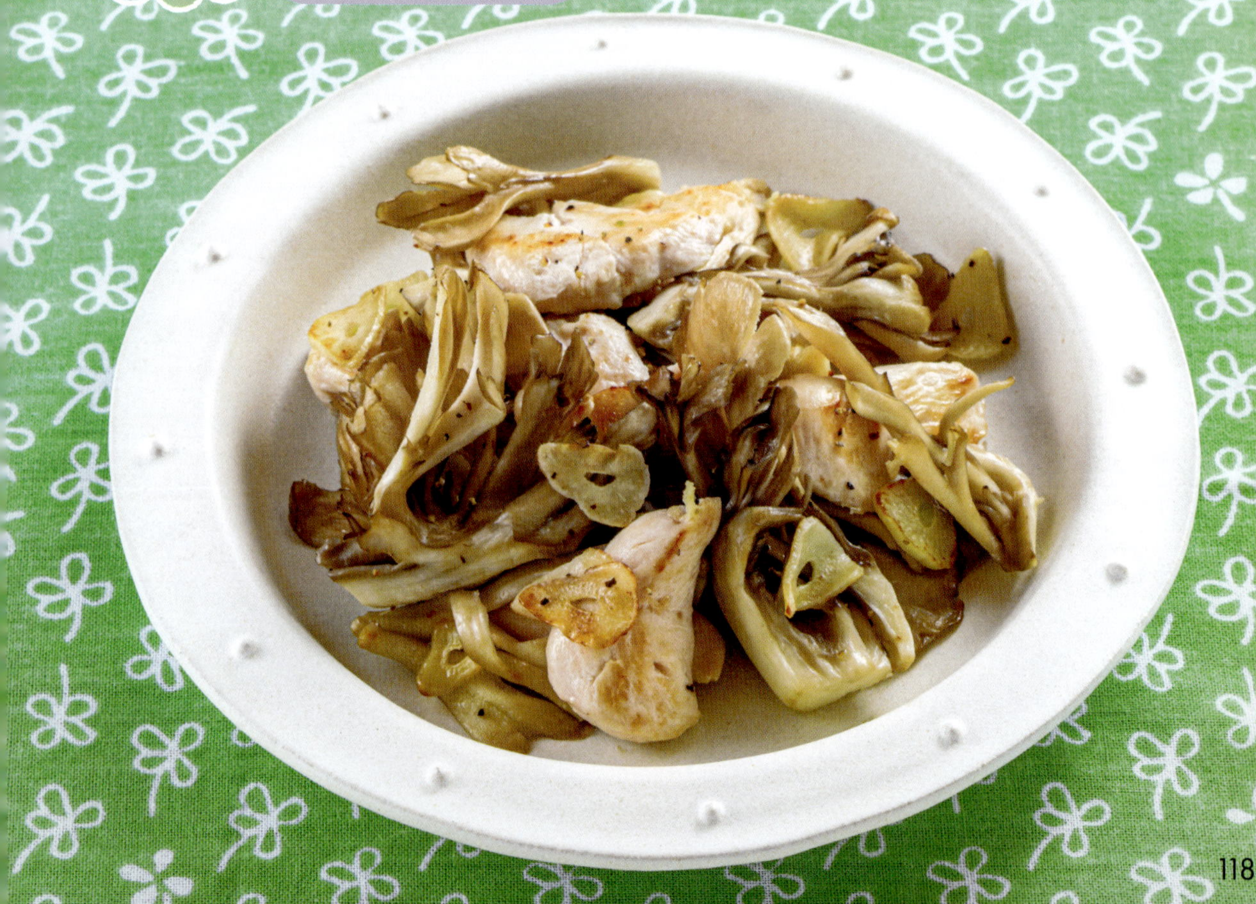

じっくりと油で煮てうまみを引き出す

エリンギとえびのアヒージョ

468 kcal	糖質 5.1g	●たんぱく質：9.0g ●脂質：45.3g ●食物繊維：2.1g ●塩分：1.6g

材料（2人分）

エリンギ…1パック（100g）
えび（殻つき）…6尾（120g）
A オリーブ油…1/2カップ
にんにく（つぶす）…1片分
赤唐辛子（種を除いて小口切り）…1本分
塩…小さじ1/2
パセリ（みじん切り）…適量

作り方

1 エリンギは食べやすい大きさに切る。えびは尾を残して殻をむき、背わたを除く。
2 鍋にAを入れて弱火にかけ、1を入れて5〜6分加熱する。
3 2を器に盛り、パセリを散らす。

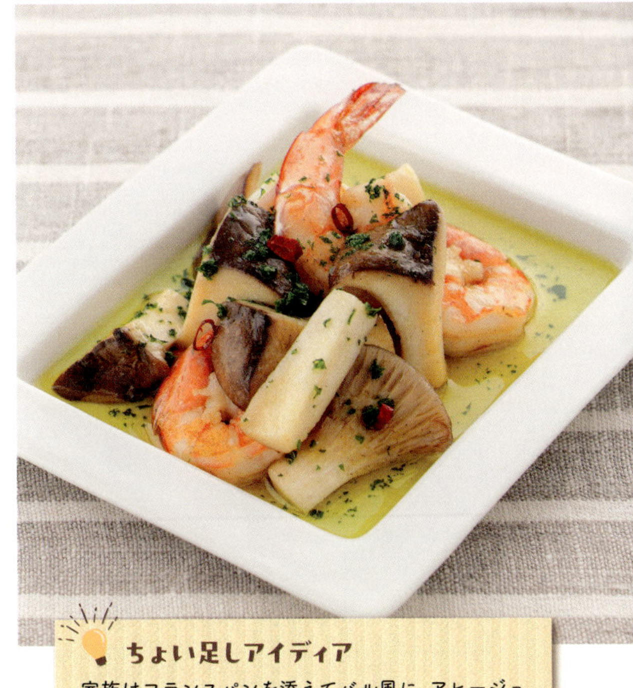

ちょい足しアイディア
家族はフランスパンを添えてバル風に。アヒージョの油はごま油に変えてもおいしいです。

いろいろなきのこで味わい濃厚なごはんのおとも

きのこの佃煮

45 kcal	糖質 5.8g	●たんぱく質：1.9g ●脂質：0.1g ●食物繊維：3.0g ●塩分：1.3g

材料（2人分）

えのきだけ…1/2袋（100g）
しめじ…1/2パック（50g）
しいたけ…2枚（30g）
A 水…1/4カップ
めんつゆ（3倍濃縮）…大さじ1と1/2
酒…大さじ1
赤唐辛子（種を除いて小口切り）…1/2本分

作り方

1 えのきだけは半分の長さに切り、しめじはほぐす。しいたけは薄切りにする。
2 鍋にA、1を入れて7〜8分煮つめる。

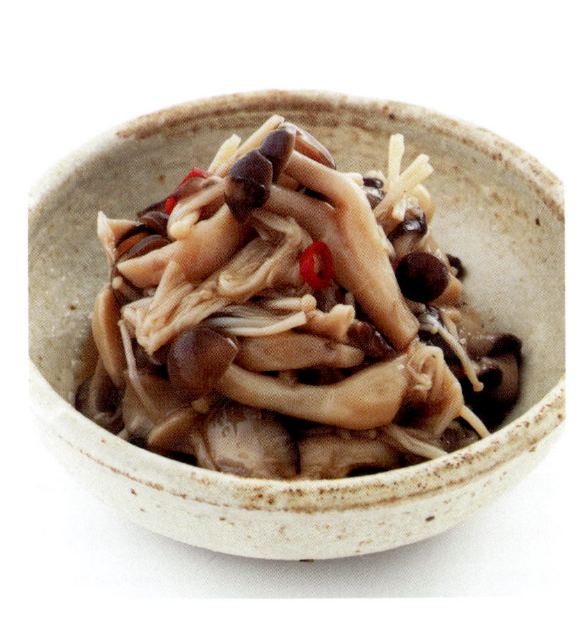

家族で楽しむコツ
複数のきのこでうまみたっぷりの常備菜。ごはんにのせたり、お茶漬けに加えたりとアレンジ自在です。

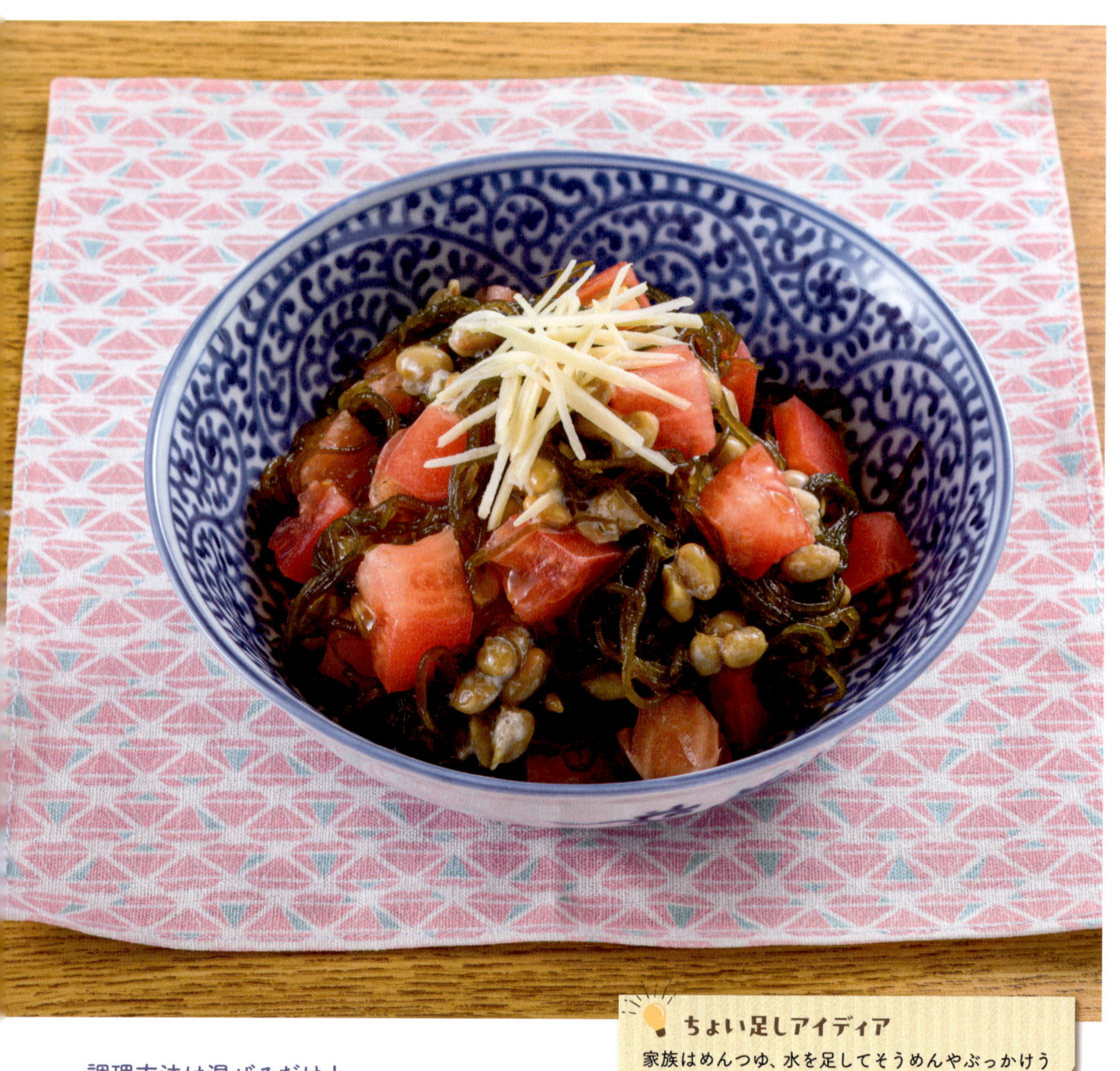

ちょい足しアイディア
家族はめんつゆ、水を足してそうめんやぶっかけうどんのつゆにしても。

調理方法は混ぜるだけ！

トマトと納豆のもずく酢

61 kcal	糖質 4.8g	●たんぱく質：3.6g ●脂質：2.0g ●食物繊維：3.3g ●塩分：1.1g

材料（2人分）

生もずく…80g
トマト…1/2個（100g）
納豆…1パック
A｜めんつゆ（3倍濃縮）、酢
 …各大さじ1
しょうが（せん切り）…1片分

作り方

1 トマトは角切りにする。
2 ボウルにもずく、納豆、Aを入れてよく混ぜ、1を加えてさっと混ぜ、器に盛ってしょうがをのせる。

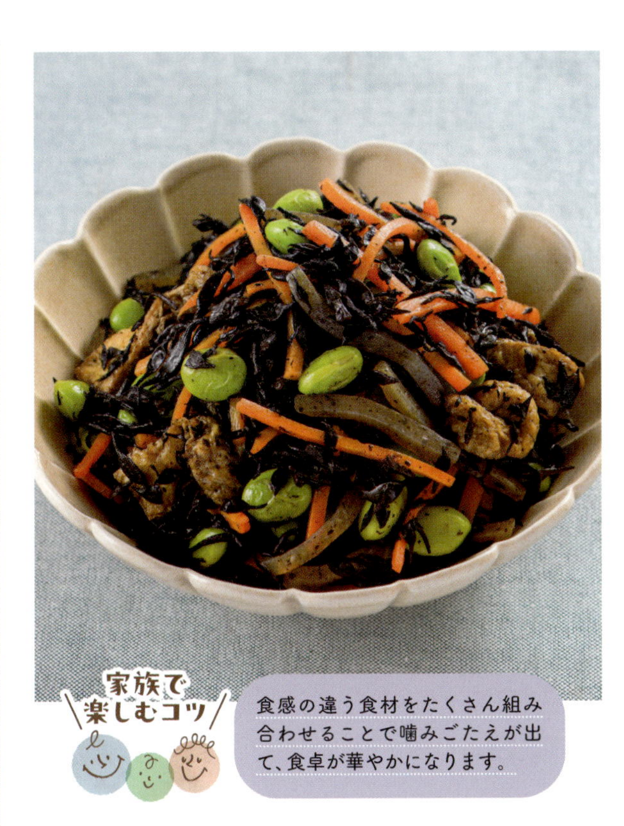

家族で楽しむコツ

食感の違う食材をたくさん組み合わせることで噛みごたえが出て、食卓が華やかになります。

具だくさんで彩りも豊か

ひじきの五目煮

89 kcal	糖質 4.6g	●たんぱく質:3.8g ●脂質:4.9g ●食物繊維:4.0g ●塩分:0.7g

材料(2人分)

ひじき(水煮)…80g
こんにゃく(アク抜き不要のもの)…50g
にんじん…1/4本(40g)
油揚げ…1/2枚(10g)
枝豆(冷凍・さやなし)…40g
ごま油…小さじ1
A だし汁…1/2カップ
しょうゆ、みりん…各大さじ1/2

作り方

1 こんにゃく、にんじんは細切り、油揚げは熱湯を回しかけて油抜きしてから短冊切りにする。枝豆は解凍する。
2 鍋にごま油を中火で熱し、水けをきったひじき、にんじんを加えて炒め、しんなりとしたらこんにゃくと油揚げ、枝豆、Aを加えて汁けがなくなるまで煮る。

組み合わせが新鮮な中華炒め

わかめと鶏肉の炒めもの

109 kcal	糖質 3.6g	●たんぱく質:10.2g ●脂質:4.2g ●食物繊維:0.7g ●塩分:1.7g

材料(2人分)

わかめ(乾燥)…5g
鶏むね肉…1/2枚(100g)
ごま油…大さじ1/2
A 酒…大さじ2
鶏がらスープの素(顆粒)、しょうゆ…各小さじ1
塩、こしょう…各少々

作り方

1 わかめは水でもどし、水けを絞って食べやすい大きさに切る。鶏肉はひと口大に切る。
2 フライパンにごま油を熱して鶏肉を両面焼き色がつくまで焼く。
3 A、わかめを加えてさっと炒め合わせ、塩、こしょうで味を調える。

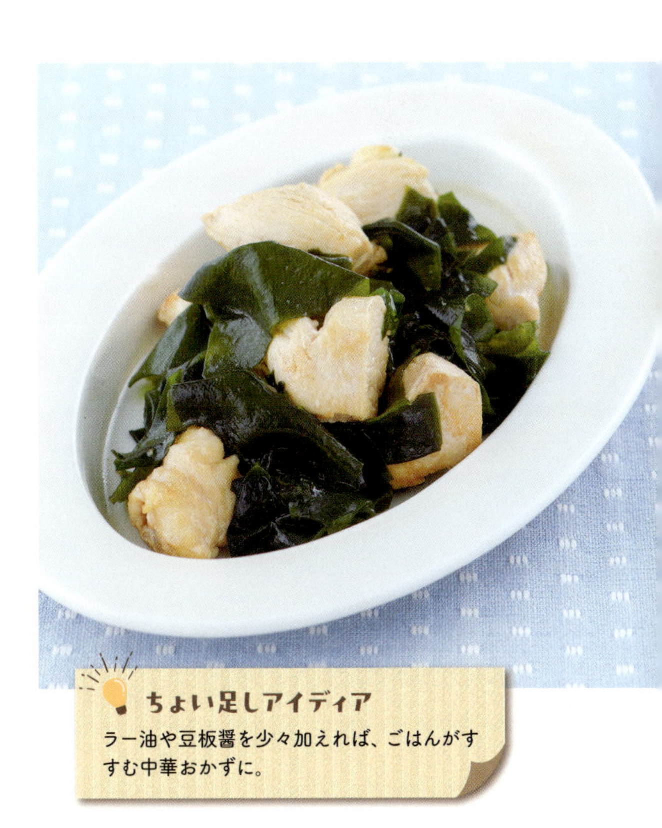

ちょい足しアイディア

ラー油や豆板醤を少々加えれば、ごはんがすすむ中華おかずに。

かさ増ししてヘルシーに

じゃがいもともやしのチーズガレット

157 kcal	糖質 13.7g	●たんぱく質：3.9g ●脂質：7.1g ●食物繊維：9.9g ●塩分：1.0g

材料（2人分）

じゃがいも…小2個(240g)
もやし…1/4袋(50g)
オリーブ油…小さじ2
パセリ(みじん切り)…適量

A ピザ用チーズ…20g
片栗粉…大さじ1
塩…小さじ1/4
こしょう…少々

作り方

1 じゃがいもはせん切り、もやしはざく切りにする。
2 ボウルに1、Aを加えてよく混ぜる。
3 フライパンにオリーブ油を中火で熱し、2を広げ入れて両面こんがりと焼き色がつくまで焼く。器に盛り、パセリを散らす。

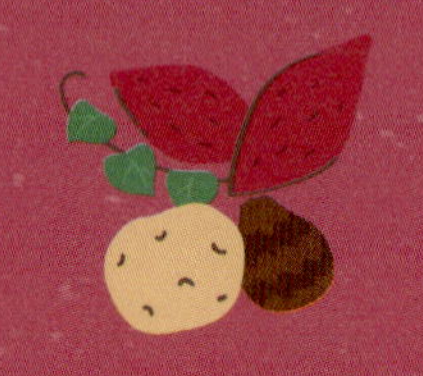

副菜

いも類

糖質が比較的多い食材ですが食物繊維も含むので、糖の吸収がゆるやかです。満足感もあるので副菜で適量とると、ごはんやパンなどの炭水化物の量を無理なく減らせます。

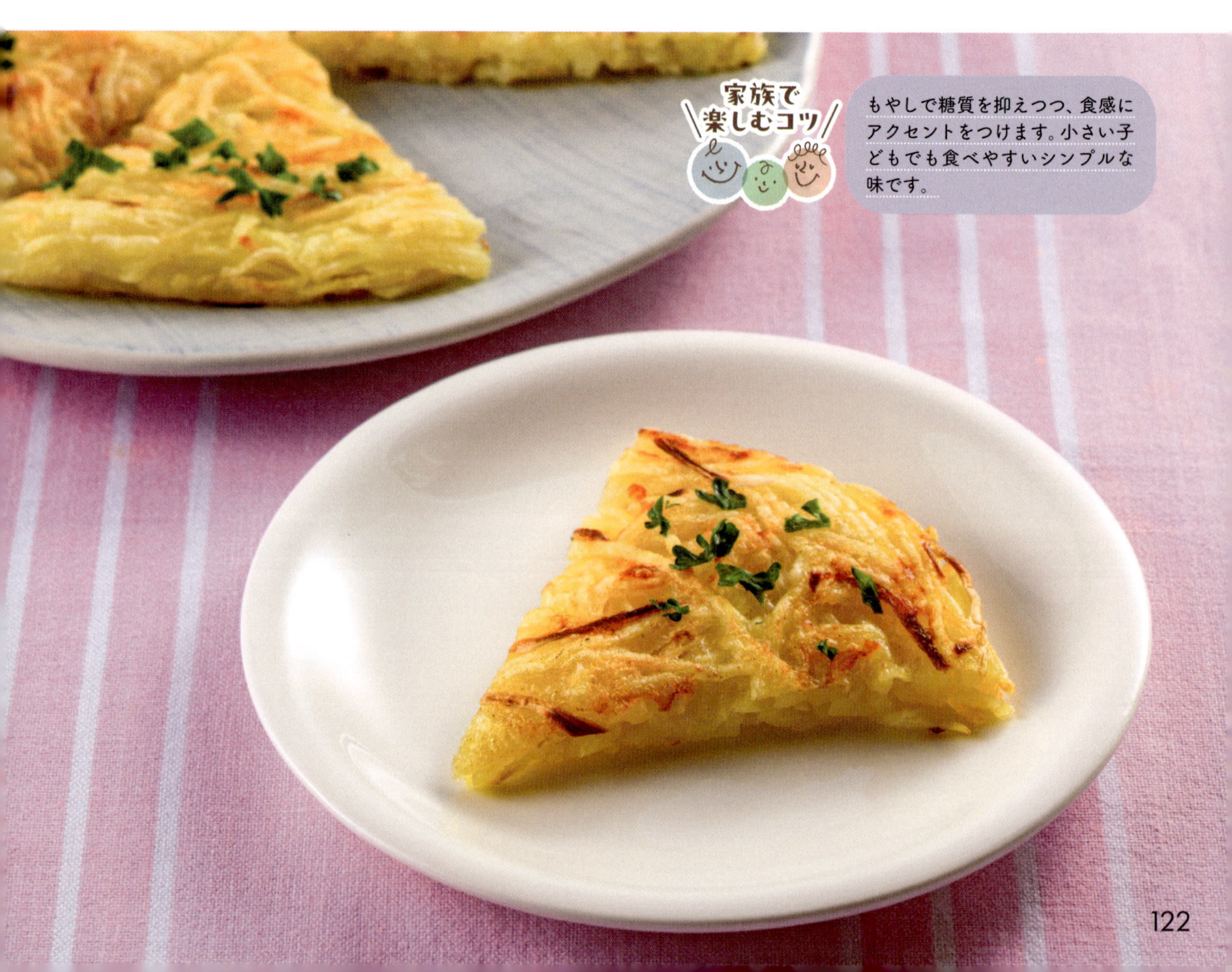

家族で楽しむコツ

もやしで糖質を抑えつつ、食感にアクセントをつけます。小さい子どもでも食べやすいシンプルな味です。

マスタードの酸味でさっぱり仕上がる

マスタードのジャーマンポテト

156 kcal	糖質 11.1g	●たんぱく質：4.9g ●脂質：7.1g ●食物繊維：9.9g ●塩分：1.1g

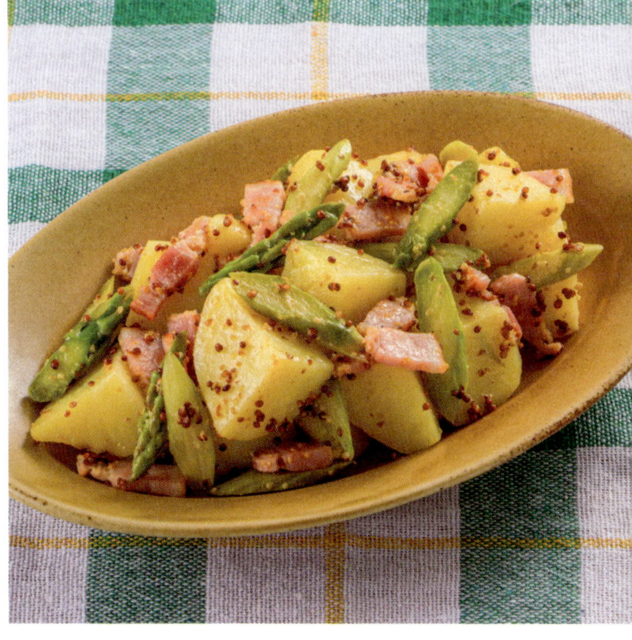

材料（2人分）

じゃがいも…小2個（240g）
グリーンアスパラガス…2本（40g）
スライスベーコン…2枚
オリーブ油…小さじ1
A 粒マスタード…大さじ1
白ワイン…小さじ1
塩、こしょう…各少々

作り方

1 じゃがいもはひと口大に切って耐熱容器に入れ、ふんわりとラップをして電子レンジで4分ほど加熱する。アスパラガスは斜め薄切り、ベーコンは短冊切りにする。

2 フライパンにオリーブ油、ベーコンを入れて弱火にかけ、ベーコンがカリッとしてきたらじゃがいも、アスパラガスを加えて中火で炒める。

3 じゃがいもに焼き色がついたら、混ぜ合わせたAを加えて炒め合わせる。

ベーコンはじっくりと加熱し、でてきた脂で炒めることで、うまみが広がる一品に。

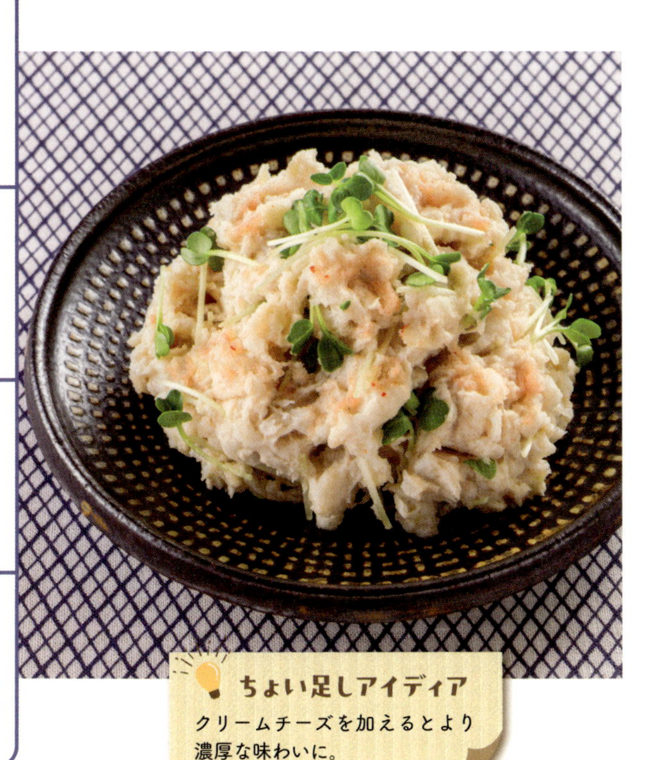

ちょい足しアイディア
クリームチーズを加えるとより濃厚な味わいに。

ねっとりした食感がやみつきになるおいしさ

里いもと貝割れのタラモ風サラダ

114 kcal	糖質 10.0g	●たんぱく質：4.2g ●脂質：5.7g ●食物繊維：2.2g ●塩分：1.0g

材料（2人分）

里いも…4個（200g）
貝割れ大根…1/2パック（正味25g）
A 明太子（薄皮を除く）…30g
マヨネーズ…大さじ1

作り方

1 里いもはひと口大に切り、塩（分量外）をもみ込む。水で洗ったら鍋に入れてたっぷりの水を加え、竹串が通るまでゆでて水けをきる。

2 貝割れ大根は半分の長さに切る。

3 ボウルに1を入れてつぶし、Aを加えてよく混ぜる。2を加えてさらにさっくりと混ぜる。

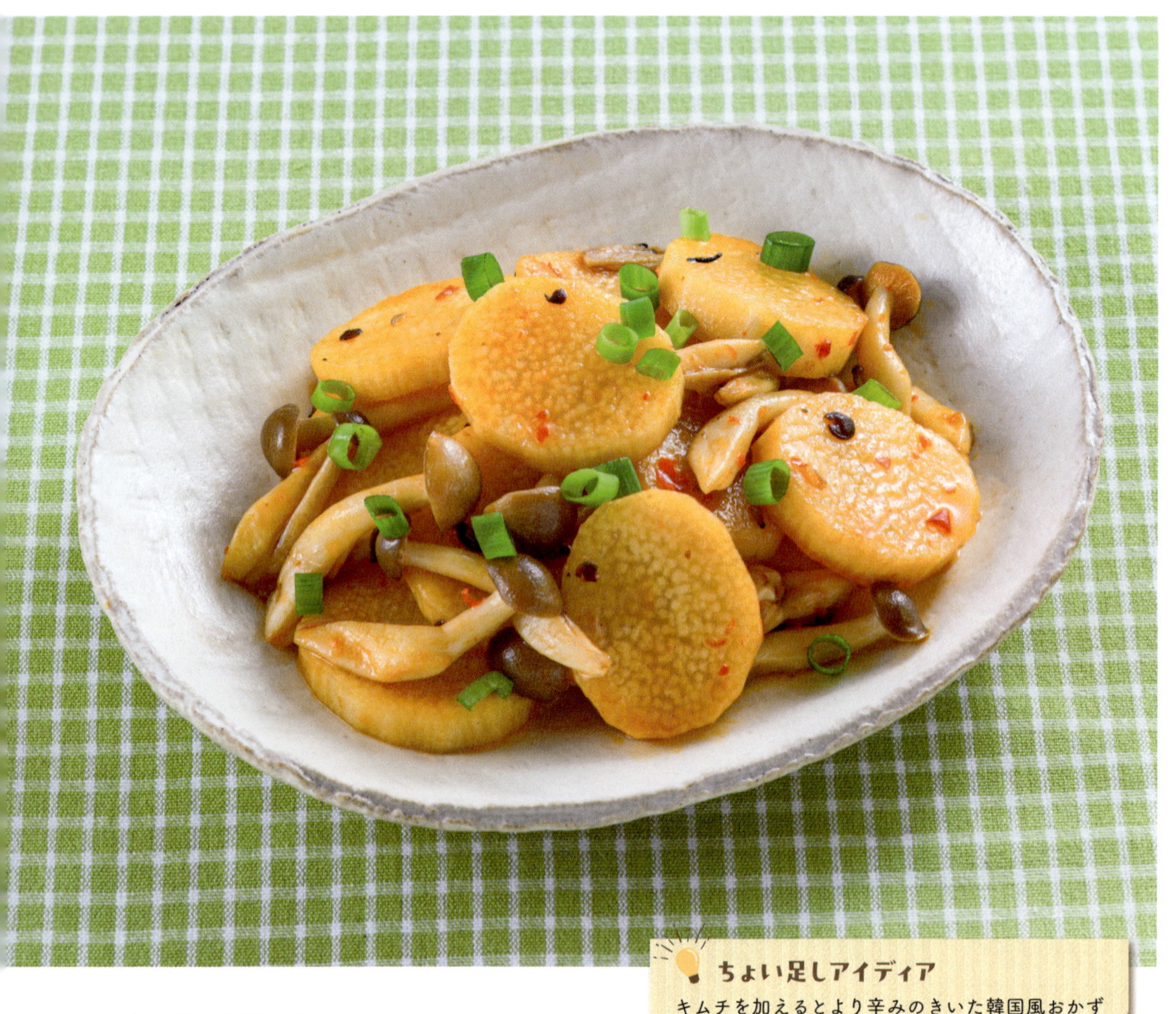

ちょい足しアイディア
キムチを加えるとより辛みのきいた韓国風おかずに。卵やごはんと炒めてチャーハンにしても。

食感の違いも楽しんで

長いもとしめじのピリ辛炒め

94 kcal	糖質 12.3g	●たんぱく質：1.7g ●脂質：3.4g ●食物繊維：1.4g ●塩分：0.9g

材料（2人分）

長いも…150g
しめじ…1/2パック（50g）
サラダ油…大さじ1/2
A しょうゆ、みりん…各大さじ1/2
　豆板醤…小さじ1/2
小ねぎ（小口切り）…適量

作り方

1 長いもは1cm幅の輪切り、しめじは小房に分ける。
2 フライパンにサラダ油を中火で熱し、しめじを加えてしんなりとするまで炒める。
3 2に長いもを加えてさっと炒め、混ぜ合わせたAを加えて炒め合わせる。器に盛り、小ねぎを散らす。

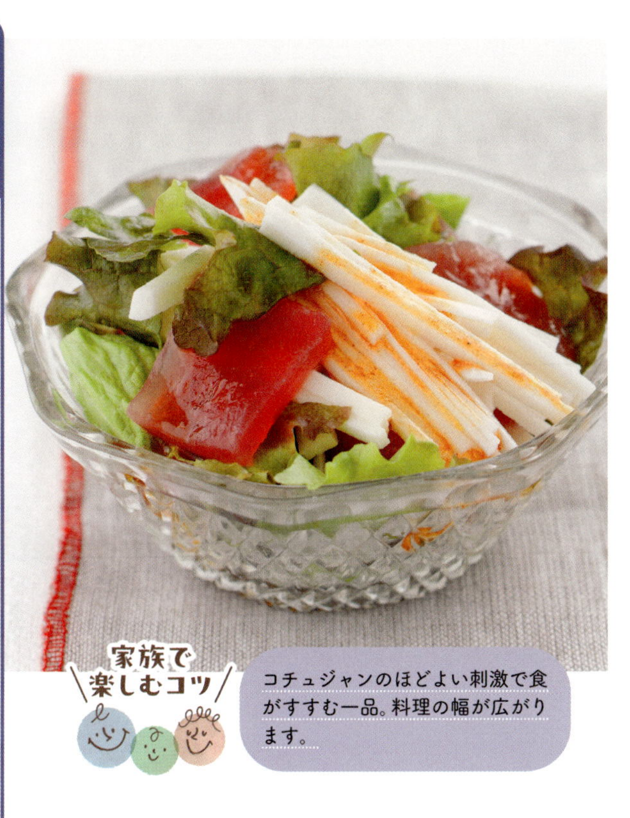

シャキッとした長いもとまぐろのうまみがいい！

長いもとまぐろの韓国風サラダ

165 kcal	糖質 11.7g	●たんぱく質：12.5g ●脂質：7.3g ●食物繊維：1.0g ●塩分：0.9g

材料（2人分）

長いも…100g
まぐろ（赤身・刺し身用・さく）…100g
サニーレタス…2枚（60g）
A ごま油…大さじ1
しょうゆ、酢…各大さじ1/2
コチュジャン…小さじ1
砂糖…小さじ1/2

作り方

1 長いもはせん切り、まぐろは薄切りにする。サニーレタスは手でちぎり、水にさらして水けをきる。
2 器に1を盛り、混ぜ合わせたAをかける。

家族で楽しむコツ
コチュジャンのほどよい刺激で食がすすむ一品。料理の幅が広がります。

ヨーグルトを使ったあっさりデリ風サラダ

さつまいものサラダ

235 kcal	糖質 30.2g	●たんぱく質：1.8g ●脂質：10.9g ●食物繊維：2.2g ●塩分：0.5g

材料（2人分）

さつまいも…1本（200g）
A プレーンヨーグルト（水きりしたもの）、マヨネーズ…各大さじ2
塩、こしょう…各少々
レーズン…少々

作り方

1 さつまいもは熱湯でゆでて皮をむいてボウルに入れ、熱いうちにつぶす。
2 ボウルに1、Aを混ぜ合わせて器に盛り、レーズンをのせる。

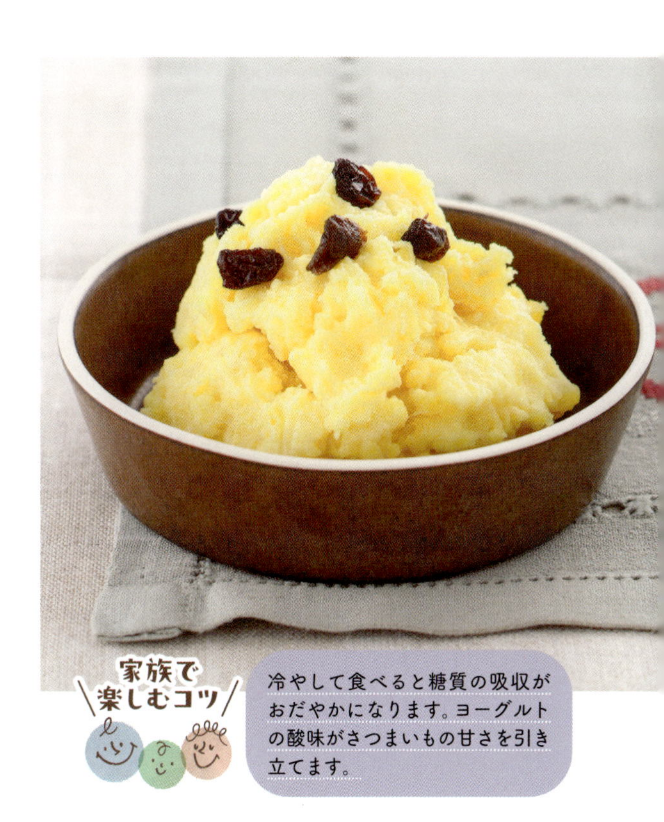

家族で楽しむコツ
冷やして食べると糖質の吸収がおだやかになります。ヨーグルトの酸味がさつまいもの甘さを引き立てます。

ナポリタン風でヘルシーな一品

しらたきのトマトソース炒め

145 kcal	糖質 7.3g	●たんぱく質：3.8g ●脂質：10.1g ●食物繊維：3.3g ●塩分：1.8g

材料（2人分）

しらたき（アク抜き不要のもの）…100g
スライスベーコン…2枚
パプリカ（黄）…1/4個（40g）
オリーブ油…大さじ1
にんにく（みじん切り）…1片分
A ホールトマト缶…1/2缶（200g）
　コンソメスープの素（顆粒）…小さじ2
　塩、こしょう…各少々
バジル…適量

作り方

1 しらたきは食べやすく切る。ベーコンは5mm幅に、パプリカは1cm幅の細切りにする。
2 フライパンにしらたきを入れて中火でから炒りする。水けがとんだらオリーブ油、にんにくを加え、香りが立ったらベーコン、パプリカを加え、強火にしてさっと炒める。
3 2にAを加えて炒めて器に盛り、バジルをのせる。

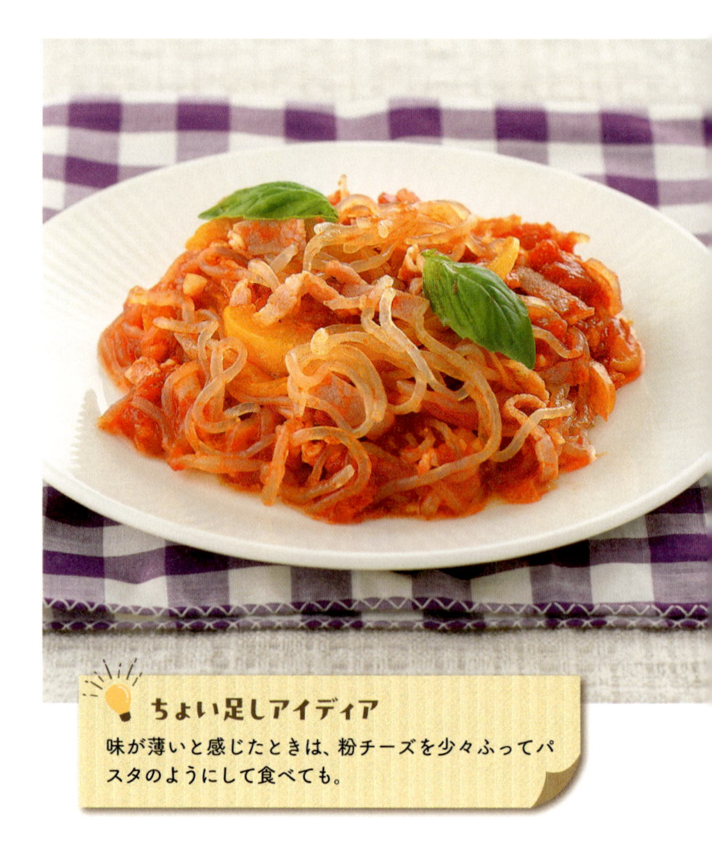

ちょい足しアイディア
味が薄いと感じたときは、粉チーズを少々ふってパスタのようにして食べても。

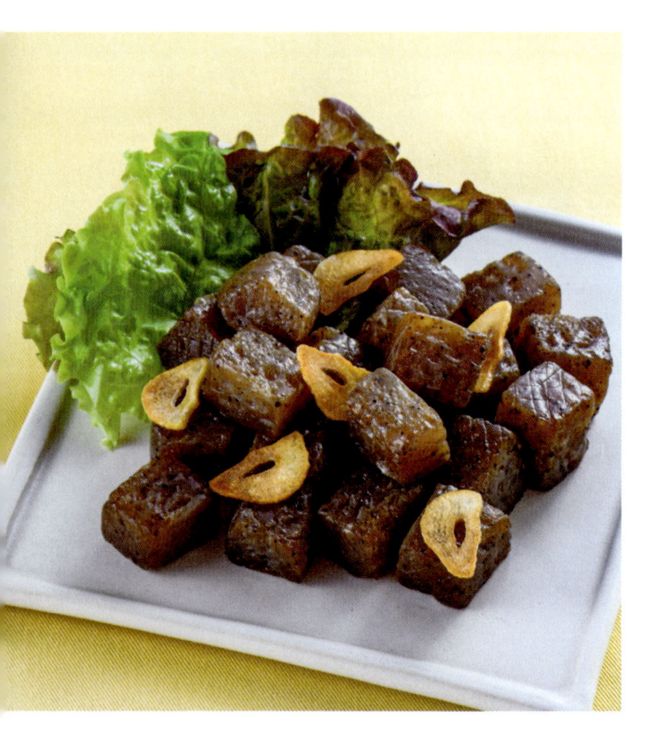

弁当にもぴったりのヘルシーな照り焼き風味

こんにゃくのサイコロステーキ

92 kcal	糖質 4.7g	●たんぱく質：0.8g ●脂質：6.6g ●食物繊維：2.8g ●塩分：0.9g

材料（2人分）

こんにゃく（アク抜き不要のもの）…200g
サニーレタス…適量
A にんにく（薄切り）…1片分
　サラダ油…大さじ1
B しょうゆ、みりん…各小さじ2

作り方

1 こんにゃくは格子状に切り込みを入れて2cm角に切る。
2 フライパンにAを入れて弱火にかけ、にんにくチップを作る。にんにくは取り出す。
3 2のフライパンを中火で熱し、1を入れてこんがりと焼き色がつくまで焼き、Bを加えてからめる。器に盛り、2のにんにくチップを散らし、サニーレタスを添える。

PART 4
野菜もとれる ボリューム弁当と 弁当おかず

血糖値コントロール中の昼食は
外食よりも弁当を作るのがおすすめ。
本章ではおかずたっぷりで
食べごたえのある弁当例と
弁当向けの主菜、副菜を
1人分量のレシピで紹介しています。
まとめて作って保存もできるよう、
すべての料理に保存期間を記載
しています。

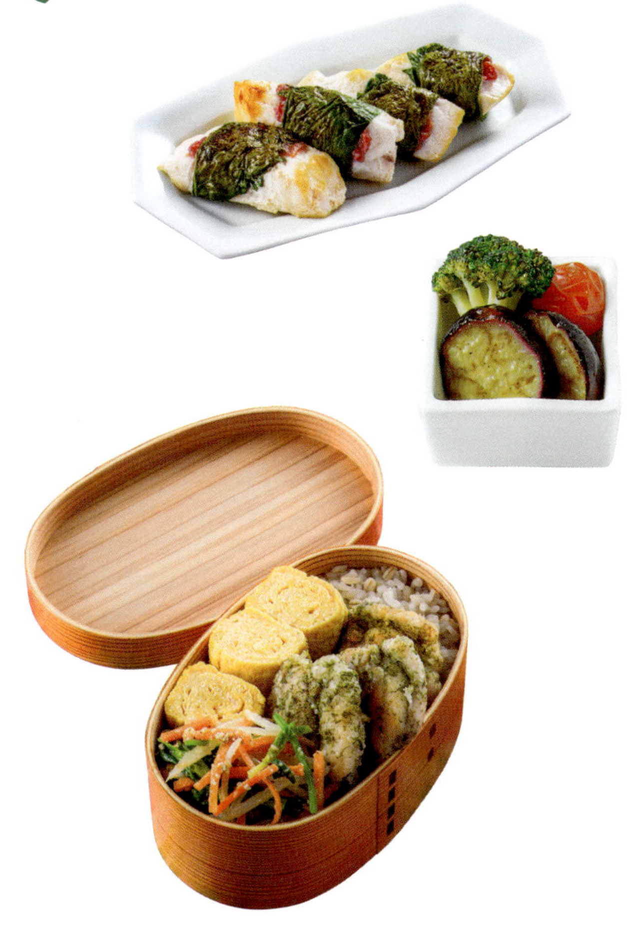

弁当作りの考え方

職場での昼食は、手作り弁当がよいでしょう。食べごたえのある弁当にするためのポイントと、作りおきをする際の注意点を紹介します。

小さめの弁当箱におかずたっぷりを意識して

血糖値コントロールの弁当作りは、まず弁当箱の見直しから。ごはんなどの炭水化物は、献立と同様に少なめにするため、これまでと同じ弁当箱ではスペースができてしまいます。持ち歩きの際に中身が動いて崩れてしまうと、見た目にも残念な弁当になってしまうことも。具体的な弁当箱の大きさとしては、**一般的なサイズよりも少し小さめの、500〜600mlサイズ**をおすすめします。

おかずも食卓での献立同様、肉や魚、野菜のバランスを意識しましょう。主菜をたっぷり入れてすき間に副菜を詰めれば、ボリュームのある弁当が自然とでき上がります。

弁当の詰め方 3 STEP

1 ごはんを少なめに詰める

ごはんは白米以外のものを選び、分量は120g程度に。必ず計量しましょう。

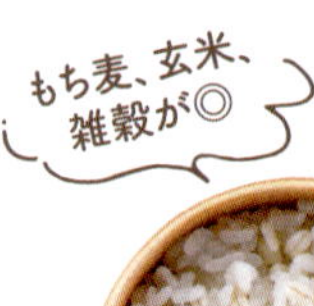

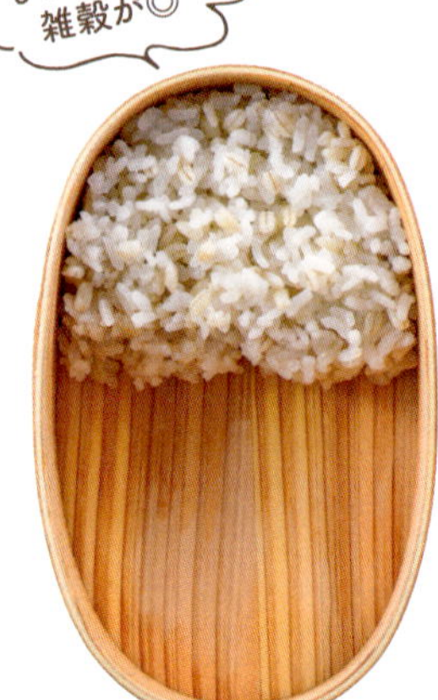

2 形のあるおかずを詰める

肉や魚などの大きい主菜を詰めると安定するので、中身が動く心配もナシ。

おかずは冷ましてから

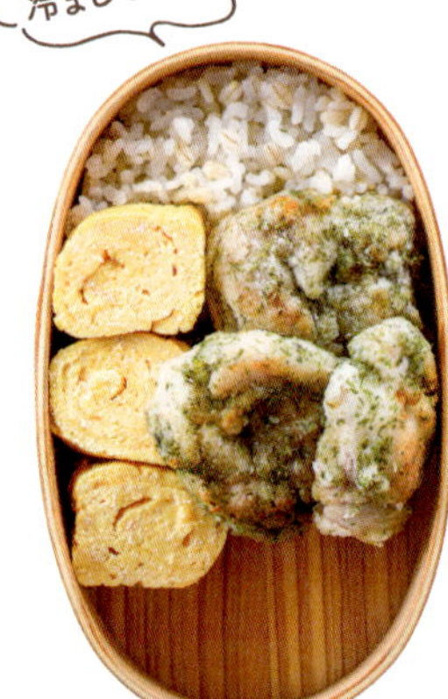

3 野菜たっぷりのおかずを詰める

残りのスペースに形を動かせる副菜をぎゅっと詰めて、バランスのよい弁当の完成！

汁けをしっかりきって

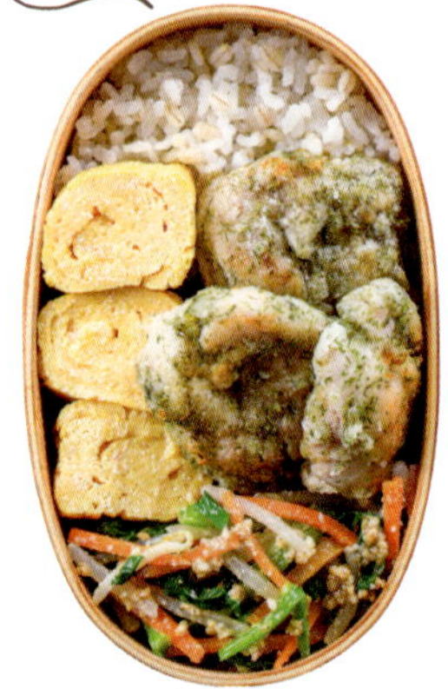

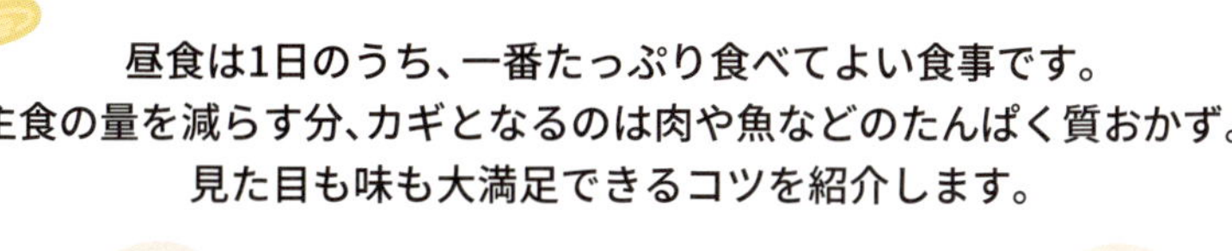

満足感のある弁当にするコツ

昼食は1日のうち、一番たっぷり食べてよい食事です。
主食の量を減らす分、カギとなるのは肉や魚などのたんぱく質おかず。
見た目も味も大満足できるコツを紹介します。

1 たんぱく質多めで腹持ちよく

主菜はごはんの上に少しのるくらいに、たっぷり詰めましょう。たんぱく質をしっかりとると食後の血糖値が抑えられるのはもちろんのこと、筋肉量の維持や体力アップにつながります。

2 彩り食材で鮮やかにボリュームアップ

肉や魚はどうしても茶色っぽくなるので、たんぱく質アップと彩りのために、卵やチーズを使いましょう。主菜に野菜をプラスするのも、見た目と栄養バランスの点からおすすめです。

3 食材はかためにに調理して噛む回数を増やす

野菜などは満腹中枢を刺激できるよう、あえて少しかために火を通して食感を出します。副菜、主菜ともしっかり噛むおかずにすれば、主食の量を減らしても満足感のある弁当になります。

4 いろいろな味つけで飽きのこない弁当に

酸っぱい、辛い、しょっぱいなどバランスよく味つけしましょう。おかずは冷めると塩分を感じやすいので、副菜などは薄味にしてメリハリを効かせると、最後までおいしく食べられます。

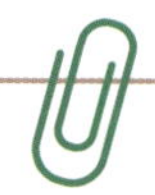

おかずの保存&解凍のポイント

本章のレシピは、すべて冷蔵、冷凍保存ができます。
多めに作って保存するときは、衛生面に気をつけましょう。

冷ましてから保存容器で密閉する

おかずが完全に冷めたら、保存容器に入れて密閉します。保存容器や菜箸などは、食品にも使えるアルコールスプレーであらかじめ消毒を。

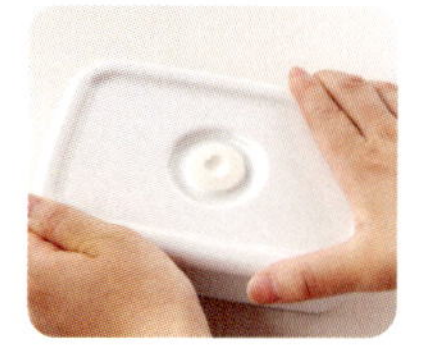

解凍時は必ず再加熱し、汁けをきる

冷凍おかずを使うときは必ず再加熱して中まで解凍させ、しっかり冷ますことが大事。詰める前に汁けをしっかりふき取ります。

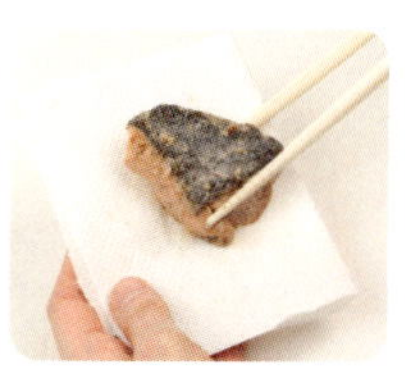

弁当 1

のり塩から揚げ弁当

大きめのから揚げがインパクト抜群！大きく切ると加熱時の油の吸収を減らせます。野菜のナムルはたっぷり詰めましょう。

のり塩から揚げ

254 kcal	糖質 8.8g	●たんぱく質：13.5g ●脂質：16.6g ●食物繊維：0.7g ●塩分：2.3g

保存期間 》》 冷蔵：3日 冷凍：2週間

材料（1人分）

鶏もも肉…80g

A | 酒…大さじ1
塩…小さじ1/3
おろししょうが…少々

B | 片栗粉…小さじ2
青のり…小さじ1

サラダ油…適量

作り方

1 鶏肉は皮を除いて3等分に切ってポリ袋に入れ、Aを加えてもみ込み、10分ほどおく。

2 1の汁けをふき取り、混ぜ合わせたBをまぶす。

3 フライパンに多めのサラダ油を中火で熱し、2を入れて両面揚げ焼きにする。

野菜のナムル

45 kcal	糖質 2.0g	●たんぱく質：1.5g ●脂質：2.9g ●食物繊維：1.9g ●塩分：0.3g

保存期間 》》 冷蔵：3日 冷凍：NG

材料（1人分）

ほうれん草…30g
もやし…20g
にんじん（細切り）…20g

A | すりごま（白）…小さじ1
ごま油、鶏がらスープの素（顆粒）
…各小さじ1/4

作り方

1 ほうれん草は塩ゆで（分量外）して水にさらし、水けをきってざく切りにする。同じ湯でもやしとにんじんもゆで、水けをきる。

2 ボウルに1、Aを入れてよくあえる。

明太卵焼き

132 kcal	糖質 2.7g	●たんぱく質：8.2g ●脂質：9.8g ●食物繊維：0.0g ●塩分：0.8g

保存期間 》》 冷蔵：2日 冷凍：2週間

材料（1人分）

A | 溶き卵…1個分
明太子（薄皮を除く）…10g
だし汁…大さじ1

サラダ油…小さじ1

作り方

1 ボウルにAを入れてよく混ぜ合わせる。

2 卵焼き器を中火で熱し、サラダ油をひいて1の1/2量を流し入れ、半熟状になったら手前から奥に向かって巻く。

3 残りの1も流し入れ、奥から手前に向かって巻く。粗熱をとり、食べやすく切る。

もち麦ごはん…1人分／120g

156 kcal	糖質 33.1g	●たんぱく質：3.4g ●脂質：0.6g ●食物繊維：2.2g ●塩分：0.0g

ちょい足しアイディア

ナムルはラー油を加えたピリ辛味にして、味にメリハリをつけても。

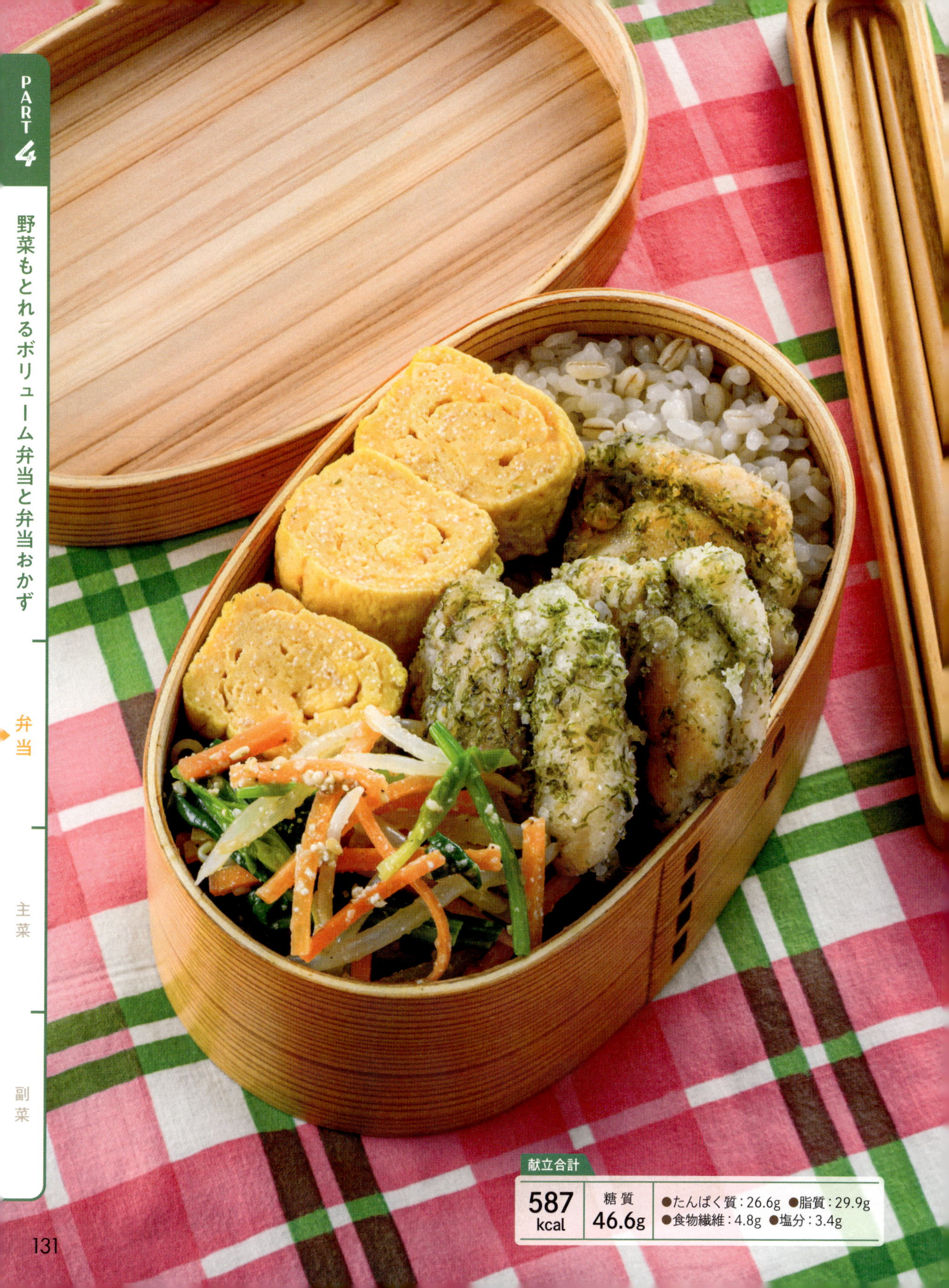

献立合計

587 kcal	糖質 46.6g	●たんぱく質：26.6g ●脂質：29.9g ●食物繊維：4.8g ●塩分：3.4g

弁当 2

3色丼弁当

献立合計

431 kcal	糖質 47.8g	●たんぱく質：17.0g ●脂質：16.8g ●食物繊維：4.4g ●塩分：3.1g

いろいろな食材をバランスよく食べられる見た目にもうれしい彩りの3色丼。食感のある野菜はしっかり噛むよう促せます。

シンプル野菜炒め

38 kcal	糖質 3.1g	●たんぱく質：0.5g ●脂質：2.2g ●食物繊維：1.5g ●塩分：1.0g
保存期間 ››› 冷蔵：3日 冷凍：2週間		

材料（1人分）

キャベツ…50g
にんじん…20g
ピーマン…10g
サラダ油…小さじ1/2
塩、こしょう…各少々

作り方

1 キャベツはざく切り、にんじんとピーマンは細切りにする。
2 フライパンにサラダ油を中火で熱し、1を炒めてしんなりとしたら塩、こしょうで味を調える。

3色丼

393 kcal	糖質 44.7g	●たんぱく質：16.5g ●脂質：14.6g ●食物繊維：2.9g ●塩分：2.1g
保存期間 ››› 冷蔵：3日 冷凍：2週間 ※具材のみ個別に分けて保存。		

材料（1人分）

鶏ひき肉…40g
さやいんげん（斜め切り）…3本分（30g）
おろししょうが…少々
もち麦ごはん…120g
A しょうゆ、みりん…各大さじ1/2
B 溶き卵…1個分
B みりん…小さじ1
サラダ油…小さじ1
塩、こしょう…各少々

作り方

1 フライパンにひき肉、おろししょうがを入れ、よく混ぜて広げ、中火でそぼろ状になるまで炒め、Aを加えて炒め合わせる。
2 耐熱容器にBを入れてよく混ぜ、ふんわりとラップをして電子レンジで30秒ほど加熱する。取り出してよく混ぜ、同様に30秒加熱し、よく混ぜていり卵を作る。
3 フライパンにサラダ油を中火で熱し、いんげんを炒めて塩、こしょうで味を調える。弁当箱にごはん、1、2とともに盛る。

弁当 3

ボリュームサンド弁当

サンドイッチは野菜もとれるおすすめのランチ。満足感のある具だくさんなものにしましょう。口直しに低糖質なカラフルマリネを添えて。

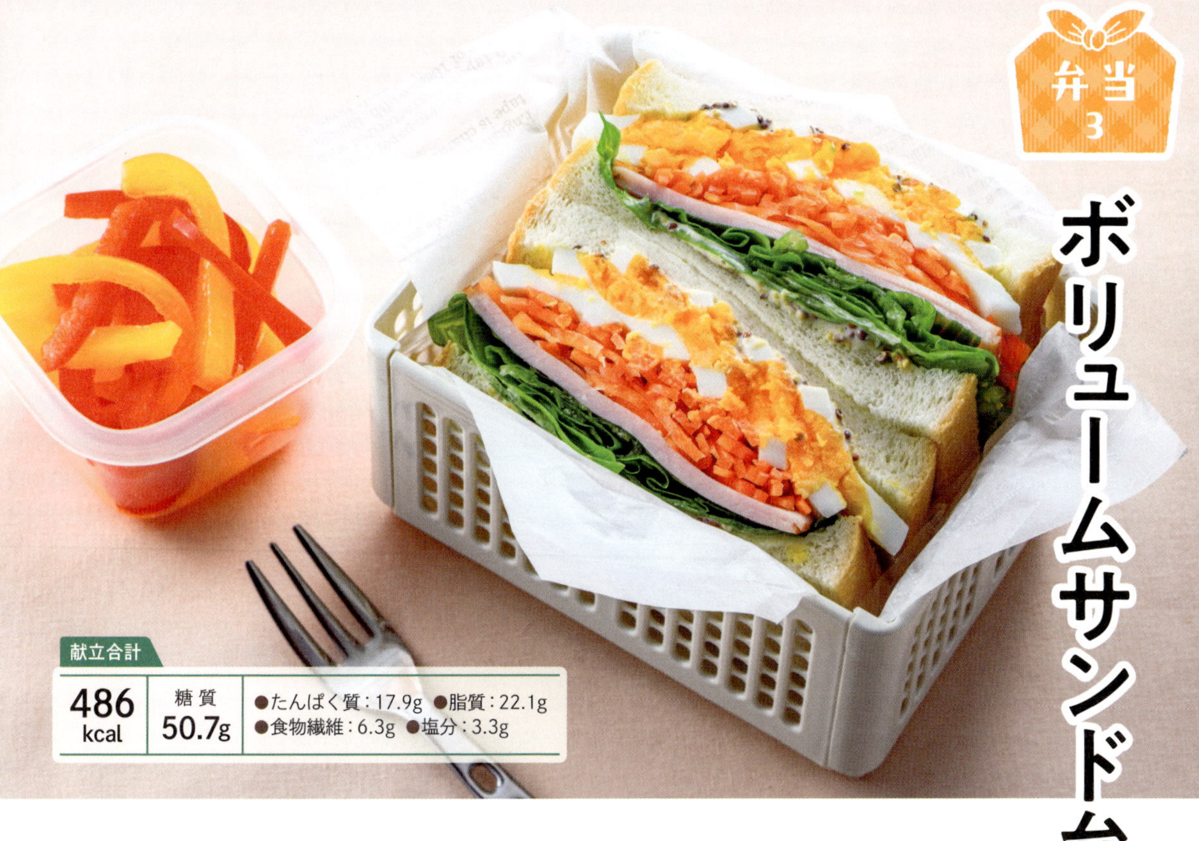

献立合計

486 kcal	糖質 50.7g	●たんぱく質：17.9g ●脂質：22.1g ●食物繊維：6.3g ●塩分：3.3g

パプリカのマリネ

42 kcal	糖質 4.1g	●たんぱく質：0.5g ●脂質：2.4g ●食物繊維：1.0g ●塩分：0.5g

保存期間 >>> 冷蔵：3日　冷凍：2週間

材料（1人分）

パプリカ（赤、黄）…各40g
A | オリーブ油、レモン汁…各小さじ1/2
　| 塩、こしょう…各少々

作り方

1 パプリカは半分の長さの細切りにし、熱湯でさっとゆでて水けをきる。
2 ボウルに1、Aを入れ、よくあえて味をなじませる。

塩もみしたにんじんはかさが減ってしっかり下味がつくので、子どもや生野菜が得意でない人も食べやすくなります。

ハムと卵のボリュームサンド

444 kcal	糖質 46.6g	●たんぱく質：17.4g ●脂質：19.7g ●食物繊維：5.3g ●塩分：2.8g

保存期間 >>> 冷蔵：2日　冷凍：NG

材料（1人分）

食パン（8枚切り）…2枚
ゆで卵…1個
ロースハム…2枚
にんじん…40g
レタス…50g
A | マヨネーズ、粒マスタード…各小さじ2

作り方

1 ゆで卵は輪切り、にんじんは細切りにして塩もみ（分量外）し、水けをきる。
2 食パンに混ぜ合わせたAを等分に塗り、レタス、ハム、1をのせてはさみ、ラップで包んでなじませたら半分に切る。

レモンの酸味でさっぱりと

ねぎ塩チキン

205 kcal	糖質 2.3g	●たんぱく質：13.9g ●脂質：15.2g ●食物繊維：0.8g ●塩分：1.2g

保存期間 ››› 冷蔵：3日 冷凍：2週間

材料（1人分）

鶏もも肉…80g
長ねぎ…30g（正味）
サラダ油…小さじ1

A
レモン汁…小さじ2
塩…小さじ1/6
こしょう…少々

作り方

1 鶏肉はひと口大に切り、長ねぎは斜め薄切りにする。

2 フライパンにサラダ油を中火で熱して1を炒め、火が通ったらAを加えてからめる。

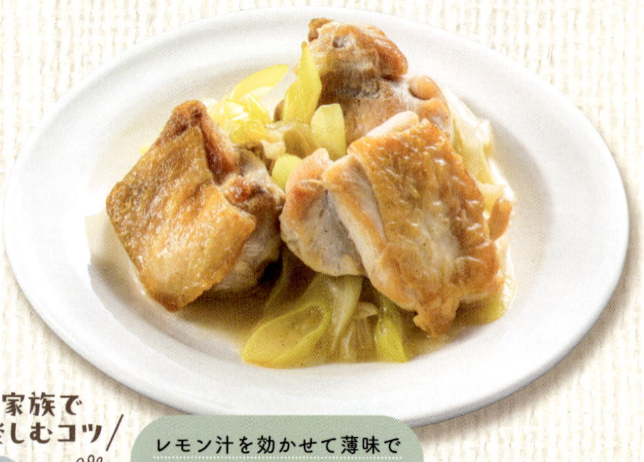

家族で楽しむコツ

レモン汁を効かせて薄味でもメリハリのある味つけに。

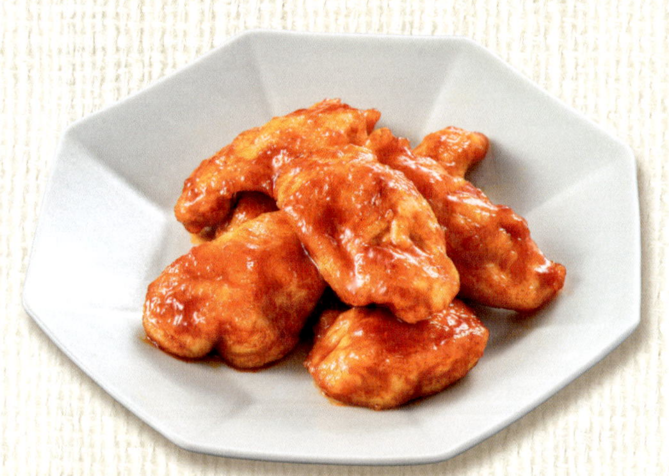

手軽に作れる韓国風おかず

ヤンニョムささみ

144 kcal	糖質 8.8g	●たんぱく質：15.4g ●脂質：4.9g ●食物繊維：0.2g ●塩分：0.6g

保存期間 ››› 冷蔵：3日 冷凍：2週間

材料（1人分）

鶏ささみ（すじなし）…80g
片栗粉、サラダ油…各小さじ1

A
トマトケチャップ、コチュジャン…各小さじ1
おろしにんにく…少々

作り方

1 ささみはひと口大のそぎ切りにし、片栗粉をまぶす。

2 フライパンにサラダ油を中火で熱し、1を加えて両面焼き色がつくまで焼き、混ぜ合わせたAを加えてからめる。

ちょい足しアイディア

マヨネーズをかけると辛みがマイルドになって子どもや高齢の方にも食べやすく。

ひと手間加えてヘルシーに

豚こまの甘辛炒め

206 kcal	糖質 9.1g	●たんぱく質：14.1g ●脂質：12.0g ●食物繊維：0.6g ●塩分：0.9g

保存期間 ››› 冷蔵：3日 冷凍：2週間

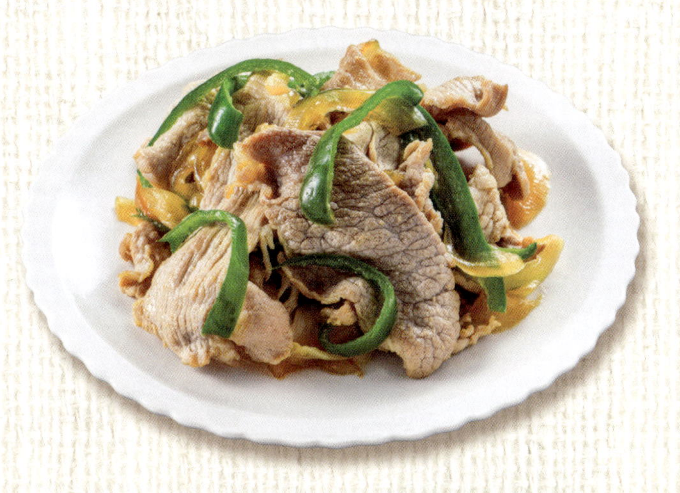

材料（1人分）

豚こま切れ肉…80g
玉ねぎ…30g
ピーマン…10g
サラダ油…小さじ1
A しょうゆ、みりん …各小さじ1

作り方

1 玉ねぎは薄切り、ピーマンは細切りにする。
2 豚肉は熱湯でさっとゆでて、水けをきる。
3 フライパンにサラダ油を中火で熱し、1を加えて炒め、野菜がしんなりとしたら2、Aを加えて炒め合わせる。

豚肉はゆでてから炒めて脂質をカット。冷めても脂がかたまらずおいしく食べられます。

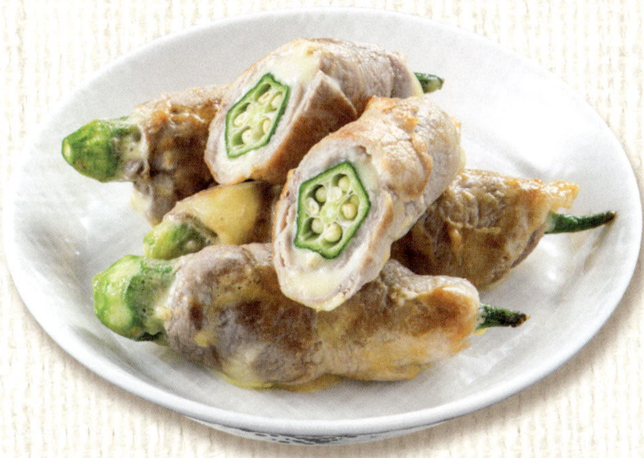

好みの野菜でアレンジOK

オクラのチーズ肉巻き

307 kcal	糖質 6.4g	●たんぱく質：22.2g ●脂質：20.9g ●食物繊維：1.7g ●塩分：1.9g

保存期間 ››› 冷蔵：3日 冷凍：2週間

材料（1人分）

豚もも薄切り肉 …4枚（80g）
スライスチーズ …2枚
オクラ…4本（40g）
サラダ油…小さじ1
めんつゆ（3倍濃縮） …大さじ1/2

作り方

1 オクラは板ずりをしてガクを除く。スライスチーズは半分に切る。
2 豚肉1枚にスライスチーズ、オクラの順に等分にのせて巻く。全部で4本作る。
3 フライパンにサラダ油を中火で熱し、2の巻き終わりを下にして並べ、全体に焼き色がつくまで焼き、めんつゆを加えてからめる。

家族で楽しむコツ

チーズをいっしょに巻くことで、コクと食べごたえがアップ。

主菜

おいしく低糖質なかさ増しおかず

牛肉としらたきのチャプチェ

235 kcal	糖質 10.3g	●たんぱく質：13.8g ●脂質：15.0g ●食物繊維：1.5g ●塩分：1.6g

保存期間 ››› 冷蔵：3日 冷凍：2週間

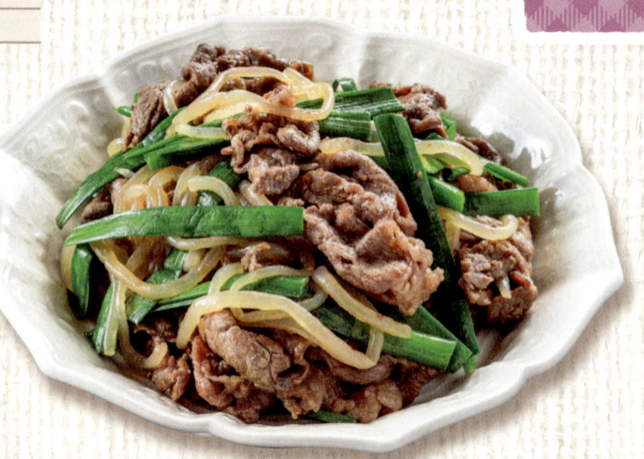

材料（1人分）

A
- 牛こま切れ肉…80g
- 焼肉のたれ…大さじ1
- 一味唐辛子…少々

しらたき（アク抜き不要のもの）…30g
にら…20g
ごま油…小さじ1

作り方

1 ポリ袋にAを入れてよくもみ、10分ほどおく。しらたきは食べやすく切り、にらはざく切りにする。

2 フライパンにしらたきを入れて中火でから炒りし、水けがとんだらごま油を加え、1の肉をたれごと加えて炒める。

3 肉の色が変わったら、にらを加えて炒め合わせる。

春雨よりも弾力のあるしらたきで食べごたえのあるおかずに。

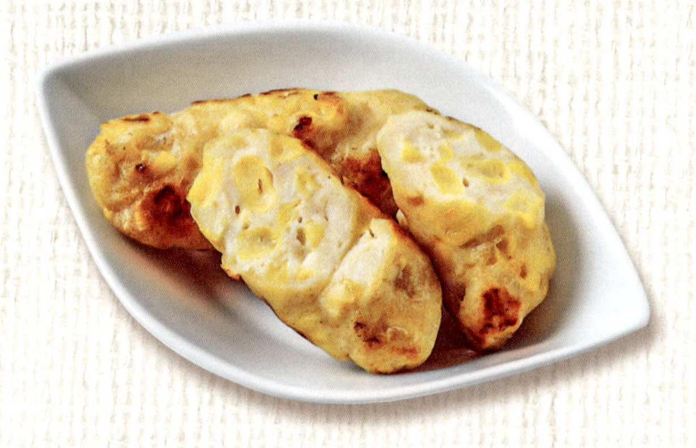

シンプルな調味料で素材の味をいかして

鶏ひき肉とコーンの手作りソーセージ

191 kcal	糖質 8.4g	●たんぱく質：10.9g ●脂質：12.5g ●食物繊維：0.7g ●塩分：1.2g

保存期間 ››› 冷蔵：3日 冷凍：2週間

材料（1人分）

A
- 鶏ひき肉…60g
- 溶き卵…大さじ1
- 片栗粉…小さじ1
- 塩…小さじ1/6
- こしょう…少々

ホールコーン…大さじ2
サラダ油…小さじ1

作り方

1 ボウルにAを入れてよく練り混ぜ、汁けをきったコーンを加えてさらに混ぜる。

2 1を2等分にしてそれぞれラップに包んで巻き、両端をキャンディー状にしてソーセージの形に整える。

3 つま楊枝でラップに数か所穴を開け、耐熱容器にのせて電子レンジで1分30秒ほど加熱する。

4 3のラップをはずし、サラダ油を熱したフライパンでこんがりと焼き色をつける。

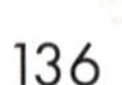

塩分控えめでもおいしい梅しそ味

めかじきの梅しそ焼き

161 kcal	糖質 5.9g	●たんぱく質：12.4g ●脂質：9.7g ●食物繊維：0.4g ●塩分：1.4g

保存期間 ››› 冷蔵：3日 冷凍：2週間

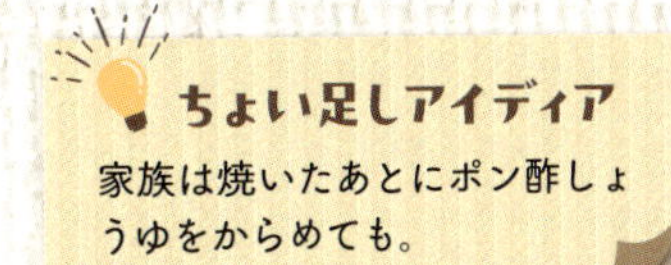

ちょい足しアイディア

家族は焼いたあとにポン酢しょうゆをからめても。

材料（1人分）

めかじき…1切れ（80g）
塩、こしょう…各少々
青じそ…2枚
梅干し（種を除いてたたく）…1個分（正味10g）
サラダ油…小さじ1

作り方

1 めかじきは4等分に切り、塩、こしょうをふる。青じそは縦半分に切る。
2 青じそに梅干しを等分に塗り、めかじきをのせて巻く。全部で4本作る。
3 フライパンにサラダ油を中火で熱し、2を両面こんがりと焼く。

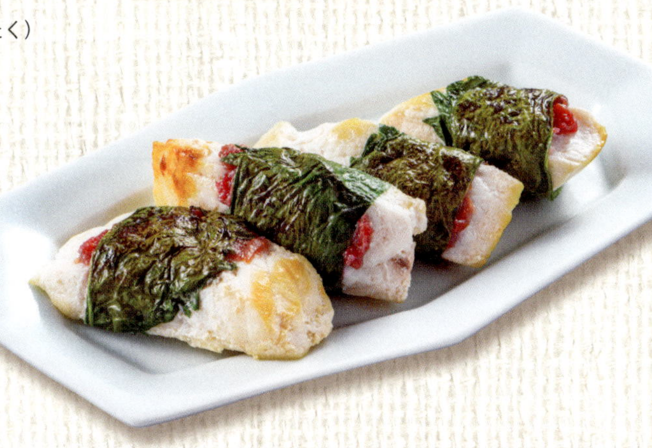

たっぷりのごまが香ばしい！

鮭のごま焼き

192 kcal	糖質 9.1g	●たんぱく質：20.8g ●脂質：7.1g ●食物繊維：0.8g ●塩分：1.5g

保存期間 ››› 冷蔵：3日 冷凍：2週間

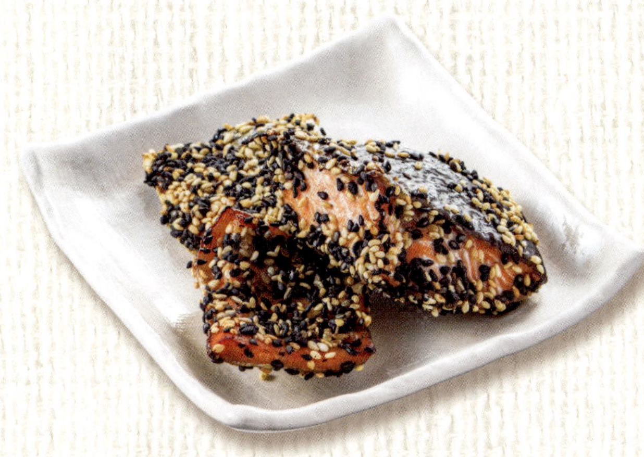

家族で楽しむコツ

ごまの香りとカリカリした食感で箸がすすむおかずです。

材料（1人分）

生鮭…1切れ（100g）
A｜しょうゆ、みりん…各大さじ1/2
B｜いりごま（白、黒）…各小さじ1

作り方

1 鮭は3等分に切って水けをふき取り、ポリ袋に入れてAを加え、5分ほど漬ける。
2 1に混ぜ合わせたBをまぶし、アルミホイルを敷いた天板に並べ、オーブントースターで10分ほど加熱する。

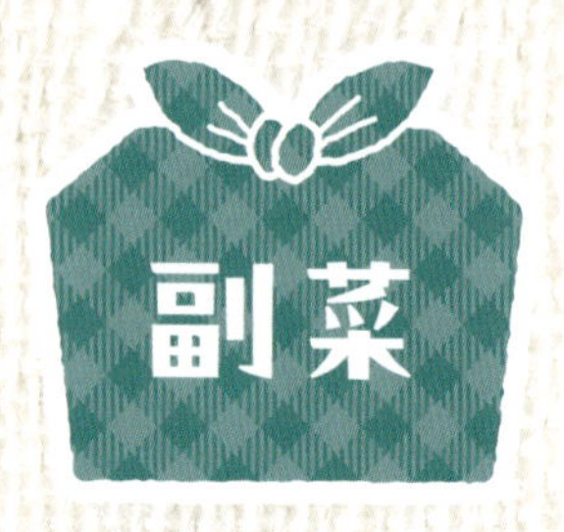

お弁当にうれしい彩りおかず

にんじんのきんぴら

41 kcal	糖質 4.1g	●たんぱく質：0.4g ●脂質：2.3g ●食物繊維：1.0g ●塩分：0.5g

保存期間 ››› 冷蔵：3日 冷凍：2週間

材料（1人分）

にんじん…40g
ごま油…小さじ1/2
A｜しょうゆ、砂糖…各小さじ1/2

作り方

1 にんじんは細切りにする。
2 フライパンにごま油を中火で熱し、1を炒めてしんなりとしたらAを加えて炒め合わせる。

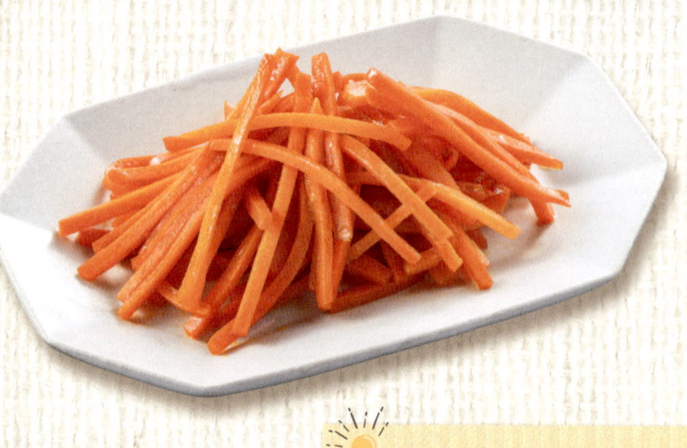

ちょい足しアイディア
ラー油をたらしてピリ辛味にしても。

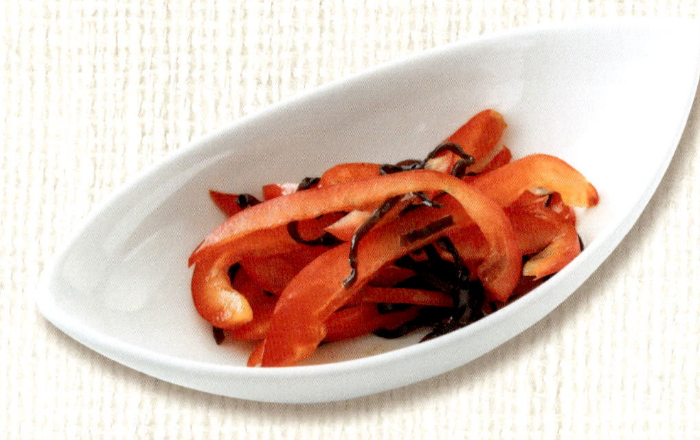

パプリカの甘みと塩昆布のうまみが合う！

赤パプリカの塩昆布あえ

34 kcal	糖質 2.4g	●たんぱく質：0.6g ●脂質：2.3g ●食物繊維：0.8g ●塩分：0.4g

保存期間 ››› 冷蔵：3日 冷凍：2週間

材料（1人分）

パプリカ（赤）…1/4個（40g）
塩昆布…2g
ごま油…小さじ1/2

作り方

1 パプリカは細切りにする。
2 ボウルに1、塩昆布、ごま油を入れてあえる。

ちょい足しアイディア
塩昆布の塩けやうまみだけでも十分ですが、しょうゆをプラスするとよりコクがでます。

アンチョビーの塩けで野菜がグンとおいしく

グリル野菜のサラダ

106 kcal	糖質 2.5g	●たんぱく質：1.6g ●脂質：9.3g ●食物繊維：2.1g ●塩分：0.1g

保存期間 ⟩⟩⟩ 冷蔵：3日 冷凍：2週間

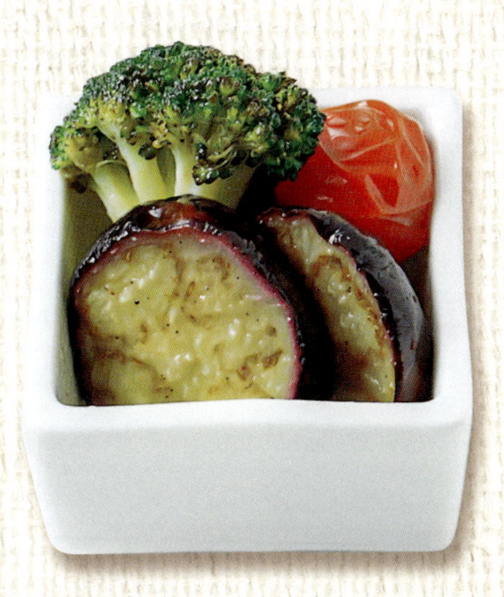

材料（1人分）

なす…15g
ミニトマト…2個
ブロッコリー…30g（正味）
アンチョビー…1/4枚
A | レモン汁…小さじ2
　| こしょう…少々
オリーブ油…小さじ2

作り方

1 なすは輪切りにする。ブロッコリーは小房に分ける。
2 アンチョビーはみじん切りにしてAと混ぜ合わせる。
3 耐熱容器に1、ミニトマトを広げ、オリーブ油をまわしかけてオーブントースターで5分ほど焼き、2を加えて混ぜ合わせる。

家族で楽しむコツ
アンチョビーの塩けとレモンの酸味が箸やすめにちょうどいい1品です。

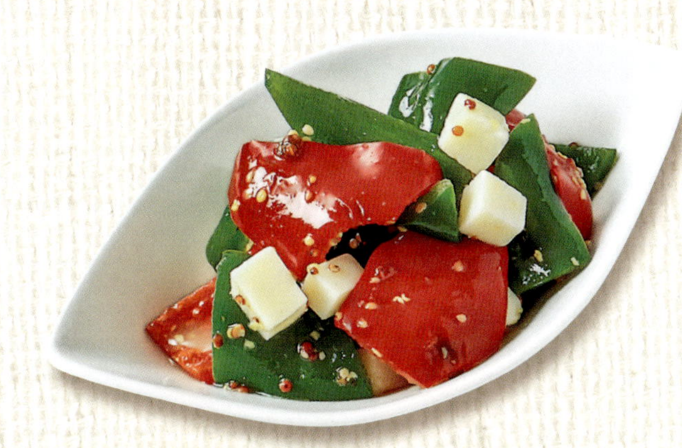

ちょい足しアイディア
かつお節を加えると風味のよい和洋おかずになります。

さっと炒めて食感を残して

カラフルピーマンとチーズのマリネ

106 kcal	糖質 6.6g	●たんぱく質：2.5g ●脂質：7.5g ●食物繊維：0.5g ●塩分：0.9g

保存期間 ⟩⟩⟩ 冷蔵：3日 冷凍：NG

材料（1人分）

ピーマン（緑、赤）…各1/2個（各15g）
プロセスチーズ…10g
オリーブ油…小さじ1
A | 酢、砂糖…各大さじ1/2
　| 粒マスタード…小さじ1/2
　| 塩、こしょう…各少々

作り方

1 ピーマンは乱切りに、チーズは5mm角に切る。
2 フライパンにオリーブ油を熱してピーマンを炒める。
3 ボウルに2、チーズ、混ぜ合わせたAを入れてあえる。

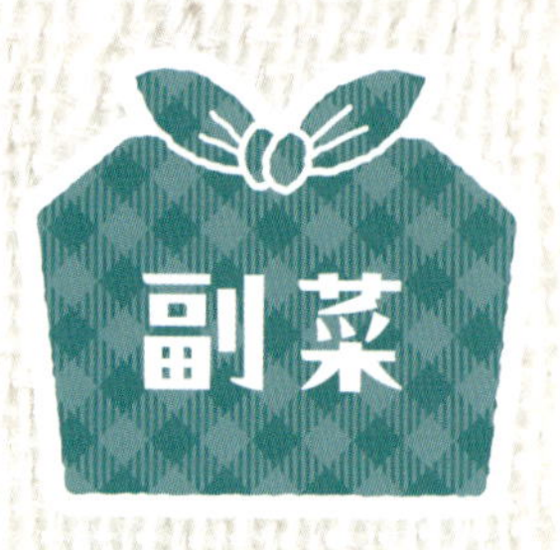

弁当の定番おかずにねぎの風味をプラス

ねぎ入り卵焼き

104 kcal	糖質 2.6g	●たんぱく質：6.7g ●脂質：7.4g ●食物繊維：0.2g ●塩分：0.7g
保存期間 ››› 冷蔵：3日 冷凍：2週間		

材料（1人分）

A | 溶き卵…1個分
小ねぎ（小口切り）…10g
だし汁…大さじ1
しょうゆ…小さじ1/2

サラダ油…小さじ1/2

作り方

1 ボウルにAを入れてよく混ぜる。

2 卵焼き器を中火で熱し、サラダ油をひく。1の1/2量を流し入れ、半熟状になったら手前から奥に向かって巻く。

3 残りの1も流し入れ、奥から手前に向かって巻く。粗熱をとり、食べやすく切る。

たっぷりのねぎとだし汁を加えることで、薄味でも上品な味わいに。

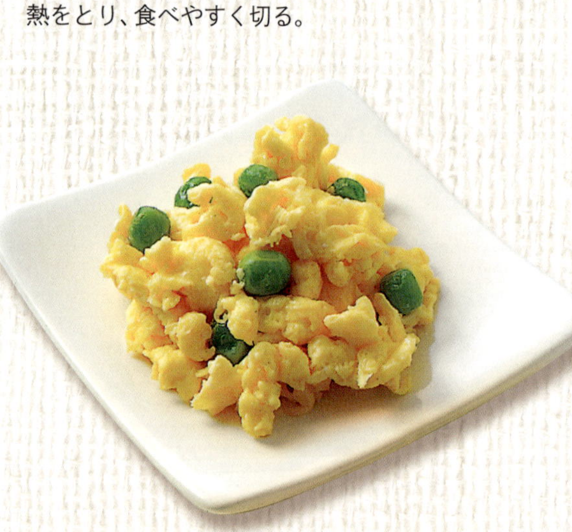

ちょい足しアイディア

炒めたひき肉とごはんをプラスすれば、卵とひき肉の混ぜごはんに。

彩りアップにもなる簡単おかず

グリンピースのいり卵

160 kcal	糖質 3.5g	●たんぱく質：6.7g ●脂質：13.1g ●食物繊維：0.7g ●塩分：0.9g
保存期間 ››› 冷蔵：3日 冷凍：2週間		

材料（1人分）

A | 溶き卵…1個分
グリンピース（水煮）…大さじ1
マヨネーズ…小さじ1
塩、こしょう…各少々

サラダ油…小さじ1

作り方

1 ボウルにAを入れてよく混ぜる。

2 フライパンにサラダ油を中火で熱して1を流し入れ、菜箸でそぼろ状になるまでかき混ぜながら炒める。

シンプルだけど奥深い味わい

小松菜とひじきのごまあえ

42 kcal	糖質 1.4g	●たんぱく質：1.9g ●脂質：2.6g ●食物繊維：2.3g ●塩分：0.9g
保存期間 》》 冷蔵：3日 冷凍：2週間		

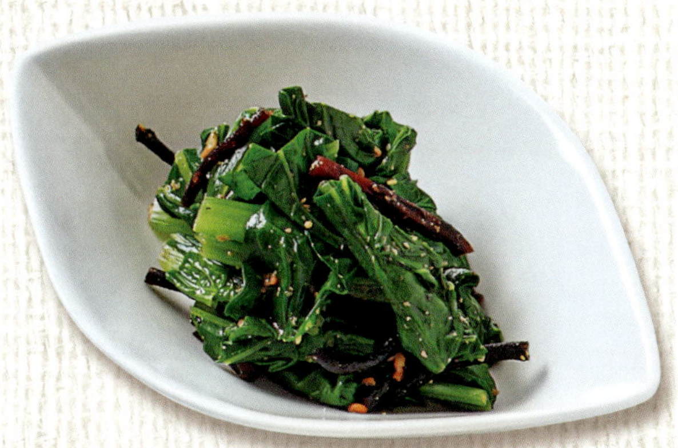

材料（1人分）

芽ひじき（乾燥）…2g
小松菜…40g
A すりごま（白）…大さじ1/2
しょうゆ…小さじ1

作り方

1 ひじきは水でもどし、熱湯でさっとゆでる。小松菜は熱湯でゆでて水けを絞り、ざく切りにする。
2 ボウルにAを合わせ、1を加えてあえる。

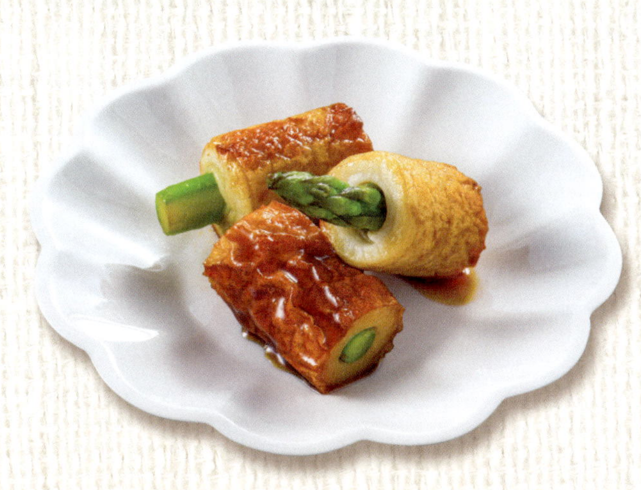

香ばしいしょうゆ味が決め手

ちくわアスパラ

67 kcal	糖質 5.3g	●たんぱく質：5.2g ●脂質：2.4g ●食物繊維：0.1g ●塩分：1.4g
保存期間 》》 冷蔵：3日 冷凍：2週間		

材料（1人分）

ちくわ…小1本（40g）
グリーンアスパラガス…10g
サラダ油、しょうゆ…各小さじ1/2

作り方

1 アスパラは熱湯でゆでて水けをきり、ちくわの穴に差し込んで、食べやすい大きさに切る。
2 フライパンにサラダ油を中火で熱し、1を炒め、焼き色がついたらしょうゆを加えてからめる。

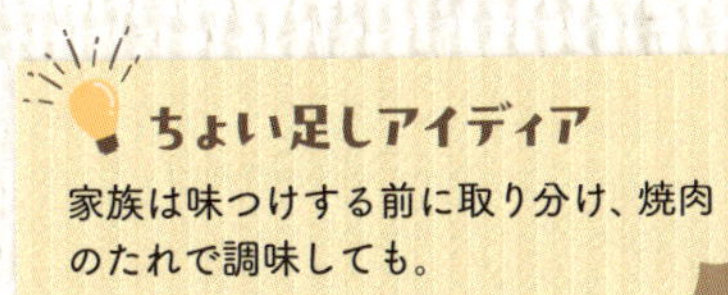

ちょい足しアイディア
家族は味つけする前に取り分け、焼肉のたれで調味しても。

column

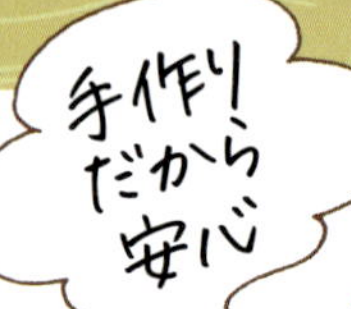

ヘルシースイーツ

血糖値コントロール中でも、甘いものを無理に我慢し続ける必要はありません。
糖質控えめで食物繊維もとれるものに変えてみましょう。
手作りすると食材の使用量とその栄養価がわかるので、食べる量を自然と意識できます。

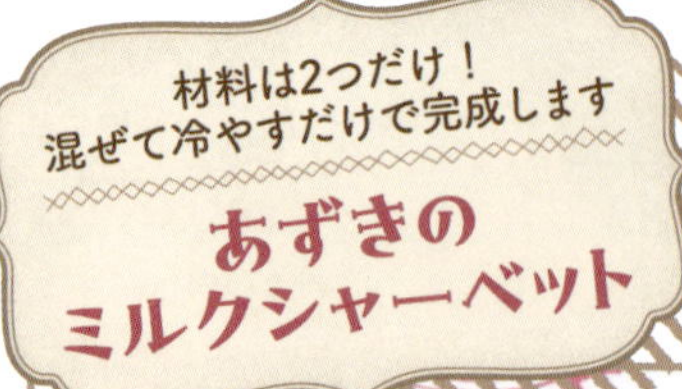

材料は2つだけ！
混ぜて冷やすだけで完成します
あずきの
ミルクシャーベット

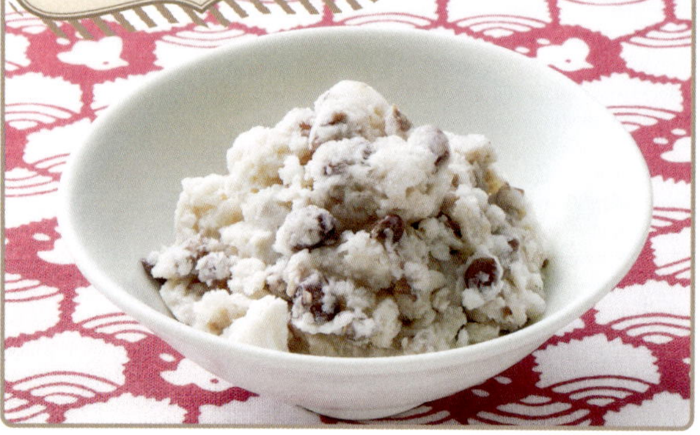

164 kcal	糖質 27.0g	●たんぱく質：4.9g ●脂質：3.7g ●食物繊維：1.7g ●塩分：0.2g

材料（4人分）

ゆであずき缶…200g
牛乳…2カップ

作り方

1. 冷凍用保存袋にゆであずき、牛乳を入れて軽くもむ。
2. 1を冷凍庫に入れて冷やしかためる。途中で袋の上から数回もみほぐす。

冷やしてお弁当のデザートにも！

さつまいもの黒ごま茶巾

205 kcal	糖質 36.5g	●たんぱく質：3.2g ●脂質：4.2g ●食物繊維：2.6g ●塩分：0.0g

材料（2人分）

さつまいも…1本（200g）
A｜コンデンスミルク…大さじ2
　｜いりごま（黒）…大さじ1

作り方

1. さつまいもは皮をむいてひと口大に切り、熱湯でゆでて熱いうちにつぶす。
2. ボウルに1、Aを入れて混ぜ合わせ、ラップで包んでくるっとひねって茶巾にする。全部で6個作る。

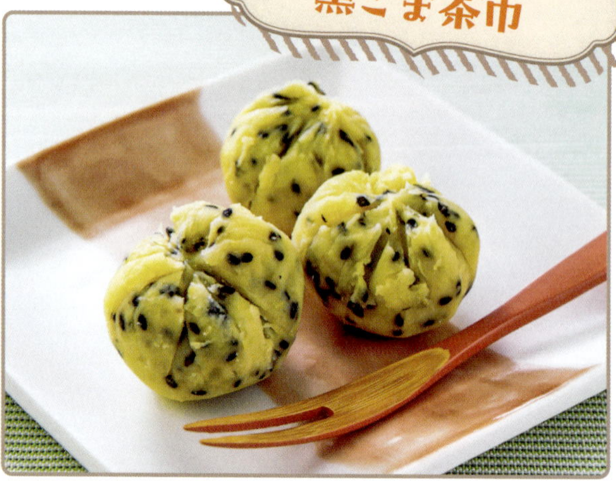

ヨーグルトのコクで
砂糖少なめでもおいしい

ヨーグルトケーキ

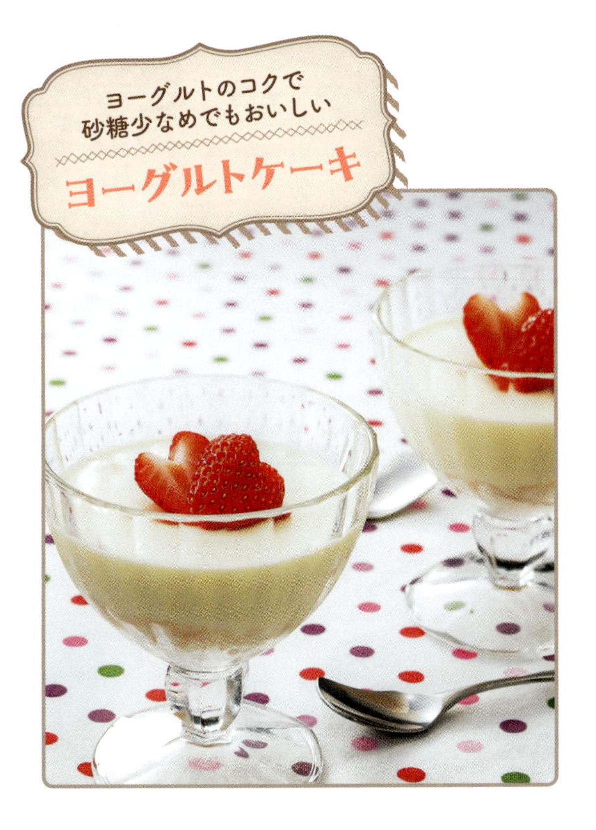

328 kcal　糖質 23.7g　●たんぱく質：7.8g ●脂質：22.1g ●食物繊維：0.3g ●塩分：0.6g

材料（2人分）

プレーンヨーグルト
…160g
クラッカー（市販）…3枚
クリームチーズ
（室温にもどす）…100ｇ
砂糖…30ｇ
溶かしバター…10ｇ
A｜粉ゼラチン…2ｇ
｜水…大さじ1
いちご（飾り切り）…2個分

作り方

1 耐熱性のポリ袋にクラッカーを入れて細かく砕き、溶かしバターを加えてもみ込む。器に入れて手で押しかためる。
2 耐熱容器にAを入れてふやかし、ラップをせずに電子レンジで20〜30秒加熱して溶かす。
3 ボウルにクリームチーズ、砂糖、ヨーグルトの順に加えてその都度混ぜ、2を少しずつ加えてなめらかになるまで混ぜる。
4 3を1に等分に盛り、冷蔵庫で冷やしかためていちごをのせる。

チーズが効いて甘じょっぱい

チーズスティックパイ

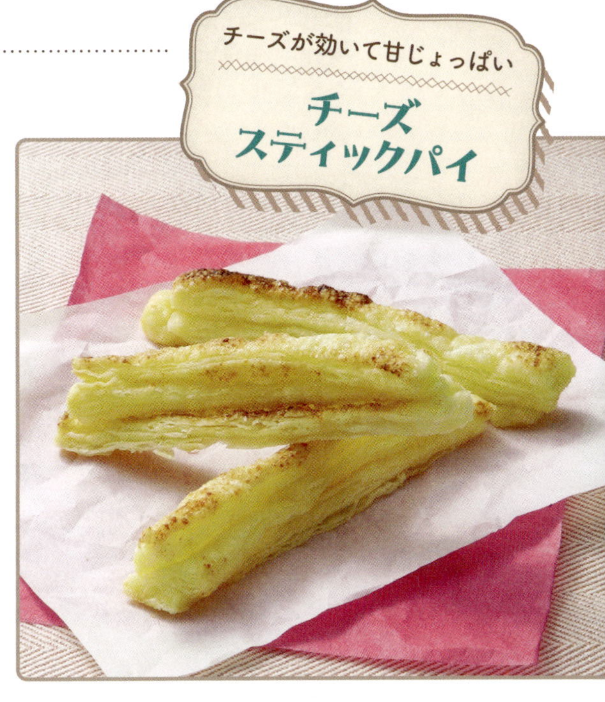

197 kcal　糖質 22.7g　●たんぱく質：3.3g ●脂質：10.3g ●食物繊維：0.0g ●塩分：0.3g

材料（4人分）

冷凍パイシート
（3等分に切る）
…1枚分（130g）
卵黄…1/2個
A｜グラニュー糖…大さじ3
｜粉チーズ…大さじ2

作り方

1 冷凍パイシート2切れに、卵黄を1/2量塗ってAを1/3量ずつふりかけて重ねる。
2 1に残りの1切れを重ねてめん棒で軽く押さえるように縦に長くのばし、フォークで数か所穴を開ける。さらに卵黄を塗って残りのAをふり、半分の長さに切ってから1cm幅に切る。
3 2をオーブンシートを敷いた天板に並べたら、230℃に予熱したオーブンで12分ほど焼く。

アレンジ自在！血糖値を下げる

酢の作りおきレシピ

血糖値コントロールの強い味方、酢のレシピをご紹介。健康食材と組み合わせた作りおきと、料理へのアレンジで毎日の食事においしく簡単に酢を取り入れることができます。

メリットたくさん！酢がもつ健康パワー

酢には、糖の吸収をゆるやかにして食後血糖値の上昇を抑制する働きがあります。また、中性脂肪や高血圧の数値改善にも作用するなど、体にうれしい働きがたくさんある調味料です。ただし酸味が強いので、そのまま料理にかけても食べにくいかもしれません。

酢にはちみつと野菜を合わせた調味料風の作りおきは、味がなじんで酸味がやわらぎ、好みの量をかけて食べられるのでおすすめ。味つけの幅が広がり、おいしく血糖値対策ができます。

血行促進！

しょうが酢

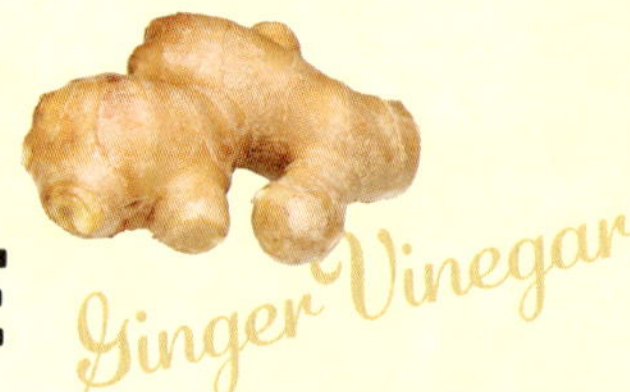

Ginger Vinegar

しょうが特有の辛み成分であるジンゲロールには、
インスリンの分泌を促して血糖値を下げる効果が期待できます。
また、血管を拡張して血液の流れをよくする働きもあり
血圧やコレステロール値の低下にも役立ちます。

〔全量〕

193 kcal	糖質 42.4g	●たんぱく質：1.2g ●脂質：0.3g ●食物繊維：3.2g ●塩分：0.0g

材料（作りやすい分量）

しょうが…150g
A 酢…1/4カップ
はちみつ…大さじ2

作り方

1 しょうがはよく洗って皮つきのまま粗みじん切りにする。
2 保存瓶に1、Aを加えてよく混ぜ、しばらくおいて味をなじませる。

※保存瓶は使用前に必ず煮沸消毒する（詳細は146ページ）。

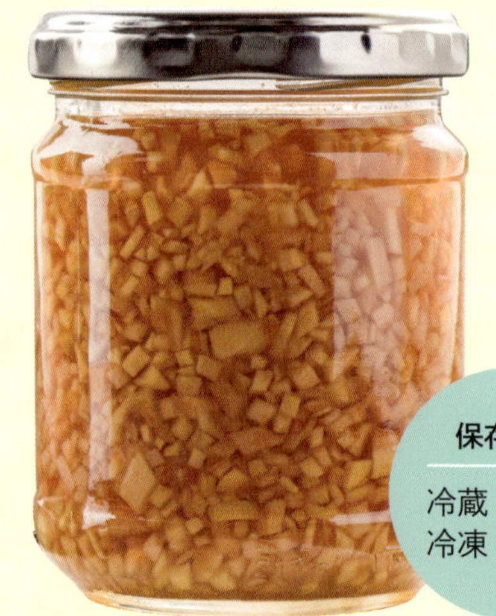

保存期間
冷蔵：5日
冷凍：4週間

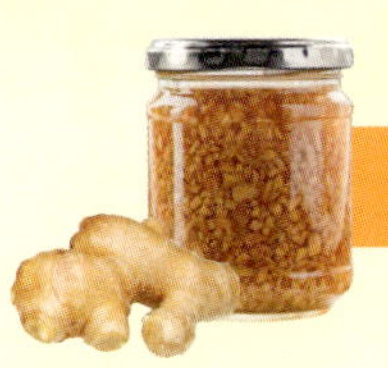

しょうが酢を使ったアレンジ

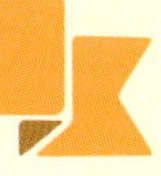

油淋鶏にかけて

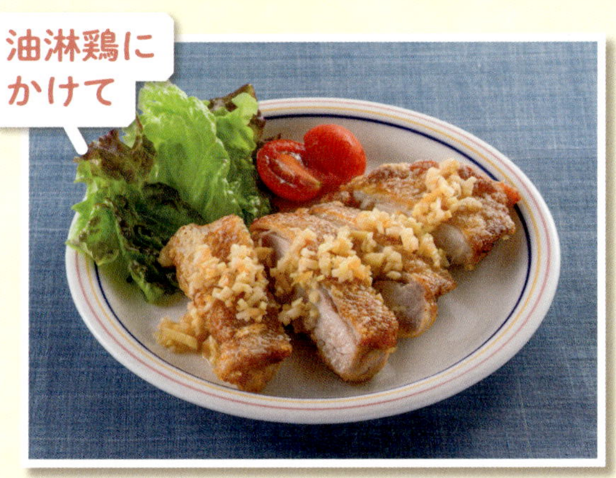

295 kcal	糖質 8.3g	●たんぱく質：17.7g ●脂質：20.6g ●食物繊維：1.2g ●塩分：1.5g

材料（1人分）& 作り方

鶏もも肉1/2枚（100g）は厚みを均一にして、しょうゆ、酒各大さじ1/2をもみ込む。20分ほどおき、片栗粉大さじ1/2をまぶす。フライパンにサラダ油大さじ1/2を熱してこんがりと焼き、**しょうが酢15g**をかける。器に盛り、ミニトマト、サニーレタス各適量を添える。

塩もみした野菜にあえて

27 kcal	糖質 5.2g	●たんぱく質：0.6g ●脂質：0.0g ●食物繊維：1.7g ●塩分：0.0g

材料（1人分）& 作り方

白菜80gはざく切り、にんじん20gは細切りにして塩小さじ1/6をふってしばらくおく。水けをしぼってボウルに入れ、**しょうが酢15g**を加えてあえる。

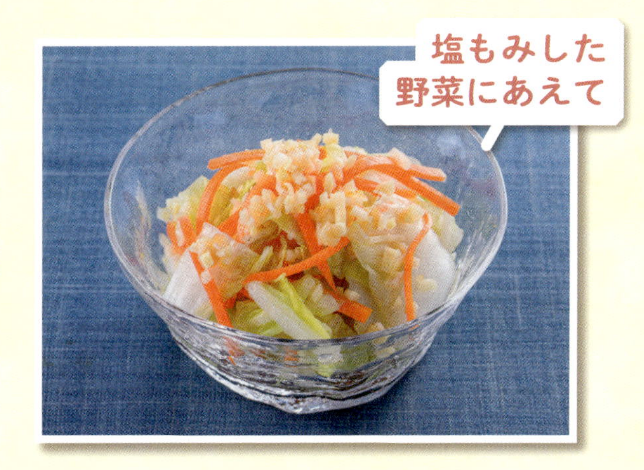

はちみつソーダに入れて

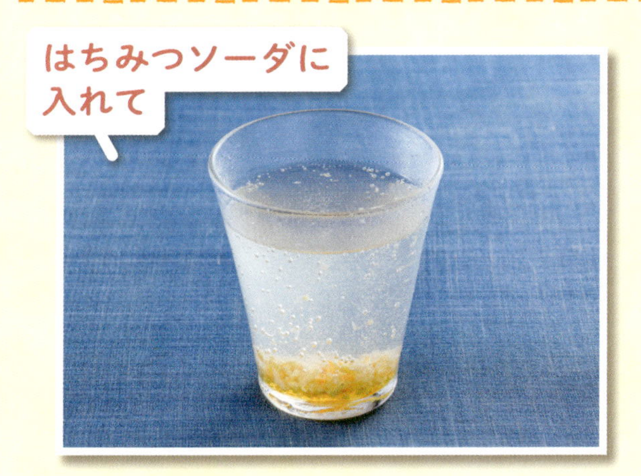

31 kcal	糖質 7.5g	●たんぱく質：0.1g ●脂質：0.0g ●食物繊維：0.1g ●塩分：0.0g

材料（1人分）& 作り方

グラスに**しょうが酢10g**、はちみつ小さじ1を入れ、炭酸水3/4カップを静かに注ぎ、よく混ぜる。

家族で楽しむコツ

寒い季節は炭酸水を湯に代えて、ホットはちみつジンジャーにしても◎。

糖尿病予防の強い味方！

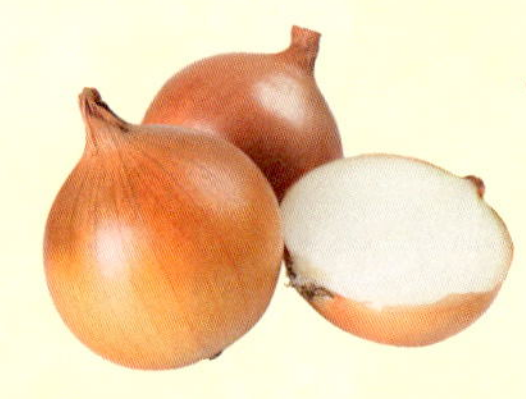

玉ねぎ酢

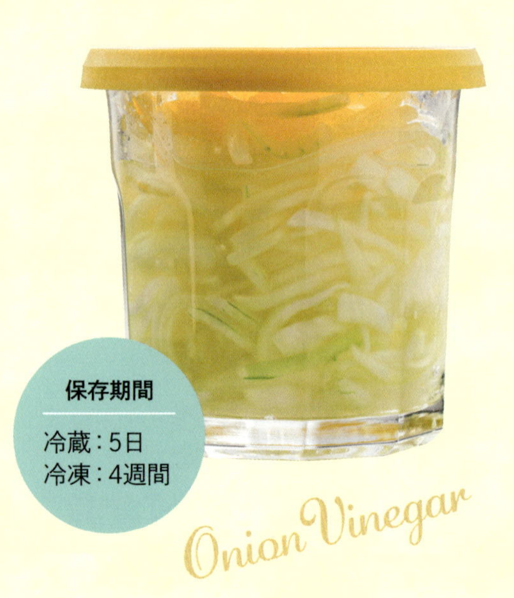

保存期間

冷蔵：5日
冷凍：4週間

玉ねぎに含まれる硫化アリルやケルセチンには代謝をよくして血液中の余分な糖質や脂質を減らす働きがあります。また、豊富なオリゴ糖や食物繊維が血糖値の上昇をゆるやかにしてくれます。

〔全量〕

218 kcal	糖質 45.5g	●たんぱく質：2.8g ●脂質：0.0g ●食物繊維：5.6g ●塩分：3.0g

材料（作りやすい分量）

玉ねぎ（薄切り）…2個分（400g）
塩…小さじ1/2

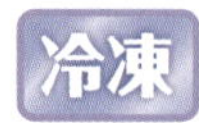

A
酢…1/2カップ
はちみつ…大さじ1

作り方

1 玉ねぎはポリ袋に入れ、塩をふって軽くもむ。
2 保存瓶に1、Aを加えてよく混ぜ、しばらくおいて味をなじませる。

保存のポイント

冷蔵 保存瓶は煮沸消毒して衛生的に保存

保存瓶は使用前に必ず消毒して殺菌する必要があります。特に市販のジャムなどが入っていた瓶を保存容器にするときは、瓶やふたに付着した菌が繁殖し、カビや腐食の原因に。80°C以上のたっぷりのお湯で、10分以上煮沸して消毒をしましょう。煮沸後は清潔なトングなどを使って鍋から取り出し、瓶を逆さまにして自然乾燥させます。また、瓶の場合は冷蔵庫での保存がおすすめです。使用する際は菌が繁殖しないよう、清潔なスプーンを使いましょう。

冷凍 冷凍用保存袋で長持ち冷凍

保存瓶がないときは、冷凍用保存袋でもOK。保存瓶よりも庫内のスペースをとらず、また冷蔵、冷凍どちらでも保存できるので、より手軽に作れます。使用前に食品用のアルコールスプレーで保存袋を消毒しましょう。冷凍保存したものを解凍するときは、冷蔵庫で自然解凍するか流水で解凍し、早めに使いきるようにしてください。

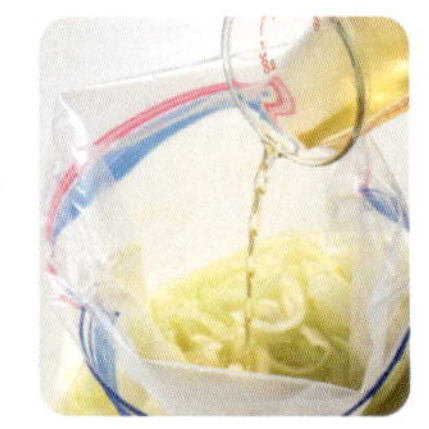

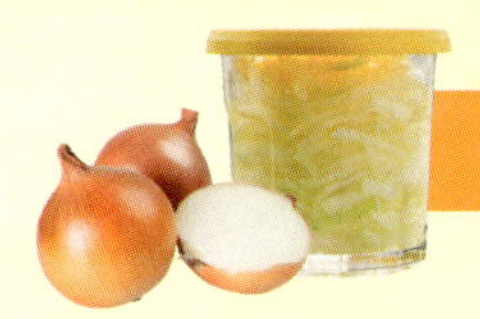

玉ねぎ酢を使ったアレンジ

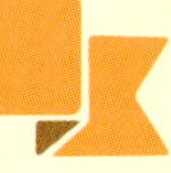

ポークソテーにかけて

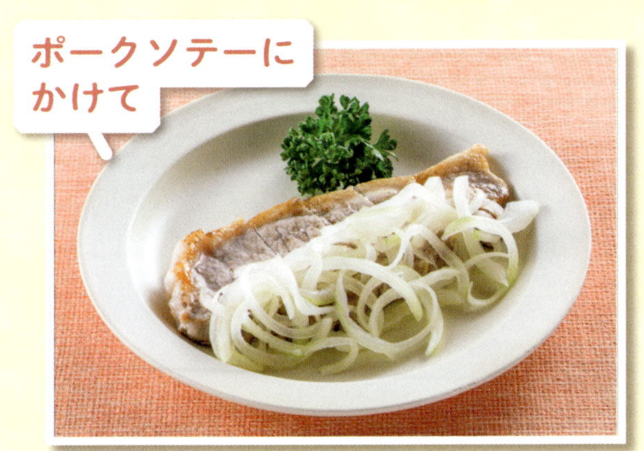

306 kcal	糖質 6.8g	●たんぱく質：17.4g ●脂質：22.9g ●食物繊維：0.5g ●塩分：0.8g

材料（1人分）＆作り方

豚ロース厚切り肉1枚（100g）に塩、こしょう各少々をふり、サラダ油小さじ1を熱したフライパンでこんがりと焼く。器に盛り、**玉ねぎ酢40g**をかけてパセリ少々を添える。

肉野菜炒めの味つけに

236 kcal	糖質 14.8g	●たんぱく質：15.1g ●脂質：12.1g ●食物繊維：3.4g ●塩分：1.0g

材料（1人分）＆作り方

フライパンにサラダ油小さじ1を熱し、豚こま切れ肉80gを炒め、肉の色が変わったらざく切りにしたキャベツ80g、短冊切りにしたにんじん、もやし各40gを加えて炒め合わせる。野菜がしんなりとしたら**玉ねぎ酢60g**を加え、塩、こしょう各少々で味を調える。

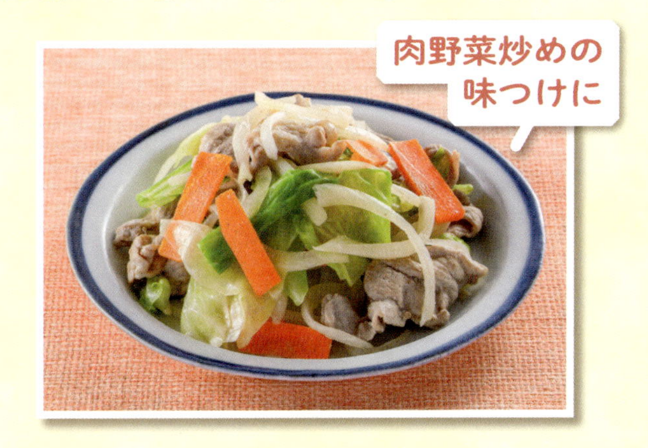

カレーのつけ合わせに

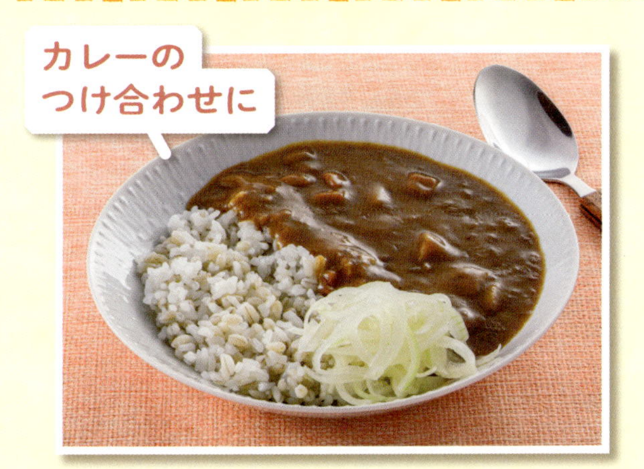

378 kcal	糖質 49.7g	●たんぱく質：7.7g ●脂質：15.4g ●食物繊維：4.1g ●塩分：2.7g

※数値はめやすです。レトルト食品の栄養成分表示を確認してください。

材料（1人分）＆作り方

器にもち麦ごはん120g、温めたレトルトポークカレー1食分（180g）を盛り、**玉ねぎ酢30g**を添える。

ちょい足しアイディア

カレーの刺激に玉ねぎ酢がよく合います。レトルト食品を食べるときは、最初に玉ねぎ酢を食べて。血糖値上昇の抑制効果を高めます。

食物繊維たっぷり！

きのこのハーブマリネ

不溶性食物繊維が豊富なきのこは、糖質の吸収を抑え腸のぜん動運動を促して腸内環境の改善に働きます。数種類のきのこを使えば、栄養素とうまみがたっぷりとれます。

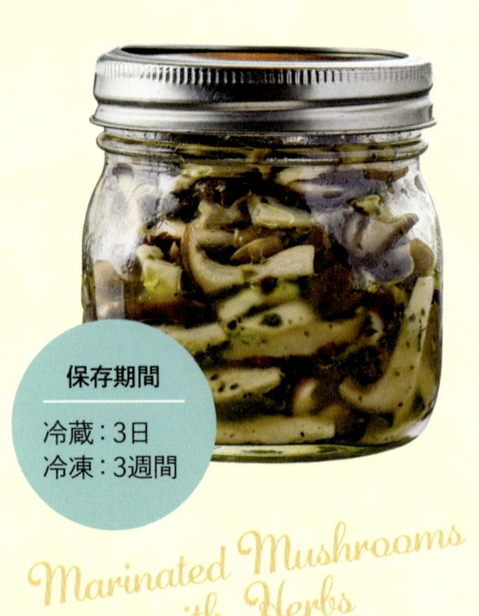

保存期間
冷蔵：3日
冷凍：3週間

Marinated Mushrooms with Herbs

〔全量〕

458 kcal	糖質 9.0g	●たんぱく質：5.0g ●脂質：41.2g ●食物繊維：9.8g ●塩分：2.0g

材料（作りやすい分量）

しめじ、エリンギ、しいたけ（食べやすく切る）…各100g

A
オリーブ油、酢…各大さじ3
好みのハーブ（乾燥）…小さじ1
塩…小さじ1/3
こしょう…少々

作り方

1 耐熱容器にきのこを入れ、ふんわりとラップをして電子レンジで4分ほど加熱し、水けをきる。

2 1が熱いうちにAを加えてよく混ぜ、味をなじませる。

アレンジ

パスタの具材に

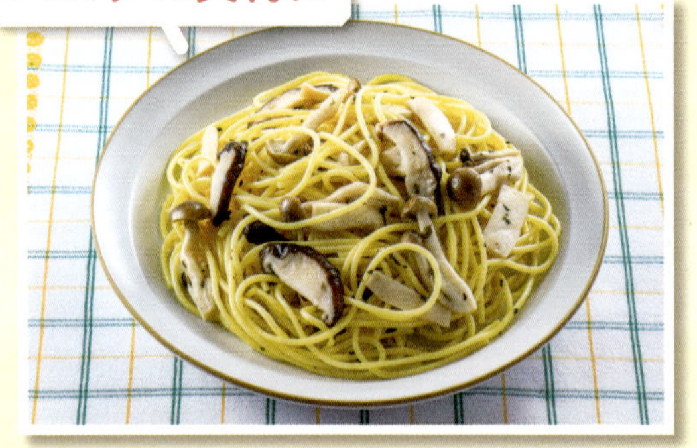

393 kcal	糖質 52.7g	●たんぱく質：10.8g ●脂質：12.8g ●食物繊維：8.1g ●塩分：2.6g

材料（1人分）＆作り方

スパゲッティ80gは表示時間通りにゆでて水けをきり、**きのこのハーブマリネ100g**とからめる。

アヒージョにして

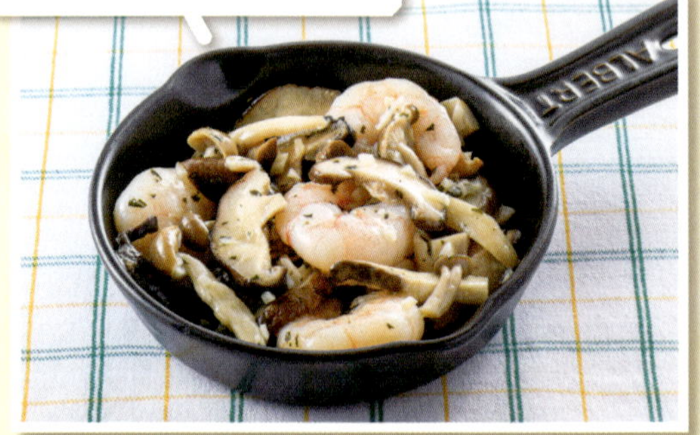

247 kcal	糖質 4.4g	●たんぱく質：9.3g ●脂質：20.7g ●食物繊維：1.9g ●塩分：0.5g

材料（1人分）＆作り方

小鍋に**きのこのハーブマリネ60g**、むきえび50g、にんにくのみじん切り1/2片分、オリーブ油大さじ1を入れて弱火にかけ、火が通るまで加熱する。

疲労回復にも！

にらの酢じょうゆ漬け

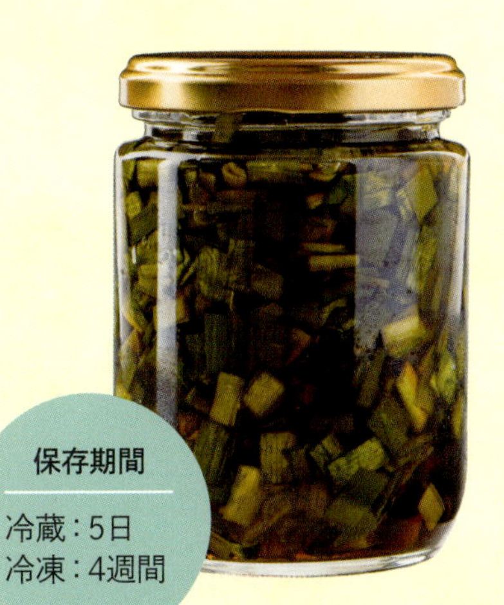

保存期間
冷蔵：5日
冷凍：4週間

Pickled Chinese chives in Vinegar and Soy sauce

にらがもつ硫化アリルには
糖の分解を促し、ビタミンB_1の吸収率を高める働きが。
また、カリウムが余分な塩分を排出するので
疲れたときや食べすぎた日の調整役としても活躍します。

〔全量〕

111 kcal	糖質 14.9g	●たんぱく質：4.6g ●脂質：0.1g ●食物繊維：2.6g ●塩分：7.7g

材料（作りやすい分量）

にら（1cm幅に切る）…100g

A しょうゆ、酢…各大さじ3
みりん…大さじ1

作り方

耐熱容器ににら、Aを入れ、ふんわりとラップをして電子レンジで2分ほど加熱し、軽く混ぜて味をなじませる。

アレンジ

豚しゃぶにかけて

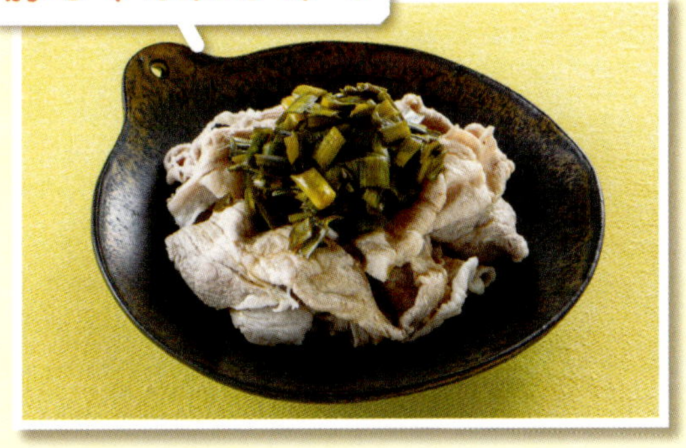

153 kcal	糖質 5.8g	●たんぱく質：14.2g ●脂質：7.6g ●食物繊維：0.4g ●塩分：1.2g

家族で楽しむコツ
豚しゃぶなどは各自で好みのたれやドレッシングをかけられるので、ストレスなく家族で同じ料理を楽しめます。

材料（1人分）＆作り方

豚肉80gは熱湯でゆでて水けをきり、器に盛って**にらの酢じょうゆ漬け30g**をかける。

焼き厚揚げにかけて

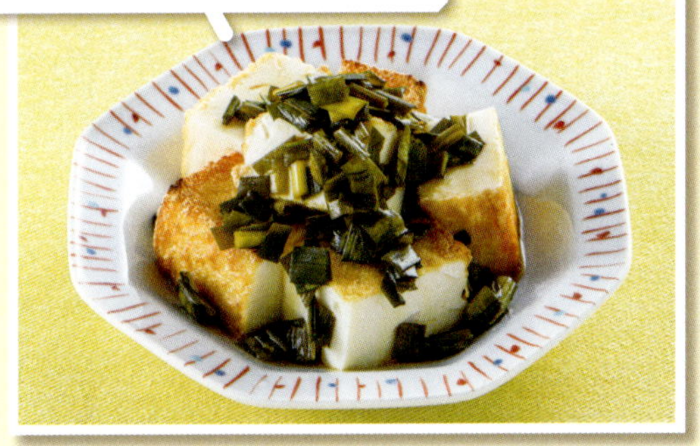

159 kcal	糖質 3.2g	●たんぱく質：10.9g ●脂質：10.7g ●食物繊維：1.2g ●塩分：1.1g

材料（1人分）＆作り方

厚揚げ100gをオーブントースターでこんがりと焼き、食べやすく切って器に盛り、**にらの酢じょうゆ漬け30g**をかける。

もっと知りたい！

血糖値

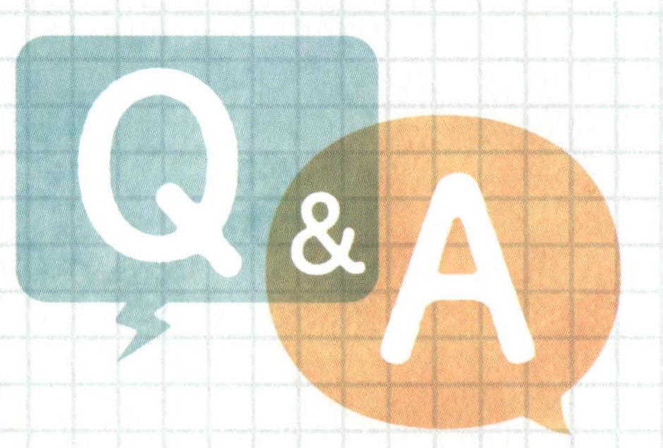

**糖尿病治療は日々進歩しています。
血糖値や糖尿病について、知っておきたい基礎知識から
生活の中での血糖値コントロールの方法などを解説します。**

知識編

Q 「血糖値スパイク」って何がいけないの？

A 動脈硬化から突然死のリスクも

食後の血糖値が急上昇する「血糖値スパイク」。肥満や加齢などによってインスリンの分泌量が減少したり分泌するタイミングが遅れたりして血糖値の急激な上昇を招きます。急上昇した血糖値を下げるためにインスリンが大量に分泌され、血糖値が急降下し、食後に低血糖を招くことも。血糖値の乱高下が動脈硬化を引き起こす可能性もあります。大きな血管で動脈硬化が起こると心筋梗塞、脳梗塞など命に関わるおそれも。

健康診断の血液検査ではわからないケースもあるため、経口ブドウ糖負荷試験などで食後血糖値を測定する必要があります。

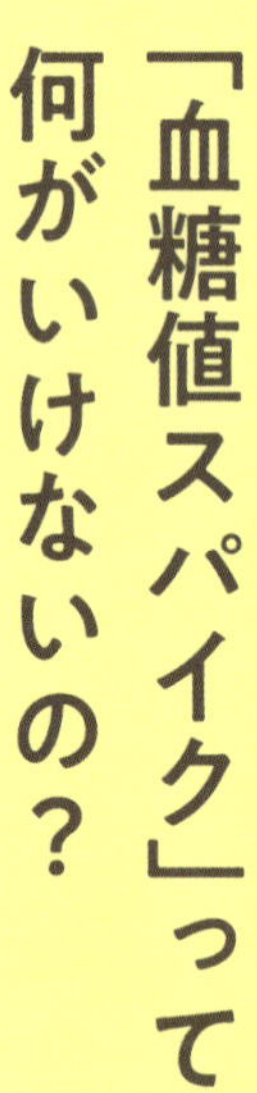

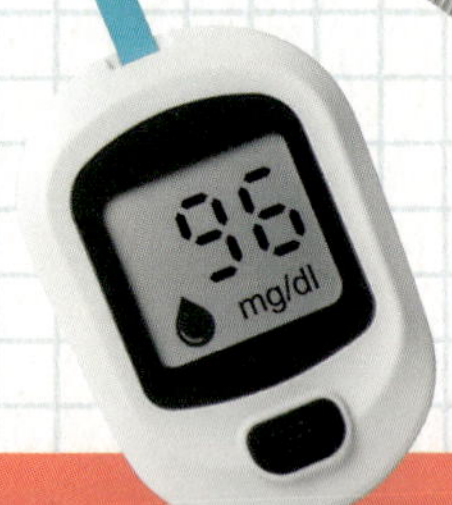

血管にダメージを与える

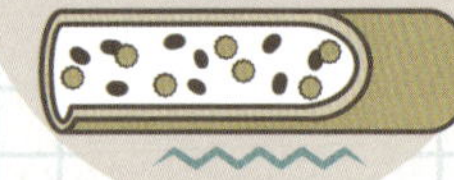

動脈硬化を引き起こす

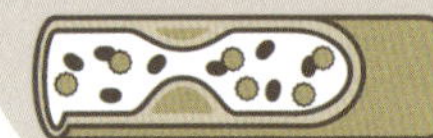

心筋梗塞や脳梗塞のリスクが！

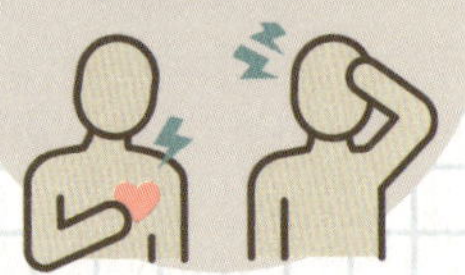

Q 血糖値が高めでも糖尿病と診断されなければ大丈夫？

A 予備軍のままだと糖尿病に移行する

「境界型」（11ページ参照）に分類される、いわゆる糖尿病予備軍の期間が長いほど、血管のダメージが蓄積し、さまざまな病気のリスクが高まります。また、境界型の人は高い確率で糖尿病に移行するとされています。境界型と指摘され、糖尿病の家族歴がある場合は、経口ブドウ糖負荷試験を受けましょう。

Q 糖尿病は血糖値だけをコントロールすればOK？

A 血圧、脂質のコントロールも必要

糖尿病に限らず、高血圧や脂質異常症も血管にダメージを与える病気です。これらは、生活習慣病の「トリプルリスク」と呼ばれ、危険因子が2つ3つと重なると、心筋梗塞や脳梗塞のリスクを高めます。糖尿病の先にある合併症も予防するために、血糖値だけでなく、血圧、脂質も同時にコントロールしましょう。

Q 糖尿病は一生治らない？

A 早く対処すれば血糖値が正常に戻ることも

糖尿病は「薬を飲み始めると一生飲み続けなければならない」といわれてきました。しかし糖尿病と診断されても、早期に適切な対策を講じれば血糖値が正常値近くまで改善し、病気の症状がほぼ消失して薬が不要になることもある、ということが数多くの海外や日本の研究データからも明らかになっています。

食事療法と運動療法、必要に応じて薬物療法を適切に行うことで、膵臓の働きが改善されてインスリンの分泌がスムーズになり、血糖値の急上昇や急降下もなく、安定する可能性があるのです。

Q 糖尿病にはどんな合併症があるの？

A 血管や神経を蝕む 6つの合併症

糖尿病は、血糖値が高い「高血糖」が続く病気です。少しぐらい血糖値が高くても、初期の多くの場合は症状がありません。ところが、その段階でも体の中の血管や神経は少しずつダメージを受け続け、その結果、深刻な合併症が現れ、命を落とす危険性もあるのが糖尿病の怖さです。合併症は大きく「大血管障害」と「細小血管症」に分けられ、6つの合併症があります。

いずれもかなり進行してからでないと症状が現れず、検査をしない限り見つけにくい厄介なものです。合併症を防ぐには、糖尿病と診断されたら症状がなくても、あるいは一時的に血糖値やHbA1c（ヘモグロビンエーワンシー）が正常値に

血管の老化を速める原因にもなる 大血管障害

〔冠動脈疾患（かんどうみゃくしっかん）〕

心臓の筋肉（心筋）に酸素や栄養素を供給する冠動脈が狭くなって、心筋の血流が低下する「狭心症」。胸の痛みや圧迫感など一過性の発作が見られます。さらに硬化が進んで血栓によって冠動脈が詰まると心筋が壊死する「急性心筋梗塞」に。神経障害が進行していると発作を起こしても痛みを感じないことも多く、対応が遅れて心不全に陥ることもあります。

〔脳血管障害（のうけっかんしょうがい）〕

脳や首の太い血管の壁がかたくなって血管が狭くなり、血小板機能や血液凝固機能が亢進して血栓（血液のかたまり）ができやすい状態に。その結果、脳内の血管が血栓によって塞がる「脳血栓症」や「脳塞栓症」、脳神経細胞が壊死（えし）する「脳梗塞」が生じます。死にいたるケースも多く、一命をとりとめても言語障害や半身麻痺などが残ります。

〔末梢血管疾患（まっしょうけっかんしっかん）〕

代表的なのは、四肢の血管の動脈硬化によって起こる「閉塞性動脈硬化症」。動脈が閉塞して血流が悪くなり、足先のしびれ、歩行時の痛みや足の冷感、足の脈拍に触れにくいなどの症状が見られます。一定の距離を歩くと痛みや違和感が強くなり、休みながらでないと歩けなくなる「間欠性跛行（かんけつせいはこう）」も生じます。重症化すると組織が腐ってしまう壊疽（えそ）・壊死を起こし、足を切断せざるを得なくなることもあります。

なっても必要な検査を受け、治療を続ける必要があります。
血糖値をコントロールすれば、糖尿病の合併症は発症しにくくなり、たとえ発症しても進行を遅らせることが可能です。下記にて糖尿病の六大合併症について解説します。

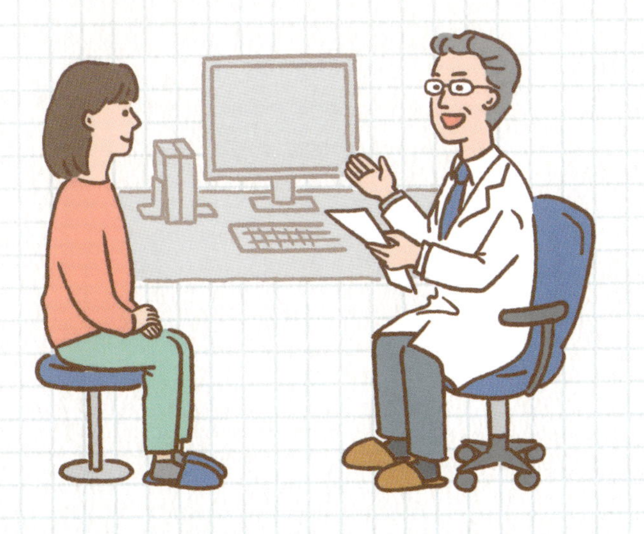

糖尿病特有の合併症 細小血管症

〔糖尿病性腎症(とうにょうびょうせいじんしょう)〕

腎臓には毛細血管が丸まった「糸球体」と呼ばれる濾過装置が左右約100万個ずつあります。高血糖の状態が続くと糸球体の構造が崩れ、たんぱく質が尿中に漏れ出し、やがて糸球体が減少して老廃物を排泄する機能が低下します。これが「糖尿病性腎症」。初期は症状がありませんが、足のむくみ、高血圧、だるさが現れ、進行すると透析が必要になります。

〔糖尿病性網膜症(とうにょうびょうせいもうまくしょう)〕

カメラのフィルムの役割をする網膜が障害されて視力が落ちる病気です。網膜内の血管壁が次第にもろくなって栄養素を送る細い血管の流れが悪くなったり詰まったりして起こります。糖尿病による網膜症で失明する人は毎年約3000人。目がかすむ、まぶしく感じるなどの自覚症状があったら、早めに眼科を受診しましょう。定期的に眼の検査を受けることも大切です。

〔糖尿病性神経障害(とうにょうびょうせいしんけいしょうがい)〕

網膜症や腎症は無症状で進行することが多いのですが、「神経障害」は早期から自覚症状が現れます。糖尿病を放置すると、体内の余分なブドウ糖から「ソルビトール」という物質が生成されて神経細胞内に蓄積し、神経細胞の機能や血流が低下して神経障害が起こります。手足のしびれや痛み、こむらがえり、手や足先に冷感やほてりなどの症状が現れます。進行すると、触っても感覚が鈍い、温度や痛みなどを感じにくい感覚鈍麻が現れます。

Q 血糖値コントロールに効果的な運動を教えて

A 軽い運動を組み合わせ、継続することで効果がアップ

筋トレなどのきつめの運動を行うほうが、ブドウ糖や脂肪が効率よく消費されると思われていました。しかし、軽めの運動でも血糖値を下げる効果があるのです。

筋肉には、「GLUT（グルット）」というたんぱく質の一種が存在しており、ブドウ糖を細胞に取り込む働きをしています。運動するとGLUTが筋肉細胞の表面に出てきて、ブドウ糖が細胞内に取り込まれるのを促進。ウォーキングやストレッチなどの軽めの運動でも毎日続けるとGLUTを活性化することができます。このように、インスリンの働きが弱くても運動によって血糖値をコントロールできるのです。

運動の習慣が身につくと、高血圧や脂質異常症など生活習慣病の改善、ストレスの緩和などいいことずくめ。1日5分でも取り入れましょう。

有酸素運動

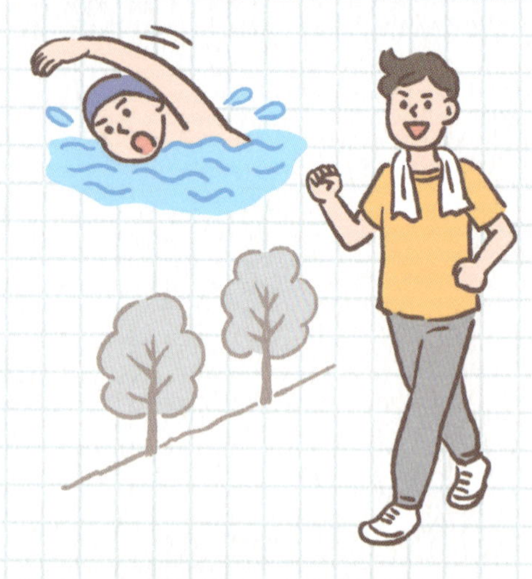

ウォーキングや水泳など酸素を取り込みながら行う有酸素運動。取り込んだ酸素によって血液中のブドウ糖を効率よくエネルギーに変えるため、血糖値の改善効果が期待できます。

ストレッチ

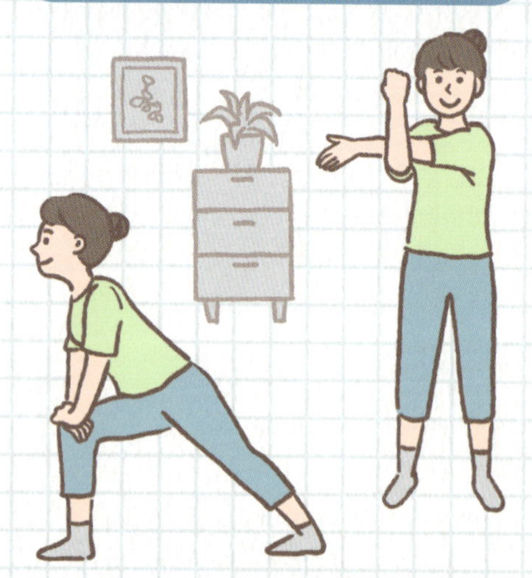

太ももの筋肉やアキレス腱、肩まわりの筋肉をゆっくり伸ばします。筋肉がほぐれて関節の可動域が広がり、血行を促進。副交感神経が優位になって快眠やストレス解消にも。

血糖値を下げる生活習慣

しっかり睡眠をとる

睡眠不足は、インスリンの分泌量や働きの低下、食欲の増進、自律神経の乱れにつながるとされています。その結果、血糖値や血圧の上昇、中性脂肪の増加などを引き起こします。就寝前はブルーライトを発するスマートフォンなどは控えて、睡眠の質を改善しましょう。

ストレスを発散する

糖尿病を招く原因のひとつとされているストレス。ストレスを感じると、副腎皮質からコルチゾールが分泌され、肝臓にあるグリコーゲンをブドウ糖に分解して血液中に放出し、血糖値が上昇します。趣味や運動など発散法を見つけ、ストレスをためないことが大切。

口腔ケアで歯周病予防

口の中の歯周病菌は、インスリンの働きを阻害する炎症物質をつくり出します。それによって血糖値コントロールがうまくできなくなり高血糖状態を引き起こし、糖尿病の発症・悪化の原因に。日々の歯磨き、口腔ケアで歯周病、さらには糖尿病を予防することが可能です。

正しい姿勢を保つ

スマートフォンやパソコンを長時間使用するなど下向きの姿勢は、猫背になって肺が圧迫されて呼吸が浅くなります。また内臓の働きが低下して血流も悪化。背筋を伸ばして目線を上げる姿勢に改善すると血流がよくなり、糖尿病や合併症の予防にもつながります。

バランス運動

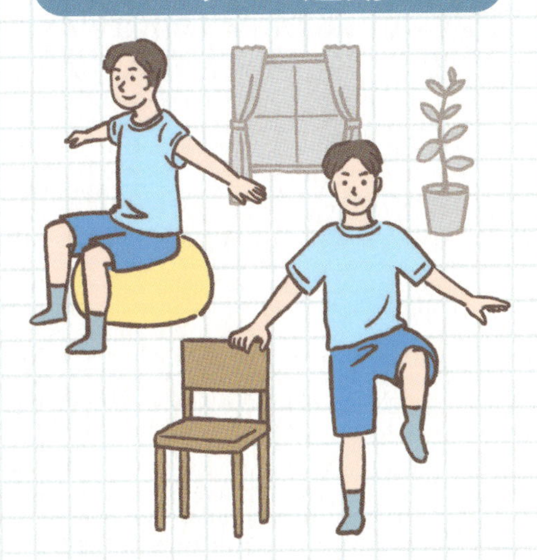

イスなどにつかまって片足を５cmほど上げる「片足上げ運動」やバランスボール、その場で足踏みをする「ステップ練習」がおすすめです。体幹のバランスを整え、筋力がアップ。

レジスタンス運動

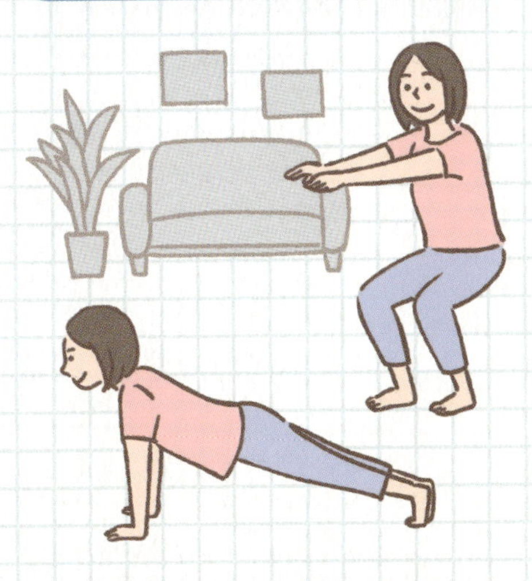

スクワットなど筋肉に抵抗（レジスタンス）をかける運動は、筋肉量が増え、筋肉に蓄えられていたブドウ糖がエネルギーとして消費されやすくなり、インスリンの働きも改善。

Q 外食、コンビニで何を選ぶ？

A エネルギーや栄養バランスを考える

糖尿病の食事療法の基本はバランスのよい食事づくりですが、時にはコンビニ弁当や市販の加工食品に頼ったり、外食を楽しんだりすることもあるでしょう。エネルギー量や栄養成分を気にかけて選び、上手に利用してください。

外食やコンビニ弁当を主食・主菜・副菜と分解して考えると、たいていは副菜（野菜・きのこ・海藻類のおかず）が不足しがちです。そこで、野菜の小鉢やサラダ、煮もの、あえもの、汁ものをプラスして食物繊維などの栄養素を補いましょう。

1食の中で調整しきれない場合は、前後の食事や翌日の食事で調整すると考えれば大丈夫です。

選び方のポイント

炭水化物のセットは避ける

ランチタイムには、ラーメンとチャーハン、うどんといなり寿司といった、炭水化物を組み合わせたセットメニューがよく販売されます。単品で注文するより割安ですが、糖質量がグンとはね上がるので選ばないのが正解です。

単品より定食を選ぶ

丼もの、ラーメン、カレーなどの単品メニューは野菜や海藻類が不足しがちなので、主食、主菜、副菜のそろった「定食」を選ぶのがよいでしょう。単品メニューを選ぶなら、サラダや小鉢などのサイドメニューをプラスするのがおすすめです。

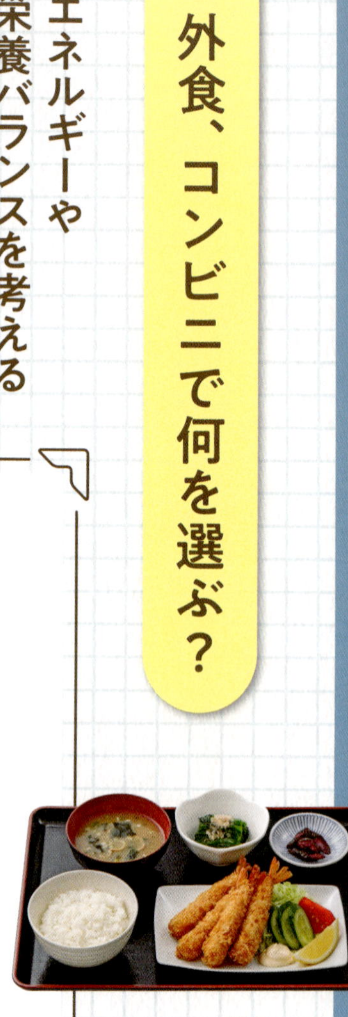

調味料にも要注意

砂糖を使った煮ものやトマトケチャップを使った料理は意外と高糖質です。また合併症予防のため、塩分のとりすぎにも要注意。麺類の汁は飲まずに残す、しょうゆは小皿にとってつけて食べるなどの工夫を。

栄養成分表示を確認する

洋食や中華料理は油を多めに使っているので高エネルギーになりがち。最近はメニューにエネルギー量や栄養価を表示しているお店も増えてきたので、メニュー選びの参考にしましょう。

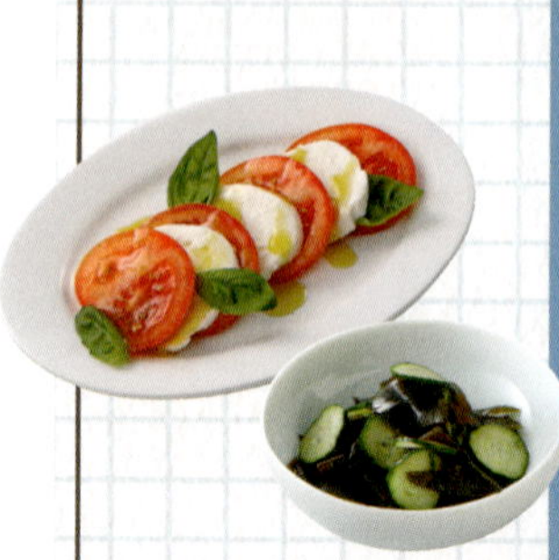

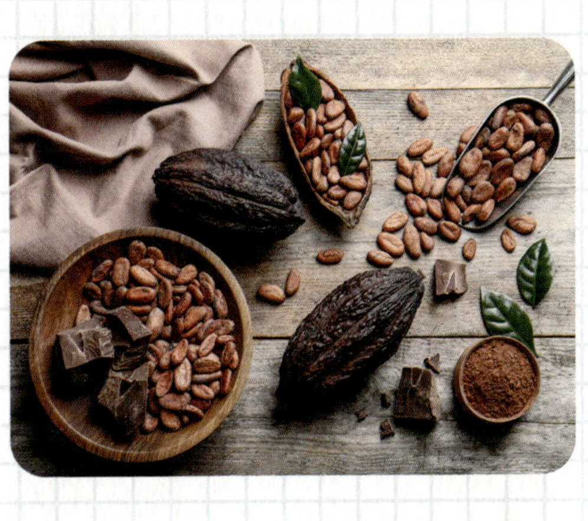

Q 間食にチョコレートがいいって本当？

A カカオポリフェノールが血糖値を下げる

近年の研究で、カカオ70％以上の高カカオチョコレートにはインスリンの働きを高め、血糖値を下げる作用があることがわかっています。それはカカオに含まれるポリフェノールの作用によってインスリンの分泌がよくなるため。カカオの割合が高いチョコレートほど、ポリフェノールが豊富で低エネルギー。ポリフェノールは体内に蓄えることができないので、少量ずつこまめに食べるのがおすすめ。

Q お酒と上手につき合う方法は？

A 適量を守り、週に2回は飲まない

お酒に含まれるアルコールには、血糖の上昇や低下を招く作用があり、血糖値のコントロールを不安定にします。またお酒を飲むと自己制御がゆるんで飲みすぎ、食べすぎを招き、血糖値を上げる原因に。できれば飲酒は避けたほうがよいのですが、食事療法などで血糖値をコントロールできているなら、1日缶ビール1本（350㎖）程度にし、週に2回は断酒日を設けるのがベストです。

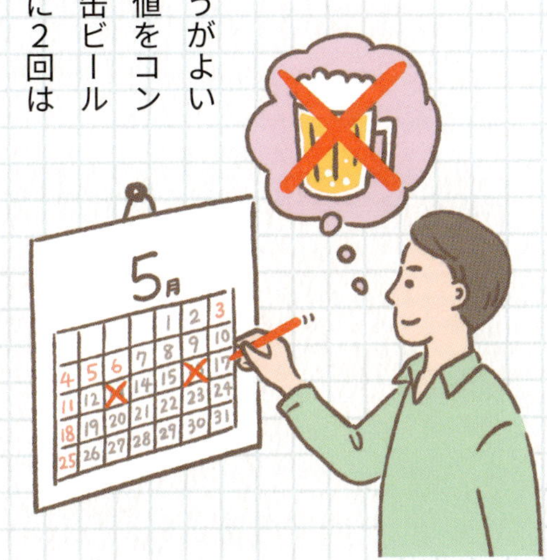

column

GI値の基礎知識と食品の糖質量一覧

血糖値の急上昇を防ぐには、糖質のとり方がカギ。
GI値は糖質の吸収速度を反映した、血糖値コントロールに役立つ指標です。
気をつけたい食品のGI値と糖質量のおおまかな数値を把握して、
日々の食事に役立ててください。

同じ糖質量でも、GI値が異なる場合もある？

糖質量が同程度の食品を食べても、血中のブドウ糖濃度の上がり方は異なります。原材料が小麦やうるち米などの精白されたものは高GI食品なので、糖質の吸収スピードは速くなります。対して全粒粉、大豆製品などの食物繊維などを含む食品は低GI、中GI食品なので、糖質はゆるやかに吸収されます。

低GI値でもお菓子、ジュース、果物などは高血糖になりやすいためとりすぎに注意。個包装のお菓子を選ぶ、ながら食べをやめるなど、これまでの食べ方を見直したうえで、GI値の低い食品を適量楽しみましょう。

GI値と血糖値の関係

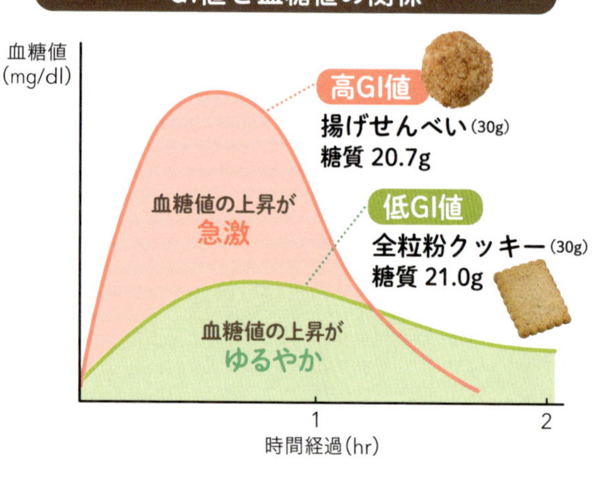

GI値とは？

GI値とは、「Glycemic Index（グリセミックインデックス）」の略で、食品ごとに血糖値がどのくらい上昇するかを数値化したものです。ブドウ糖（GI=100）を基準として、GI値が70以上を高GI、56から69を中GI、55以下を低GIに分類します。GI値が高い食品は消化・吸収が速く、急速に血糖値が上がるため注意が必要です。炭水化物や果物を食べる際は、なるべく低GI、中GIのものを選び、食べすぎずに適量を心がけましょう。どうしても高GIの食品を食べたい、というときは血糖値の急上昇を少しでも抑えられるよう、食べ方に工夫を。食物繊維やたんぱく質を多く含む食品を先に食べ、炭水化物は最後にゆっくり、少なめを意識するなど、18〜23ページで紹介している食事のポイントを参考にしてください。

GI値の分類

高GI値（70以上）

中GI値（56〜69）

低GI値（55以下）

GI値の分類別

気をつけたい食品の糖質量一覧

主食や果物、お菓子などの食品の糖質量を、GI値の分類別にまとめました。
高GIの食品はなるべく避け、比較的腹持ちがよく、血糖値を上げにくい
中GI、低GIの食品を選ぶようにしましょう。

GI値	米、パン、麺、いも類	糖質量(g)	菓子、果物、その他	糖質量(g)
高GI値	プレーンベーグル	53.6	蒸しパン	67.6
高GI値	白米ごはん	34.6	ドーナッツ(50g)	22.0
高GI値	コーンフレーク(40g)	32.9	スコーン(45g)	21.2
高GI値	さつまいも	28.3	揚げせんべい(30g)	20.7
高GI値	食パン(6枚切り1枚 60g)	26.5	いちごジャム(20g)	12.5
高GI値	全粥(150g)	22.1	パイナップル	12.2
70				
中GI値	スパゲッティ(乾燥)	66.9	スポンジケーキ	49.3
中GI値	中華麺(蒸し/1玉 150g)	45.9	ポップコーン(50g)	27.1
中GI値	そば(ゆで/1玉 160g)	39.2	ポテトチップス(50g)	25.9
中GI値	うどん(ゆで/1玉 200g)	39.0	パンケーキ(50g)	21.9
中GI値	雑穀ごはん	35.5	バナナ	21.1
中GI値	クロワッサン(1個 50g)	22.1	ぶどう	17.0
中GI値	里いも	10.3	かぼちゃ	15.9
中GI値	じゃがいも	8.5	すいか	9.5
56				
低GI値	春雨(乾燥)	80.4	全粒粉クッキー(30g)	21.0
低GI値	ビーフン	80.3	りんご	12.2
低GI値	ブランフレーク(60g)	43.8	オレンジ	9.4
低GI値	玄米ごはん	32.0	バターピーナッツ	8.3
低GI値	ライ麦パン(6枚切り1枚 60g)	29.4	グレープフルーツ	8.3
低GI値	押し麦ごはん	24.6	プレーンヨーグルト	3.8
低GI値	全粒粉パン(6枚切り1枚 60g)	23.9	トマトジュース(無塩)	3.3
低GI値	オートミール(40g)	23.0	大豆(水煮)	0.8

※糖質量は特に記載のない場合、100g量当たりの数値を表しています。
※(GI値の参照)シドニー大学 Glycemic Index Research and GI News

監修

小田原雅人（おだわら・まさと）

日本成人病（生活習慣病）学会理事長。国際医療福祉大学教授。東京医科大学客員教授。山王病院内科部長。専門は糖尿病、動脈硬化、高脂血症、高尿酸血症。日本内科学会認定医、日本内科学会指導医、日本糖尿病学会専門医、日本糖尿病学会指導医、日本内分泌学会内分泌代謝科専門医。的確な診断・治療と徹底した生活指導により、多くの糖尿病患者を改善に導く。

監修書に『目で見る食品糖質量 たんぱく質量データブック』、『最新版 あんしん糖質オフ全百科』（Gakken）、『運動・からだ図解 糖尿病・代謝・内分泌のしくみ』（マイナビ出版）などがある。

編者

食のスタジオ（しょくのすたじお）

レシピ・栄養サポート・編集制作・レシピコンテンツの販売まで、食の業務を一貫して行う専門会社。管理栄養士、編集者など、食の知識と技術を身につけたスタッフで構成されている。著書多数。

HP▶https://www.foodst.co.jp/

STAFF

◎**編集制作**
食のスタジオ
（横江菜々子・矢川咲恵・奈良部麻衣・小森かおる）

◎**レシピ制作・料理・栄養計算**
食のスタジオ（内山由香・小泉明代）

◎**撮影**
巣山サトル

◎**スタイリング**
畠山有香

◎**校正**
文字工房燦光

◎**イラスト**
ツキシロクミ

◎**カバー・本文デザイン**
ユニオンワークス

◎**企画・編集**
尾形和華（成美堂出版編集部）

血糖値をコントロールするおいしい食事

監　修　小田原雅人（おだわらまさと）
編　者　食（しょく）のスタジオ
発行者　深見公子
発行所　成美堂出版
〒162-8445　東京都新宿区新小川町1-7
電話(03)5206-8151　FAX(03)5206-8159
印　刷　TOPPAN株式会社

ISBN978-4-415-33556-8
落丁·乱丁などの不良本はお取り替えします
定価はカバーに表示してあります